Thomas Mesdag, Ursula Pforr (Hg.)
Phänomen geistige Behinderung

Folgende Titel sind bisher im Psychosozial-Verlag in der Reihe »Psychoanalytische Pädagogik« erschienen:

- BAND 03 Helmuth Figdor: Scheidungskinder – Wege der Hilfe. 1998.
- BAND 05 W. Datler, H. Figdor, J. Gstach (Hg.): Die Wiederentdeckung der Freude am Kind. 1998.
- BAND 06 Susanne Kupper-Heilmann: Getragenwerden und Einflußnehmen. Aus der Praxis des psychoanalytisch orientierten heilpädagogischen Reitens. 1999.
- BAND 08 Wilfried Gottschalch: Mit anderem Blick. Grundzüge einer skeptischen Pädagogik. 2000.
- BAND 09 Barbara Bräutigam: Der ungelöste Schmerz. Perspektiven und Schwierigkeiten in der therapeutischen Arbeit mit Kindern politisch verfolgter Menschen. 2000.
- BAND 10 U. Finger-Trescher, H. Krebs (Hg.): Mißhandlung, Vernachlässigung und sexuelle Gewalt in Erziehungsverhältnissen. 2000.
- BAND 12 Roland Kaufhold: Bettelheim, Ekstein, Federn: Impulse für die psychoanalytisch-pädagogische Bewegung. 2001.
- BAND 13 M. Muck, H.-G. Trescher (Hg.): Grundlagen der Psychoanalytischen Pädagogik. 2001.
- BAND 14 K. Steinhardt, W. Datler, J. Gstach, Johannes (Hg.): Die Bedeutung des Vaters in der frühen Kindheit. 2002.
- BAND 15 V. Fröhlich, R. Göppel (Hg.): Was macht die Schule mit den Kindern? – Was machen die Kinder mit der Schule? 2003.
- BAND 16 U. Finger-Trescher, H. Krebs (Hg.): Bindungsstörungen und Entwicklungschancen. 2003.
- BAND 17 M. Dörr, R. Göppel: Bildung der Gefühle. 2003.
- BAND 18 Helmuth Figdor: Kinder aus geschiedenen Ehen: Zwischen Trauma und Hoffnung. 2004.
- BAND 19 Kornelia Steinhardt: Psychoanalytisch orientierte Supervision. Auf dem Weg zu einer Profession? 2005.
- BAND 20 Fitzgerald Crain: Fürsorglichkeit und Konfrontation. Psychoanalytisches Lehrbuch zur Arbeit mit sozial auffälligen Kindern und Jugendlichen. 2005.
- BAND 21 Helmuth Figdor: Praxis der psychoanalytischen Pädagogik I. 2006.
- BAND 22 A. Eggert-Schmid Noerr, U. Pforr, H. Voß-Davies: Lernen, Lernstörung und die pädagogische Beziehung. 2006.
- BAND 23 V. Fröhlich, R. Göppel (Hg.): Bildung als Refexion über die Lebenszeit. 2006.
- BAND 24 Helmuth Figdor: Praxis der psychoanalytischen Pädagogik II. 2007.
- BAND 25 Beate West-Leuer: Coaching an Schulen. 2007.
- BAND 26 A. Eggert-Schmid Noerr, U. Finger-Trescher, U. Pforr (Hg.): Frühe Beziehungserfahrungen. 2007.
- BAND 27 Matthias Franz, Beate West-Leuer (Hg.): Bindung – Trauma – Prävention. 2008.

Reihe: **Psychoanalytische Pädagogik** BAND 28

Herausgegeben von
Bernd Ahrbeck, Wilfried Datler,
Rolf Göppel und Urte Finger-Trescher

Thomas Mesdag, Ursula Pforr (Hg.)

Phänomen geistige Behinderung

Ein psychodynamischer Verstehensansatz

Mit Beiträgen von Christian Gaedt,
Manfred Gerspach, Elke Hitzel, Alfred Ising,
Dieter Katzenbach, Dieter Mattner, Thomas Mesdag,
Ursula Pforr, Albrecht Rohrmann,
Gerlinde Uphoff und Wolfgang Urban

Psychosozial-Verlag

Bibliografische Information Der Deutschen Nationalbibliothek
Die Deutsche Nationalbibliothek verzeichnet diese Publikation in der Deutschen Nationalbibliografie; detaillierte bibliografische Daten sind im Internet über <http://dnb.ddb.de> abrufbar.

Originalausgabe

Goethestr. 29, D-35390 Gießen.
Tel.: 0641/77819; Fax: 0641/77742
E-Mail: info@psychosozial-verlag.de
www.psychosozial-verlag.de

Umschlagabbildung: Kreativgruppe des Vereins Betreutes Wohnen Darmstadt e.V.
Umschlaggestaltung: Hanspeter Ludwig, Gießen
Satz: Tanovski & Partners Verlagsdienstleistungen, Leipzig
Druck: Majuskel Medienproduktion GmbH, Wetzlar
www.majuskel.de
Printed in Germany
ISBN 978-3-89806-777-5

Inhalt

Editorial

Phänomen geistige Behinderung

Thomas Mesdag, Ursula Pforr

Das Verhältnis von Phänomen (Schein) zu der dahinter steckenden Wirklichkeit (Sein) gehört zu den ältesten Themen der Philosophie. Und genau um dieses Verhältnis geht es uns bei dem Begriff der geistigen Behinderung in diesem Band. Auf den ersten Blick scheint klar, was eine geistige Behinderung ist. Eine organische Schädigung (entweder direkt im Hirn oder indirekt, z. B. über eine Chromosomenanomalie) führt zu einer mentalen Beeinträchtigung. Je genauer man hinschaut, desto komplizierter wird das Ganze aber. Nur bei etwa 30 bis 50 Prozent (exakte Zahlen existieren nicht) der Menschen mit einer geistigen Behinderung lässt sich eine organische Schädigung nachweisen und umgekehrt gelten Menschen mit einem nachweislichen organischen Schaden im Gehirn (z. B. nach einem Unfall oder Schlaganfall) nicht unbedingt als geistig behindert und wirken auch nicht entsprechend. Außerdem gibt es Menschen, die in die Rolle des geistig Behinderten gedrängt wurden und es gibt Menschen (z. B. Borderline-Persönlichkeiten), die sich in diese Rolle geflüchtet haben, weil sie ihnen Sicherheit gibt.

Mit dem Titel wollen wir andeuten, dass der Begriff der Geistigen Behinderung bei Weitem nicht so leicht zu fassen ist, wie es auf den ersten Blick vielleicht erscheint. Wieso sollen auffällige Verhaltensweisen, die im Jugendhilfebereich dem sozialen Milieu und den Familienverhältnissen der Kinder zugeschrieben werden im Behindertenbereich organisch bedingt sein? Auch hier scheint es lohnender, nach der psychischen Struktur zu suchen, die das Verhalten bedingt, als nach dem organischen Schaden.

Der Begriff der geistigen Behinderung ist bis heute nicht eindeutig geklärt. Er gilt zu Recht als der problematischste Begriff der Heil- und Sonderpädagogik. Er entstand 1958, um den ungeliebten Schwachsinnsbegriff abzulösen. Man wählte den schwierigen und nur schwer fassbaren Begriff des Geistes, der in der Philosophie als Gegensatz zur Materie steht, blieb aber trotzdem dem medizinisch-psychiatrischen Paradigma, mit seinem statischen Behinderungsbegriff und der Reduzierung auf die organische Beeinträchtigung, verhaftet. Erst mit der sogenannten *kritischen Behindertenpädagogik* in den 70er-Jahren erfolgte ein Paradigmenwechsel. Soziale und gesellschaftliche Faktoren traten in den Vordergrund, geistige Behinderung wurde zur *Sozialen Kategorie*.

In der Gesellschaft, aber auch in weiten Teilen der pädagogischen Praxis, wurde dieser Paradigmenwechsel jedoch nie vollzogen, er blieb weitestgehend auf die wissenschaftliche Diskussion beschränkt. Der »gesunde Menschenverstand« denkt bis heute in medizinischen Kategorien. Eine geistige Behinderung gilt als organisch bedingt und nicht veränderbar.

Erst in den 80er-Jahren begannen vereinzelt im Behindertenbereich tätige, psychoanalytisch geschulte Personen wie Christian Gaedt oder Dietmut Niedecken, sich mit der Psychodynamik von geistiger Behinderung auseinanderzusetzen und die Besonderheiten der psychischen Strukturbildung dieses Personenkreises als weiteren, geistige Behinderung mit verursachenden Faktor herauszuarbeiten.

Ebenfalls in den 80er-Jahren begannen Träger der Offenen Hilfen, die ursprünglich aus der sogenannten *Krüppelbewegung* für Menschen mit körperlichen Einschränkungen entstanden waren, zunehmend auch für Menschen mit geistigen Behinderungen ambulante Unterstützungsangebote anzubieten. Auch diesem Personenkreis sollte die Möglichkeit zu einem autonomen und selbstbestimmten Leben eröffnet werden. Statt Objekt öffentlicher Fürsorge, wird der behinderte Mensch dadurch zum Subjekt der eigenen Lebensplanung. Aufgrund lebensgeschichtlich bedingter Defizite in der psychischen Strukturbildung haben Menschen mit einer geistigen Behinderung aber häufig Schwierigkeiten, ihr Leben selbstbestimmt zu gestalten. Traumatische Erfahrungen, ambivalente Objektbeziehungen, innerpsychische Konflikte, Ängste, Widerstände und Wiederholungszwänge stehen dem entgegen.

An dieser Stelle kommt dem Verstehensansatz der Psychoanalytischen Pädagogik eine zentrale Bedeutung zu. Szenisches Verstehen, das Arbeiten mit Übertragung und Gegenübertragung, sowie Kenntnisse der Psychodynamik helfen beim Aufbau einer tragfähigen Betreuungsbeziehung und der Persönlichkeitsentwicklung. Erst in einem solchen förderlichen Prozess trauen sich viele Menschen mit einer geistigen Behinderung zu, ihre eigenen Vorstellungen von ihrem Leben, gegebenenfalls auch gegen Widerstände aus Familie oder Gesellschaft, in die Tat umzusetzen.

Allen Erfahrungen und wissenschaftlichen Erkenntnissen der letzten Jahre zum Trotz scheint das medizinische Paradigma unter dem zunehmenden Kostendruck derzeit sogar eine Art Renaissance zu erleben. Das Phänomen der geistigen Behinderung wird in der allgemeinen Diskussion wieder zunehmend auf die medizinischen Aspekte reduziert. Psychodynamische und gesellschaftliche Faktoren, die an der Entstehung einer geistigen Behinderung immer mitbeteiligt sind, werden ignoriert und Entwicklungspotentiale dadurch nicht erkannt.

Das Buch möchte dazu beitragen, geistige Behinderung wieder verstärkt als soziale Kategorie wahr zu nehmen und dazu einladen, sich auf die verschiedenen Dimensionen von geistiger Behinderung einzulassen.

Wir wissen bis heute so wenig über die Entstehungswege einer geistigen Behinderung und stecken so voller gesellschaftlich bedingter Vorurteile gegenüber diesem Personenkreis, dass wir äußerst vorsichtig und zurückhaltend bei Prognosen bezüglich der Entwicklungsfähigkeit eines Menschen mit einer geistigen Behinderung sein sollten. Die Macht des medizinischen Paradigmas ist bis heute ungebrochen.

Bei all der Medizingläubigkeit verwundert es seit einiger Zeit, dass auf der anderen Seite im Behindertenbereich die neuere Forschung im Bereich der Neurobiologie völlig ignoriert wird. Bis vor wenigen Jahren galt als sicher, dass Hirnzellen allenfalls absterben, nicht aber neu gebildet werden können. Heute wissen wir, das Gehirn lässt sich wie ein Muskel trainieren, Neuronennetze können bis ins hohe Alter neu geknüpft werden und – was besonders sensationell ist – Neuronen können nachwachsen. All dies ist aber noch nicht in den Behindertenbereich vorgedrungen. Derzeit ist überhaupt noch nicht absehbar, welche Möglichkeiten sich hierdurch eventuell eröffnen. Immer deutlicher wird aber schon heute, welche Chancen wir nicht nutzen. Bis heute leben Menschen mit einer geistigen Behinderung unter Bedingungen, die den Grad der Behinderung eher verstärken, als ihn zu minimieren oder kompensieren.

Als Spätfolgen des dritten Reiches gab es in der Vergangenheit kaum alte Menschen mit einer geistigen Behinderung. Dies ändert sich gut sechzig Jahre danach gerade. Bei einem aktuellen Blick in die alternden Wohngruppen in den Einrichtungen fällt die hohe Demenzquote auf. Die verfehlte Behindertenpolitik der letzten Jahre wird uns in absehbarer Zeit entweder sehr viel Geld oder aber

Verlust an Betreuungsqualität kosten. Denn diese Menschen müssen betreut, versorgt und beaufsichtigt werden – und das in einem Ausmaß, das nicht erforderlich wäre, wenn diese Menschen ihr Leben eigenverantwortlicher verbracht hätten und intellektuell mehr gefordert worden wären.

Dieter Mattner fragt in seinem Beitrag provokativ, was eine geistige Behinderung überhaupt sei. Mit Jantzen bezeichnet er geistige Behinderung als soziale Kategorie, d. h. als Merkmal eines Bezuges zwischen Individuum und seiner Alltagswirklichkeit. Außerdem setzt er sich kritisch mit dem Normalitätsbegriff und seinen Wandlungen im Laufe der Jahrhunderte auseinander und warum Menschen mit einer geistigen Behinderung den Normalitätserwartungen der jeweiligen Gesellschaft nicht entsprechen. Er spannt den Bogen bis zu den aktuellen Möglichkeiten einer qualitativen Bewertung von menschlichem Leben nach vorab definierten Gütekriterien und Entsorgung mittels pränataler Selektion.

Manfred Gerspach beschäftigt sich mit den Grundzügen einer psychoanalytischen Heilpädagogik. Ausgehend von einer kritischen Aufarbeitung des Gegenstandsbereichs der Heilpädagogik werden Entwicklungs- und Lernstörungen von behinderten und beeinträchtigten Menschen, in Abhängigkeit von gesellschaftlich bestimmten Lebensverhältnissen, als soziale Kategorie sichtbar. Mit Bezug auf die Psychoanalyse als Referenztheorie werden derlei Auffälligkeiten unter der Fragestellung nach ihrem unbewussten Sinn, d. h. als Merkmal einer unzureichenden Beziehungssituation behandelt. Psychoanalytische Heilpädagogik steht für das Anbahnen eines fördernden Dialogs, der dem Subjekt dazu verhelfen möchte, sich aus festgefahrenen verinnerlichten Beziehungsstrukturen zu lösen.

Dieter Katzenbach und *Gerlinde Uphoff* erläutern sehr anschaulich anhand von Beispielen das Paradoxon der verordneten Selbstbestimmung. Seit den zunehmenden Bemühungen um Normalisierung der Lebensbedingungen von Menschen mit einer geistigen Behinderung gerät Selbstbestimmung zunehmend zur Pflicht. In dem Versuch, den behinderten Menschen mehr Autonomie und Selbstbestimmung zu gewähren, passiert häufig aber das Gegenteil von dem, was eigentlich beabsichtigt war. Als Pädagoge muss man sich der paradoxalen Grundstruktur der Aufforderung »Sei selbstbestimmt« bewusst sein, ansonsten wird es immer wieder zu den, in den Beispielen beschriebenen, Entgleisungen des Dialogs zwischen den Pädagogen und den geistig behinderten Menschen kommen.

Christian Gaedt setzt sich in seinem Beitrag mit dem besonderen und belasteten Verhältnis von Pädagogik und Psychiatrie und dem Missbrauch der Psychiatrie zu pädagogischen Zwecken auseinander. Er kritisiert, dass Menschen mit einer geistigen Behinderung häufig nicht aus medizinischen Gründen, sondern zur Disziplinierung psychiatrischen Maßnahmen, wie Psychopharmakotherapie, Zwangsmaßnahmen oder Klinikeinweisungen unterzogen werden. Diesen Maßnahmen fehlen häufig die Ziele, die man im weitesten Sinne als therapeutisch einstufen könnte und wecken in der Regel den Verdacht, nicht im Interesse des Einzelnen zu erfolgen, sondern den Einzelnen im Interesse der Anderen zu beschränken. Aus diesem Grund plädiert er für eine Qualitätssicherung bei der Pharmakotherapie und für die Einrichtung integrierter, interdisziplinärer Fachdienste zur Betreuung von Menschen mit einer geistigen Behinderung und zusätzlichen psychischen Störungen.

Ursula Pforr und *Alfred Ising* beschäftigen sich mit dem psychodynamischen Verstehensansatz der Psychoanalytischen Pädagogik und übertragen diesen auf die ambulante Betreuungsarbeit mit geistig behinderten Erwachsenen. Anhand von drei Fallbeispielen zeigen sie die Möglichkeiten und Grenzen der ambulanten Betreuungsarbeit auf. Der psychodynamische Verstehensansatz bietet zwar Chancen zur Entwicklung, stößt aber auch immer wieder auf Grenzen in Form von inneren, häufiger aber auch in Form von äußeren Widerständen. Anhand der Fallbeispiele wird auch deutlich, dass nicht der Grad der Behinderung über Erfolg oder Misserfolg der ambulanten Unterstützungsform entscheidet, vielmehr spielen andere Faktoren eine entscheidende Rolle.

Albrecht Rohrmann hinterfragt kritisch, wieso die Offenen Hilfen, die in fachlicher und sozialpolitischer Hinsicht die gebotene Alternative zur Hilfe in Sondereinrichtungen darstellen könnten, immer noch lediglich eine Ergänzung zum dominierenden stationären Unterstützungsangebot darstellen. Deutschland ist es im Gegensatz zu anderen europäischen Staaten bisher nicht gelungen, die bestehenden Strukturen nachhaltig zu verändern und die Teilhabemöglichkeiten der betroffenen Menschen zu verbessern. Die weiterhin bestehende Versorgungslogik führt aktuell sogar dazu, dass der Ausbau stationärer und ambulanter Hilfen parallel betrieben wird. Solange ambulante Betreuungsformen lediglich als ergänzende Angebote für diejenigen angesehen werden, die kostengünstiger betreut werden können, wird es nicht gelingen, die alten Betreuungsstrukturen zu überwinden. Dabei stellen Offene Hilfen eine grundlegende

Alternative zu stationären Hilfen dar, unabhängig von der Höhe des Hilfebedarfs.

Wolfgang Urban erläutert an Fallbeispielen, dass im Bereich der aufsuchenden, ambulanten Hilfen Unterstützungsleistungen so weit differenziert werden können, dass normalisierte Wohn- und Lebensformen auch bei hohem Unterstützungsbedarf erreichbar sind. Daran schließt sich seine grundsätzliche Kritik am Betreuten Wohnen an. Während Hessen 1986 mit seiner entsprechenden Vereinbarung noch beispielgebend für die anderen Bundesländer war, verkommt das Betreute Wohnen heute zusehends zu seiner eigenen Karikatur. Es entspricht in keinster Weise den gesetzlichen Bestimmungen, kennt keine Bedarfsdeckung, arbeitet mit Platzzahlvorgaben und richtet sich ausschließlich an Menschen mit einem geringen Hilfebedarf. Die viel beschworene Umsteuerung auf ambulante Strukturen droht aktuell zur Groteske der Wiedererrichtung stationärer Strukturen im kleineren Maßstab zu verkommen.

Thomas Mesdag und *Elke Hitzel* gehen auf den seit einiger Zeit zu beobachtenden Trend ein, Menschen mit geistiger Behinderung zu ihrer Zufriedenheit zu befragen. Nach einer eingehenden Auseinandersetzung mit dem Begriff der Selbstbestimmung erläutern sie exemplarisch den Unterschied zwischen quantitativen, standardisierten Befragungen und qualitativen Befragungen mittels Interviewtechnik. Die unkritische Anwendung standardisierter Fragebögen birgt die Gefahr, zwar Selbst- und Mitbestimmung zu propagieren, fremdbestimmte, bevormundende Tendenzen aber subtil fortzusetzen, da sie die Betroffenen darauf reduziert, auf vorgegebene Kategorien zu reagieren. Dies führt direkt zum Paradox der *fremdbestimmten Selbstbestimmung*.

Zu diesem Beitrag passt ein spontan entstandenes Gruppeninterview von Klienten des Vereins Betreutes Wohnen Darmstadt e.V., die sich gegenseitig befragt haben und stellenweise interessante Einblicke in ihr Denken und Leben geben. Sie berichten sowohl aus ihrer Zeit als Bewohner einer großen Behinderteneinrichtung, als auch über ihre Erfahrungen im Betreuten Wohnen. Das Interview macht betroffen. Was diese Menschen in ihrer Kindheit und Jugend alles erleben mussten, ist kaum vorstellbar. Es gibt aber auch Einblicke, welche Faktoren für ihre teilweise verblüffenden Entwicklungen verantwortlich waren

Ursula Pforr beschäftigt sich schließlich mit der Elternschaft von Menschen mit einer geistigen Behinderung. Dies ist ein sehr aktuelles und sehr umstrittenes Thema im Behindertenbereich. Verkompliziert wird das Thema durch die Schnittstelle mit der Jugendhilfe, einem Bereich, der in der Regel keine

Erfahrung mit geistig behinderten Erwachsenen hat. Eine konstruktive Zusammenarbeit dieser beiden Bereiche ist nicht einfach. Ausgehend von dem auf einem wahren Fall basierenden Film *In Sachen Kaminski* erläutert sie die weit verbreitete Praxis im Umgang mit geistig behinderten Eltern und unterzieht die unterschiedlichen Modelle *begleiteter Elternschaft* einer kritischen Analyse.

Geistige Behinderung in der gesellschaftlichen Blickperspektive

Dieter Mattner

Definition: Geistige Behinderung

Geistige Behinderung, was ist das?

Die terminologische Bestimmung dessen, was im Sinne eines menschlichen Wesensphänomens als geistige Behinderung bezeichnet wird, erscheint gerade in jüngerer Zeit zunehmend problematisch.

Ein Gespenst gehe um in der Geistigbehindertenpädagogik, so Gröschke (2000): das Gespenst des *Geistigen*, wie es sich im umgangssprachlichen Gebrauch zur Bezeichnung einer scheinbar spezifischen Behinderung festmacht. Die nähere inhaltliche Analyse zeigt, dass dort das *Geistige* als eine klar zu fassende Entität vorgestellt wird und damit gleichzeitig Menschen mit eben diesen postulierten »Behinderungen im Geistigen« als homogene Einheit »wahr«genommen werden (vgl. Buschlinger 2000, S. 19 ff.).

Nach Kobi zeigt sich diese terminologische Verunsicherung zur Bezeichnung betroffener Menschen in einem Hang zur »Apostrophierung«, zum »Sogenanntismus« (die sogenannte Behinderung) oder in »Menschen-mit...«-Formulierungen (Menschen mit geistiger Behinderung), um sich durch diese semantische Strategie gewissermaßen als Kritiker einer unreflektierten definitorischen Zuschreibung zu outen. Andererseits verschiebe diese semantische Menschen-mit-Strategie die Behinderung aus dem »(Person-)Sein ins Haben (von etwas)«, womit ein »Akt der Entwirklichung durch Versächlichung« intendiert sei. Den Kumulationspunkt dieser Entwicklung sieht Kobi im Zuge eines »Radikaldekonstruktivismus«, der in dem Satz gipfele: »Geistig Behinderte gibt es nicht« (Kobi 2000, S. 63 ff.).

Gaedt kritisiert eine solche »normalisierende« Verharmlosung der Lebenssituation von betroffenen Menschen und fordert vehement für diese

Menschen die »Anerkennung ihrer Unterschiedenheit« als eine der wesentlichsten Grundvoraussetzungen ihrer individuellen Entwicklung, womit Gaedt zufolge der individuelle Förderbedarf bei betroffenen Menschen hervorgehoben wird, der in einer relativierenden Auffassung, nach der jeder Mensch mehr oder weniger behindert ist, zunehmend aufgehoben würde (vgl. Gaedt 2003, S. 77).

Wie viel leichter war die Begriffsbestimmung als man sich noch kritiklos auf die Schädigungsebene betroffener Menschen beziehen konnte, wie dies unwidersprochen mit dem medizinisch-psychiatrischen Paradigma bis Ende der 60er-Jahre geschehen konnte. So wurden große Fortschritte bezüglich ätiologischer Verursachungstheorien und hirnorganischer Schäden erzielt, die auf ein spezifisches psychosoziales Zustandsbild betroffener Menschen hinzuweisen schienen.

Das Wesen des geistig Behinderten schien erfasst. Man wusste, was eine geistige Behinderung war und wie sie sich als organisch bedingte Störung äußert und wie man diese zu handhaben hatte. Pflegerisch Tätige oder LehrerInnen an Schulen empfanden sich als medizinisches Hilfspersonal, trugen weiße Kittel und orientierten sich primär an vermuteten organischen Defekten. Heute sind diese alten Orientierungssicherheiten weitestgehend verloren gegangen – was sich mittlerweile, wie betont, auch auf den Begriff der sogenannten *geistigen Behinderung* auswirkte. Es sei in diesem Zusammenhang daran erinnert, dass die Bundesvereinigung Lebenshilfe die Bezeichnung *geistige Behinderung* im Jahre 1958 prägte und damit den Kraepelin'schen Schwachsinnsbegriff ablöste, der sich insbesondere in der nationalsozialistischen Ära als besonders problematisch, ja, als hochgefährlich erwies. Die Diagnose *angeborener Schwachsinn* war in jener Zeit die wohl am häufigsten gestellte Indikation zur Sterilisation. Das heißt: Mit der Diagnose *Schwachsinn* konnten all diejenigen Menschen medizinisch-psychiatrisch etikettiert, ausgegrenzt, in Anstalten weggeschlossen und sterilisiert werden, die zur sozialen Belastung wurden, bzw. die aus den unterschiedlichen Gründen den Ansprüchen und den *völkischen* Zielen der nationalsozialistischen Volksgemeinschaft widersprachen. Andersdenkende und Kritiker wurden auf diese Weise sehr schnell mit pathologisierenden Etikettierungen wie »Schwachsinniger« bzw. »biologischer Bolschewist« zum Schweigen gebracht (vgl. Mattner 2000, S. 54 ff.). Wie gesagt, der Schwachsinnsbegriff, der im Übrigen in der ehemaligen DDR bis zur Wende beibehalten wurde, wurde aus guten Gründen durch den Begriff *geistige Behinderung* ersetzt. Mit diesem Terminus orientierte man sich am englischen Fachausdruck *mentally handicapped* (heute: disabled people). Die Bezeichnung »geistige Behinderung« war und ist seither gängige Bezeichnung eines bestimmten Personenkreises. Institutionen wie z. B. Schulen, Kindergärten, Wohneinrichtungen wurden mit diesem Begriff assoziiert. Wie bereits erwähnt verführt der Begriff *geistige Behinderung* allerdings zu Ontologisierungs- bzw. zu Typisierungs-Tendenzen.

Behinderung als »soziale Kategorie«

Zur allgemeinen inhaltlichen Bestimmung des Begriffes *geistige Behinderung* halte ich es mit Jantzen, der dort drei Komplexe tangiert sieht:

- Einschränkungen in Dialog und Bindung in der frühen Kindheit (die spezifische Vulnerabilität Betroffener gründet sich darauf)
- Einschränkungen der sprachlichen Kommunikation sowie
- Einschränkungen der Teilhabe am soziokulturellen Leben

Letzteres bezieht sich auf die Erkenntnisse der »Kritischen Behindertenpädagogik« der 70er-Jahre, die Behinderung im wesentlichen als »gesellschaftliche Kategorie« begriff (Jantzen 1974a, S. 3). Es wurde damit die Isolation von gesellschaftlicher Wirklichkeit als wesentliches Moment des Phänomens Behinderung gefasst. Demnach konstituiere sich Behinderung im Sinne »gesellschaftlicher Verkrüppelung« durch »Verhinderung von Sozialisation und Individuation im Rahmen der gesamtgesellschaftlich gegebenen Möglichkeiten« (Jantzen 1976). Mit der *Kritischen Behindertenpädagogik* wurde die gesellschaftskritische Analyse zur Erfassung des Phänomens Behinderung eingeklagt, ohne die ein Verständnis von Behinderung, wie Jantzen hervorhob, zum »Sammelbecken emotional angereicherter Mitleidsbekundungen« verkomme (Jantzen 1974b, S. 1). Möglicherweise ist das heute propagierte *bürgerschaftliche Engagement* zur Entlastung öffentlicher Haushalte in diese Richtung verführbar.

Hinsichtlich heilpädagogischer Theoriebildung wurde Behinderung seither nicht nur als Defektmerkmal eines Menschen, sondern als soziale Kategorie, d. h. als Merkmal eines Bezuges zwischen Individuum und seiner Alltagswirklichkeit begriffen.

Der Mensch mit geistiger Behinderung als der Andere der Normalitätserwartung

Der Mensch, den man geistig behindert nennt, wird aus unterschiedlichen Gründen nicht als vollwertiges Mitglied einer Leistungsgesellschaft angesehen. Das heißt: Er kollidiert gewissermaßen mit den Normalitätserwartungen, die eine Gesellschaft an ihre Mitglieder stellt.

Welche Normalitätserwartungen sind damit gemeint? Franz Christoph, der sich selbst als »Krüppel« bezeichnete, sagte einmal, ein Behinderter spiele vor dem Hintergrund seiner Sozialisationserfahrungen dem Nichtbehinderten ein Nichtbehindertenbewusstsein vor. Der wohlwollende Nichtbehinderte danke ihm dies mit den Worten:

> »Für mich bist du gar kein Behinderter, sondern ein Mensch, wie alle anderen auch.«

Aber was empfände der Nichtbehinderte, so Franz Christoph, wenn der Behinderte das Kompliment mit den Worten zurückgäbe:

> »Für mich bist du gar kein Normaler, sondern ein Behinderter, wie alle anderen auch.«

Er wäre wohl sehr irritiert, wenn sein eigenes, als normal erlebtes Menschsein aus der selbstbewusst gelebten »Un-Normalität« der Krüppelperspektive beurteilt würde. Möglicherweise würde sich sein Unbehagen noch steigern, so Christoph, wenn der gleiche »Krüppel« ihm erzählte, er habe bei der Geburt seines Kindes mit Bedauern feststellen müssen, dass dieses leider nicht behindert war. Für den »Krüppel« Franz Christoph zeigt diese Irritation die latente Angst der nicht Behinderten, die tief verwurzelte Abscheu vor dem »Anderen« der intuitiv gespürten »Normalität«, die sich der »Normale« caritativ-sorgend zu entledigen sucht und sich dabei gleichzeitig der Dankbarkeit für seine Großmütigkeit versichern möchte.

Wie ist in diesem Zusammenhang *Normalität* zu verstehen? Was ist das, *Normalität*? Normen können u. a. statistischer, idealer oder funktionaler Art sein:

- Die *statistische Norm* ist die statistisch ermittelte, in großer Zahl vorkommende Durchschnittsnorm.

- Die *ideale (sittlich-ethische) Norm* definiert einen wünschenswerten, als ideal definierten Zustand, wie dies Religionen für sich beanspruchen.
- Den größten Einfluss im sozialen Gefüge hat die sozial konstruierte *Normalität des Üblichen.*

Dies ist umgangssprachlich das am häufigsten intuitiv gelebte Normalitätsverständnis, welches dem gesellschaftlich-historischen Wandel unterliegt.

Normalität bzw. Abnormität bezüglich menschlichen Seins bezeichnen demnach keine objektiven Eigenschaften, sondern Perspektiven, mit denen jedes Merkmal über die von außen herangetragene Definition zum Beleg von Normalität und Abnormität werden kann.

Man könnte also sagen: Normalität bedeutet zunächst nichts anderes, als die Abwesenheit von Abnormität und umgekehrt. Unter dieser Perspektive bedeutet Normalität das uneingeschränkte Funktionieren im jeweiligen Sozial- und Gesellschaftssystem. Eine solche funktionale Normalität geht von der Prämisse aus, dass Menschen, die sich im gesellschaftlichen Rahmen mehr oder weniger ähnlich verhalten, normal bzw. gesund sind. Das heißt: Mit diesem Normalitätsbegriff ist eine Normalitäts-Anspruchshaltung verknüpft, mit der *normal* genannt wird, was die Bedeutung von *wünschenswert* hat und die Forderung nach Normerfüllung beinhaltet. Aus dieser Perspektive sind Menschen, die man geistig behindert nennt, eben nicht normal.

Jürgen Link (1999) spricht in seinem Buch *Versuch über den Normalismus – [mit dem Untertitel] Wie Normalität produziert wird* von »Normalisierung«. Gemeint ist damit ein Orientierungs- oder Anpassungsprozess an gesellschaftlich vorgegebene Normen. Link unterscheidet dort einen »Protonormalismus«, der durch starre Grenzen und Dichotomien (gesund – krank; behindert – nichtbehindert etc.) gekennzeichnet ist, von einem »flexiblen Normalismus«, dessen Grenzen durchlässig sind. Das jeweilige menschliche Subjekt ist im sozialen Miteinander vor die Aufgabe gestellt, sich im Zuge der (Selbst-)Normalisierung an die jeweiligen gesellschaftlich herangetragenen Normalitätsanforderungen anzupassen (vgl. Link 1999, S. 29 f.).

Stößt dabei der sich selbst normalisierende Mensch an für ihn unüberwindbare protonormalistische Grenzen, so sind z. B. Spezialisten als Vertreter der »Normalisierungs-Macht« dazu legitimiert, den Normverstoß medizinisch-psychiatrisch zu etikettieren und in Richtung erwünschter Normalität zu korrigieren, bzw. institutionell zu entsorgen. Dies wären beispielsweise Etikettierungen wie Autismus, geistige Behinderung oder AD(H)S.

Ein Beispiel für den flexiblen Normalismus in Zeiten postmoderner Beliebigkeit beschreibt Sennett (2000) in seinem Buch *Der flexible Mensch*. Demnach hat sich der Mensch in der Spät- bzw. Postmoderne beruflich wie privat dem permanenten Wandel sozioökonomischer Gegebenheiten des globalen Kapitalismus flexibel anzupassen. Als Konstrukteur seiner eigenen Persönlichkeit ist er im Zuge des allgemeinen Werteflusses gefordert eine, den äußeren Anforderungen gemäße, »Patchwork-Identität« bzw. eine »multiphrene Persönlichkeit« zu entwickeln. Wer dies nicht zu leisten vermag, ist unweigerlich, so nüchterne Gesellschaftsanalysen, auf Dauer als Exkludierter an den Rand der Gesellschaft gedrängt (vgl. Keupp et al. 2002, S. 49; Hillebrandt 1999). Der Verarmung preisgegeben, ist er dann auch nicht mehr in der Lage innerhalb einer kapitalistischen Gesellschaftsstruktur seine Konsumentenpflichten zu erfüllen. Er verfügt über keine Kaufkraft mehr und trägt damit nicht zum Wachstum der Wirtschaft bei. Betroffene sind, wie Zygmunt Bauman konstatiert, für eine derart konsumfixierte Gesellschaft ohne erkennbaren Nutzen; sie sind gewissermaßen nutz- und damit wertlos (vgl. Bauman 1999, S. 107).

Ein Beispiel eines ausgrenzenden Proto-Normalismus lieferte uns die bioethische Lebenswertdebatte der 90er-Jahre, die mit dem Namen Peter Singer (1984) verbunden ist. Behinderung wurde damals mit »unwertem Leben« in Verbindung gebracht, dem das Lebensrecht abgesprochen wurde. Ziel war es u. a., das moralische Gerüst zur Legitimierung sozialstaatlicher Unterstützung der Schwächsten durch den bioethischen Zeitgeist ins Wanken zu bringen.

Kommen wir zu einem anderen Aspekt der Un-Normalität: *zum Phänomen der Fremdheit*. In der Alltagsbegegnung verkörpert ein behinderter Mensch das Fremde, das Unvertraute. In der Begegnung mit dem fremden Sein kommt es nach Bauman in vielen Fällen zur »natürlichen Reaktion« der Irritation: zur »Heterophobie«. Die heterophobe Empfindung beruht demnach auf einem spontanen, diffusen Unbehagen bzw. Angstgefühl gegen das unverstandene, unvertraute Fremde. In gesteigerter Form kann sie sich in offener Ablehnung manifestieren, mit rassistisch anmutender Konnotation (Bauman 1994, S. 79). Man empfindet die Begegnung mit dem Fremden als Zumutung und fordert unter Umständen die Entfernung des Anderen der eigenen Normalitätsempfindung. Beispiele hierfür sind juristische Klagen von Urlaubern gegen Reisegesellschaften wegen Beeinträchtigung des Urlaubswertes, weil beispielsweise im gleichen

Hotel eine Familie mit einem behinderten Kind untergebracht war oder Prozesse von Hauseigentümern gegen ein Behindertenwohnheim wegen Belästigungen und vermuteter Wertminderung ihrer Immobilie, bzw. offene Ablehnung und diskriminierende Bemerkungen von Mitbürgern gegenüber einer Mutter mit einem behinderten Kind. Im heterophoben Erleben des Fremden gibt es offenbar verschiedene mehr oder weniger spontane Bewältigungsstrategien, dem Fremden zu begegnen und die damit verbundenen Irritationen oder Ängste durch projektive Mechanismen bzw. durch Glaubenskonstruktionen zu bannen.

Ein geschichtlicher Rückblick gibt uns hierzu einige Beispiele. In der mittelalterlich konstituierten Normalität galt als Ursache des Anderen der Normalität eine selbstverschuldete Inkarnation des Satanischen. Als vom Teufel Besessene waren all diejenigen Menschen verdächtig, die in keiner Weise der Vorstellung des menschlichen Ebenbildes Gottes entsprachen. So war ein neugeborenes Kind, das nicht den Normalitätskriterien entsprach, nach damaliger Vorstellung ein ausgewechseltes, von satanischen Mächten untergeschobenes Kind – ein sogenannter *Wechselbalg*. So gekennzeichnete Kinder hatten kaum eine Überlebenschance. Sogar Martin *Luther* empfahl, diese »Wechselbälge« zu ersäufen. Für ihn war ein solches Kind lediglich ein vom Satan in die Wiege gelegtes Stück seelenloses Fleisch »massa carnis«. Bei Menschen, die der Selektion in der frühen Kindheit entkamen, wurde die teuflische »Besessenheit« meist in Hexenprozessen durch die damals üblichen Folterungen »bewiesen« und entsprechend geahndet (vgl. Mattner 2000, S. 21 ff.).

Im ausgehenden Mittelalter, zu Beginn der Neuzeit wurde das Andere der Normalität gewissermaßen zum Animalischen. Man ging vermehrt dazu über, betroffene Menschen in sogenannte Narr- oder Tollhäuser zu werfen und diese dem sensationslüsternen Publikum vorzuführen. Diese Demonstration der Animalität des Wahnsinns, des zum Tier gewordene Menschen, war nach Michel Foucault ein besonderes Thema des 16. Jahrhunderts (vgl. Foucault 1978, S. 27 ff.).

Im Zeitalter der Aufklärung ging es um die Konstituierung der Vernunft und die Domestizierung des Wahnsinns. Hypothesen metaphysischer Art sollten durch wissenschaftlich belegbare, eben vernunftgerechte Tatsachen, ersetzt werden. Mit diesem Erkenntnisprojekt ist historisch die Geburt des sich seiner Verstandeskräfte bedienenden *vernünftigen Menschen* verbunden, die Geburt des rationalen Menschen der Moderne nämlich, der sich zur Orientierung und Beurteilung seiner Welt primär seiner Vernunftkräfte bedienen sollte. Erinnert sei hier an René Descartes (1596–1650), dem Vater der rationalistischen Philosophie. Für ihn kam dem Menschen nur im reinen Akt des Cogito Seinsgeltung zu. Nur als Denkender war für ihn der Mensch im eigentlichen Sinne existent: »Cogito ergo sum« war die Devise. Das hieß für Descartes umgekehrt, dass der Mensch, der sich in seinen Erkenntnisproduktionen lediglich subjektiv von seinen Sinnen leiten lässt, als Mensch nicht eigentlich existent ist. Dies versuchte Descartes an der sogenannten Extremform der Sinnestäuschungen des Geistes, dem *Wahnsinn*, zu verdeutlichen. Der *Wahn-Sinnige* ist für ihn nicht in der Lage, die Welt zu erkennen, da er es nicht vermag, diese in der theoretischen Distanz, d. h. durch die Erkenntnisleistung des objektiven Geistes zu konstituieren. Vielleicht haben wir hier eine inhaltliche Begründung einer *Behinderung im Geistigen*. Die genannte Erkenntnisleistung des objektiven Geistes, wodurch nach Descartes der Mensch erst eigentlich zum Menschen werden soll, erinnert sehr stark an den Person-Begriff bei Singer. Mit dem Projekt der Aufklärung setzte auch das objektiv-wissenschaftliche Erkenntnisinteresse am Anderen der Vernunft ein (vgl. Foucault 1978, S. 79).

Mit dem wissenschaftlichen Forscherinteresse der medizinisch-psychiatrischen Wissenschaften und den damit gewonnen objektiven Erkenntnissen menschlicher Konstituierungsfunktionen und deren *wahnhaft-irrende* Merkmale etablierte sich gewissermaßen ein *biologistisch inspirierter Normalitätsbegriff*. Das Andere der Normalität wurde so zum Wahn- oder Irrsinn, dessen Ursachen man in einer pathologischen Organfunktion begründet sah. Demnach irrte der *Irr-Sinnige* gewissermaßen aus organpathologischen Gründen in der sinnlichen Erfassung seiner Welt. Daraus konnte und kann bis heute die Hypothese abgeleitet werden, menschliches Verhalten, das der Normalitätserwartung widerspricht, sei generell in einer inneren Organpathologie (z. B. einer cerebral bedingten Wahrnehmungsverarbeitungsstörung) begründet. *Dieses Andere der Vernunft* ist seither mit dem Makel des *Wahnsinns*, des Irrsinns oder *Un-Sinns* behaftet, der mit der Errichtung spezieller Institutionen zum Schutze der Normalität von da an dem öffentlichen Blick entzogen wurde. Mit diesem Erklärungsmechanismus war gleichzeitig eine *vernünftige*, als *normal* geltende Seinsweise hinsichtlich Wahrnehmung, Denken und Verhalten etabliert: ein aufgeklärtes Verständnis einer sogenannten vernünftig-gesunden *Normalität* und ein damit postuliertes adäquates, normales Verhalten.

Während also vor dieser Zeitenwende die Formen der Unvernunft als Versinnbildlichung des Bösen oder als das Animalische der Öffentlichkeit zur

Belustigung oder als mahnendes Beispiel zur Schau gestellt wurden, verschwand das Andere der Vernunft nun hinter den Mauern der Asyle. Die Welt der Vernunft wurde seither vor irrationalen Lebensentwürfen bewahrt und die sogenannte rational begründete »Normalität« als alleinige Daseinsberechtigung etabliert (vgl. Foucault 1978). Dies ist sicherlich einer der Hauptgründe dafür, dass die »Ver-rückten«, deren Hauptvergehen im wesentlichen darin bestanden, der Erwartungsnorm »ent-rückt« zu sein, bis in unsere Gegenwart am Rande der Metropolen in eigens dafür errichteten Bewahranstalten ihr Dasein fristen.

Eine weitere wichtige Normalisierungskonstruktion ist das sozialdarwinistische Normalitätsideal, das in den *nationalsozialistischen Protonormalismus* mündete. Hierzu vorab einiges zur gesellschafts- und sozialpolitischen Ausgangssituation: Ausgangslage dieser Konstruktionen war die angespannte soziale Situation Mitte des 19. Jahrhunderts, wie die der fortschreitenden Industrialisierung und insbesondere die späteren Auswirkungen des Ersten Weltkrieges. Die damit verbundenen explodierenden Sozialausgaben führten zu Diskussionen über Kosten und Nutzen der Förderung sozial Bedürftiger und zu Überlegungen von Einsparungsmöglichkeiten der explodierenden Sozialausgaben. Hier schien der Sozialdarwinismus mit seinen biologistischen Utopien der gefundene Schlüssel zur Minimierung der staatlichen Sozialausgaben. In der Vorstellung des Sozialdarwinismus vollzog sich die menschliche Entwicklung nach dem Prinzip der Selektion im Kampf ums Dasein. Nach dieser Logik waren Abweichungen von einer als erbgesund definierten Norm (Behinderungen, Kriminalität, Verarmung etc.) tendenziell ein Beleg für genetisch Minderwertiges. Die Gründe einer »zunehmenden genetischen Entartung« der Gesellschaft sah man in der »scheinhumanen Pflege« für Minderwertige. Mit dem Sozialdarwinismus kam es somit zur Biologisierung der sozialen Frage, mit der behinderte Menschen zur Ballast-Existenz wurden (vgl. Mattner 2000, S. 57 ff.).

Das Ganze mündete schließlich in den nationalsozialistischen Protonormalismus. Das heißt. Zu den sozialdarwinistisch-eugenischen Vorstellungen kamen rassische Ideologien hinzu: die spätere Rassenhygiene. Der nationalsozialistische Rasseprimat – die *nordisch-arische Rasse* – und eine damit verbundene Züchtungsutopie führten schließlich zur Ausgrenzung und späteren Vernichtung des genetisch wie rassisch *Minderwertigen.*

Nach 1945 etablierte sich der Terminus *Humangenetik* anstelle der früheren Bezeichnung *Erbforschung.* Im Sinne der sozialdarwinistisch-eugenischen Ideologie durfte und darf hier wieder die voranschreitende genetische Degeneration (biologische Entartung) der Menschheit beklagt werden. Alte Züchtungsutopien erschienen wieder, allerdings im Gewande der Humangenetik. In diesem Sinne empfahl, von philosophischer Seite, *Sloterdijk* im Jahre 1997 eine von einem »Konzil der Weltintelligenz« zu forcierende »Menschenproduktion« als Antwort auf, wie er es nannte, das Scheitern des Humanismusprojektes der Moderne, das angetreten war, den vernünftig-humanen Menschen zu schaffen. Das übergeordnete Ziel dieses postmodernen technizistischen Humanprojektes ist es seither, eine humangenetisch konstituierte »Normalität« zu züchten, der das Andere dieser Normalität (das genetisch Minderwertige) zum vermeidbaren Risiko wird. Das den erwünschten Gütekriterien nicht entsprechende »Un-Normale« kann von nun an, ganz im Gegensatz zu den Euthanasie-Exzessen früherer Zeiten, völlig unspektakulär und klinisch sauber, mittels molekularbiologischer Selektion oder pränataler Eingriffe vermieden werden.

Primäre Zielsetzungen sind hier: die Möglichkeit einer qualitativen Bewertung menschlichen Lebens nach vorab definierten Gütekriterien und Entsorgung mittels pränataler Selektion und schließlich die Realisierung der alten Züchtungsvision des idealen Menschen, die schon heute mittels »moderner« Reproduktionstechnologie nach Kriterien der Warenproduktion stattfindet. Angesichts zunehmend leerer Haushaltskassen erscheinen diese humangenetischen Eingriffe zur Vermeidung hoher Betreuungskosten behinderter Menschen nach wie vor äußerst verlockend.

So sei in diesem Zusammenhang daran erinnert, dass bereits 1981 der Volkswirtschaftler *Stackelberg* den Gesundheitsökonomiepreis des Bundesministeriums für Arbeit und Sozialordnung für seine umfassende Studie zu Kosteneinsparungen im Behindertenbereich erhielt, mit der er auf Alternativen zur Minderung des volkwirtschaftlichen Schadens bei Familien mit einer erblichen *Belastung* verwies.

Dies war nicht neu. Schon im Jahre 1979 errechneten die Humangenetiker *Rüdiger* und *Passarge* jährliche Einsparungen in Höhe von 48 Millionen DM, wenn alle Embryonen mit Down-Syndrom abgetrieben würden. Die Gutachter schlugen vor, eine Pflichtuntersuchung für Schwangere einzuführen. Die Solidargemeinschaft aller Versicherten solle sich bei »eigenem Verschulden« der Mütter überlegen, ob sie bereit seien, den »vermeidbaren Luxus« eines erbkranken Kindes zu finanzieren (vgl. Mattner 2000, S. 124 ff.).

Die Ökonomisierung des Sozialen

Es ist nicht zu übersehen, dass sich in die Arbeit mit behinderten Menschen immer mehr ein Kosten-Nutzen-Kalkül eingeschlichen hat. Im Zuge einer fortschreitenden *Ökonomisierung des Sozialen* spricht man vom *Umbau des Sozialstaates* und einer damit verbundenen Verschlankung sozialer Finanzleistungen. Der Staat scheint sich zunehmend aus seinen, bis dahin empfundenen, sozialpolitischen Verpflichtungen herauszuziehen. Das heißt konkret:

- Abbau gesetzlich garantierter Sozialleistungen
- Privatisierung des Wohlfahrtssektors
- Kostensenkung bei gleichzeitiger Leistungssteigerung der sozialen Dienstleistungen

Die soziale Arbeit mit behinderten Menschen gerät damit immer mehr in ein Spannungsfeld zwischen mühsam errungenen, emanzipatorisch wirksamen Betreuungskonzeptionen und einer am Kosten-Nutzen-Kalkül orientierten Ökonomisierungsdebatte. Die Arbeit mit behinderten Menschen ist heute in eine neue Phase eingetreten. Leitbegriffe wie Qualität, Qualitätssicherung, Qualitätsmanagement, Effizienz, Rentabilität und Marktorientierung dominieren die Debatte. Man spricht von Kunden, Kaufkraft, Output-Orientierung, Social Marketing, Case-Management, Controlling oder Corporate Identity. Diese Begrifflichkeiten stammen aus der Ökonomie und scheinen zu neuen Sinnstiftern der Behindertenarbeit zu werden. Soziale Einrichtungen sollen nach marktwirtschaftlichen Kriterien wie Wirtschaftsunternehmen geführt werden. Die standardisierte Betreuungsarbeit soll zur objektiv kalkulierbaren Ware werden.

Es bleibt also noch viel zu tun auf dem Wege zu einem allumfassenden Menschenbild, einem Recht auf Verschiedenheit, das die Würde und den Schutz von menschlichem Leben in all seinen Entwicklungsstadien und den jeweilig möglichen Erscheinungsformen garantiert.

Literatur

Bauman, Z. (1994): Dialektik der Ordnung. Die Moderne und der Holocaust. Hamburg.

Bauman, Z. (1999): Unbehagen in der Postmoderne. Hamburg.

Buschlinger, W. (2000): Geistige Behinderung – Phantom oder Faktum? Ein Stück analytischer Philosophie des Geistes. In: Greving, H., Gröschke, D. (Hg.): Geistige Behinderung – Reflexionen zu einem Phantom. Bad Heilbrunn.

Foucault, M. (1978): Wahnsinn und Gesellschaft. Frankfurt/M.

Gaedt, C. (2003): Das Verschwinden der Verantwortlichkeit – Gedanken zu dem Konzept des Individuums in der postmodernen Gesellschaft und seine Konsequenzen für Menschen mit geistiger Behinderung. Behindertenpädagogik: 74–88.

Gröschke, D. (2000): Geistige Behinderung – Zur Problematisierung einer anthropologischen Grundfigur – oder die »Austreibung des Geistes« aus der Geistigbehindertenpädagogik? In: Greving, H., Gröschke, D. (Hg.): Geistige Behinderung – Reflexionen zu einem Phantom. Bad Heilbrunn.

Hillebrandt, F. (1999): Exklusionsindividualität. Moderne Gesellschaftsstruktur und die soziale Konstruktion des Menschen. Opladen.

Jantzen, W. (Hg.) (1974a): Theorie und Praxis der Behindertenpädagogik. Gießen.

Jantzen, W. (1974b): Sozialisation und Behinderung. Studien zu sozialwissenschaftlichen Grundfragen der Behindertenpädagogik. Gießen.

Jantzen, W. (1976): Zur begrifflichen Fassung von Behinderung aus der Sicht des historischen und dialektischen Materialismus. Zeitschrift für Heilpädagogik, 7: 428–436.

Kant, I. (1784): Idee zu einer allgemeinen Geschichte in weltbürgerlicher Absicht. Werkausgabe Bd. XI, Frankfurt/M., 1968.

Keupp, H. et al. (2002): Identitätskonstruktionen. Das Patchwork der Identitäten in der Spätmoderne. Reinbek.

Kobi, E. E. (2000): Zur terminologischen Konstruktion und Dekonstruktion Geistiger Behinderung. In: Greving, H., Gröschke, D. (Hg.): Geistige Behinderung – Reflexionen zu einem Phantom. Bad Heilbrunn.

Link, J. (1999): Versuch über den Normalismus. Wie Normalität produziert wird. Opladen.

Mattner, D. (2000): Behinderte Menschen in der Gesellschaft. Zwischen Ausgrenzung und Integration. Stuttgart.

Sennet, R. (2000): Der flexible Mensch. Die Kultur des neuen Kapitalismus. Berlin.

Singer, P. (1984): Praktische Ethik. Stuttgart.

Grundzüge einer psychoanalytischen Heilpädagogik

Manfred Gerspach

Gegenstandsbereich der Heilpädagogik

Die Heilpädagogik hat im Laufe ihrer Geschichte eine tief greifende Wandlung erfahren. Eingeführt wurde der Begriff in den wissenschaftlichen Sprachgebrauch bereits 1861 von Georgens und Deinhardt, doch erst in den 20er-Jahren des letzten Jahrhunderts wurde mit ihrer Begründung als eigenständiger Wissenschaft begonnen (vgl. Gerspach 1981, S. 37 ff.). Und nicht vor den 70er-Jahren kam man überhaupt auf die Idee, die gesellschaftliche Einbettung des Phänomens einer Behinderung sozialisationskritisch in den Blick zu nehmen (vgl. Gerspach 1989, S. 39 ff.; Gerspach 2004a).

Es sei sogleich darauf hingewiesen, dass die psychoanalytische Heilpädagogik seit ihren Anfängen auf großen Widerstand trifft. Von konservativer Seite wurde ihr gesellschaftskritischer Ansatz scharf attackiert, die Richtung der materialistischen Behindertenpädagogik warf ihr vor, die klassenspezifische Sozialisation zu vernachlässigen, sodass sie nur eine Spielart bürgerlicher Wissenschaft sei (vgl. Gerspach 1987, S. 135). Heute lautet der Vorwurf beinahe unisono, Psychoanalyse sei veraltet, was ich so zu lesen verstehe, dass ein sperriges Denken, das sich dialektisch seiner objektiv-gesellschaftlichen wie subjektiv-individuellen Widersprüche versichert, darüber hinaus dem latenten Sinn hinter dem manifesten Verhalten nachgeht und keine sogleich griffigen Patentrezepte parat hält, als zu mühsam erachtet wird. Die globalisierte Wirtschaft verlangt unmittelbare Leistung und kurzfristige, auf die Bilanz durchschlagende Resultate und schafft damit Entgrenzung als massen- und individualpsychologische Dimension. Abwarten-Können und Triebaufschub-Leisten sind nicht mehr marktgängig. Es verwundert nicht, dass auch die Wissenschaft in diesen

Sog geraten ist. Die Zeit verlangt nach schlichten Konzepten. A la longue wird dies verheerende Konsequenzen für die Praxis nach sich ziehen.

Damit zurück zum Thema. Wenngleich der Begriff *Heil*pädagogik eine enge Verwandtschaft zur Medizin und zu medizinischen Heilungsansprüchen vermuten lässt, hat es im strengen Sinne nie eine medizinische Fassung der Heilpädagogik gegeben (vgl. Bleidick 1971, S. 56). Moor, einer der großen Heilpädagogen seiner Zeit, betont, dass es um Pädagogik und nicht um Medizin gehe und wendet sich damit gegen jede biologische Verkürzung. Er befindet: »Heilpädagogik ist diejenige Pädagogik, welche vor die Gesamtzahl der über das Durchschnittsmaß hinausgehenden Erziehungsschwierigkeiten gestellt ist.« Und er fragt: »*Was heißt Erziehung angesichts der eingeschränkten Lebensmöglichkeiten eines entwicklungsgehemmten Kindes?*« (Moor 1969, S. 260 ff.).

Dennoch führte dieses Missverständnis zu einer Abkehr von der Bezeichnung Heilpädagogik. Hanselmann schlug vor, sie durch Sonderpädagogik zu ersetzen (vgl. Hanselmann 1941, S. 7). Dieser Begriff bürgerte sich vor allem auf dem schulischen Sektor ein – man denke nur an die *Sonder*schulen –, offenbarte aber eine eher noch größere Schwierigkeit: Aus der Zuständigkeit der Sonderpädagogik für Kinder mit Behinderungen ergab sich, fast wie von selbst, die Legitimation für ihre Überstellung an Sondereinrichtungen, kurz: ihre Aus*sonderung*. Aus diesem Grund wurde im Zuge einer gesellschaftskritischen Aufarbeitung der Standortbestimmung der eigenen Profession von Kollegen wie Feuser oder Jantzen der Begriff *Behindertenpädagogik* ins Spiel gebracht, der aber auch nicht unumstritten blieb. Denn Behindertenpädagogik ist zu nah mit einer gesellschaftlichen Stigmatisierungspraxis assoziiert (vgl. Iben 1975, S. 68).

Zuletzt wird der *Förder*aspekt herausgestrichen – so in der neuen Begriffswahl Förder- anstelle von Sonderschulen. Allerdings erscheint auch dieser Wechsel nicht unproblematisch, suggeriert er doch einen erhöhten Förderbedarf behinderter Kinder, der dann schnell in instrumentelle Lernprogramme gegossen wird. Schließt man sich der Auffassung von Haupt an, dass es beim grundlegenden Lernen nicht darum gehen kann, einem Kind etwas beizubringen, sondern ihm behilflich zu sein, »sich in emotionaler und sozialer Sicherheit mit der Lebenswelt vertraut zu machen«, wäre dieser Befürchtung vorgebeugt (vgl. Haupt 2006, S. 133).

Falls wir der falschen Verknüpfung zum medizinischen Heilen nicht aufsitzen, sondern »heil« im Sinne von »ganz« aufnehmen (vgl. Kobi 1988, S. 32 ff.) und somit die beeinträchtigenden Sozialisations- und Interaktionsprozesse in den Blick nehmen (vgl. Leber 1984, S. 478), erscheint mir hiernach die Beibehaltung des ursprünglichen Begriffs der Heilpädagogik durchaus am plausibelsten.

Die klassische Ausdifferenzierung des Gegenstandbereiches der Heilpädagogik nimmt sich wie folgt aus (vgl. Gerspach 2004b):

Die Pädagogik der *Körperbehinderten* umfasst in erster Linie Kinder mit Behinderungen infolge von Schäden des Stütz- und Bewegungsapparates und des zentralen und des peripheren Nervensystems. Hierzu zählen vor allem infantile Zerebralparesen (Bewegungsstörungen aufgrund frühkindlicher Schädigungen des unreifen Gehirns), Querschnittslähmungen (meist durch angeborene Fehlbildungen des Rückenmarks verursacht) und progressive Muskeldystrophien (genetisch bedingte fortschreitende Muskellähmung).

Die Pädagogik der *Sinnesbehinderten* befasst sich mit Kindern, deren Seh- oder Hörvermögen mehr oder weniger vollständig geschädigt ist. Von ihrer pädagogischen Aufgabenstellung her unterscheidet sich die Blinden- bzw. Gehörlosenpädagogik deutlich von den anderen Disziplinen, denken wir nur daran, dass Blindenschrift und Gebärdensprache nach einer eigenständigen Kompetenzvermittlung verlangen.

Die Pädagogik der *Sprachbehinderten* richtet sich auf Kinder, die aus unterschiedlichen Gründen Sprachstörungen aufweisen. Hierzu sind Beeinträchtigungen und Verzögerungen in der Sprachentwicklung und Rede- bzw. Sprechstörungen wie Stottern und Stammeln zu zählen. Es ist zu berücksichtigen, dass Sprachstörungen stets vor dem Hintergrund herrschender Sprachnormen zu betrachten sind. Da eine gestörte oder defizitäre Sprache auf die sozial bedingten Lebens- und Entwicklungsbedingungen eines Kindes verweist, wird vielfach der Begriff *Sprachheilpädagogik* vorgezogen.

Die Pädagogik der *Geistigbehinderten* befasst sich mit Kindern, die gemessen an der Altersnorm einen erheblichen Intelligenzmangel, meist verbunden mit einer mangelhaften Differenzierung der Persönlichkeit, aufweisen. Hierzu zählen insbesondere Kinder mit frühkindlichen hirnorganischen Schädigungen, Kinder mit einer abweichenden Zahl von Chromosomensätzen (meist dem sogenannten Langdon-Down-Syndrom bzw. der Trisomie 21) und Kinder mit autistischen Zügen. Allerdings macht die Forschung der letzten Jahre auf diesem Gebiet klar, dass auch und gerade eine geistige Behinderung als etwas sozial Gewordenes zu verstehen ist. Dieser Begriff kennzeichnet allein die Begrenztheit der intellektuellen Möglichkeiten eines Menschen, die sich in den sozialen Raum ausdehnt.

Die Pädagogik der *Lernbehinderten* konzentriert sich auf Kinder, die bezogen auf die Altersnorm einen erheblichen Entwicklungs- und/oder Leistungsrückstand aufweisen. Diese Problematik ist eine ausschließlich schulbezogene. Kinder, die Schwierigkeiten haben dem Unterricht zu folgen, wurden bis in die 80er-Jahre, ohne dass es eine Alternative gegeben hätte, auf eine Lernbehindertenschule überwiesen. Da es sich auch hier in der Regel keinesfalls um einen angeborenen Defekt handelt, spricht man heute von Kindern, die eine *Schule für Lernhilfe* besuchen. Gleichzeitig wurden seither, in bescheidenem Maße, Möglichkeiten des sogenannten gemeinsamen Unterrichts eingerichtet, was bedeutet, dass die SonderschullehrerInnen an der Regelschule eingesetzt werden. Angesichts der institutionellen Diskriminierung »lernbehinderter« Kinder spricht man seit 1994 vom »sonderpädagogischen Förderbedarf im Förderschwerpunkt Lernen« (vgl. Katzenbach 2006, S. 90).

Die Pädagogik der *Verhaltensgestörten* richtet sich an Kinder, deren Sozialverhalten als nicht mehr tragbar eingestuft wird und die z. B. den Unterricht massiv stören. Allerdings gibt es keine objektiven Kriterien für eine eindeutige Festlegung, was eine Verhaltensstörung sei. Meist bestimmt die Toleranz bzw. der Belastungsgrad der Regelschule, ob ein solches Kind auf eine *Schule für Erziehungshilfe* überwiesen wird. Die beiden letztgenannten Gruppen sind nicht trennscharf voneinander zu unterscheiden und es ist auffällig, dass es eine hohe Korrelation zwischen der Zuordnung zu einer dieser Gruppen bzw. Schultypen und dem sozialen Status dieser Kinder gibt. 90% der Schüler einer Lernhilfeschule stammen aus der sogenannten Unterschicht, obwohl ihr Anteil, rein statistisch gesehen, 50% nicht übersteigen dürfte. Weil eben Kinder aus sozial benachteiligten Herkunftsfamilien in dieser Schulform deutlich überrepräsentiert sind, kann sie zu Recht als Schule der Armen, Arbeitslosen und Migranten bezeichnet werden. Da hier aber umgekehrt nur ein Bruchteil der Kinder aus randständigen Familie zu finden ist, müssen noch andere Faktoren hinzutreten, um aus einer Benachteiligungslage eine Lern- und Verhaltensstörung zu machen (vgl. Katzenbach 2006, S. 91; Schumann 2007, S. 14).

Entwicklungs- und Lernstörungen stellen den weitaus größten Teil an »Behinderungen« dar. Laut einer KMK-Statistik wurden im Jahre 2002 rund 500 000 Schülerinnen und Schüler mit sonderpädagogischem Förderbedarf unterrichtet, mehr als die Hälfte war dabei dem Förderschwerpunkt Lernen zugeordnet (vgl. Verband Bildung und Erziehung 2004). Wenngleich verlässliche Zahlen fehlen, muss, je nach verwendetem Parameter, davon ausgegangen werden, dass 5%–10% eines Jahrganges Auffälligkeiten in dieser Hinsicht aufweisen (vgl. Amft et al. 2002, S. 61 ff.). Allerdings handelt es sich hier eher um eine mehr oder weniger ausgeprägte Form seelischer Deformation, die mit dem Begriff der Behinderung nur schlecht abzudecken ist.

Daher hat sich ein Wandel der Auffassungen dahingehend bemerkbar gemacht, dass die mit diesem Begriff der Behinderung verknüpften Beeinträchtigungen nicht mehr vordringlich als individuelle Funktionseinschränkungen betrachten werden, die es bestmöglich zu kompensieren gelte, sondern die ganze Thematik wird nun in ein gesellschaftspolitisches Feld erschwerter Lebens- und Entfaltungsmöglichkeiten gestellt. *Behinderung* und *Störung* sind kein nur äußerlich-naturhaftes Ereignis, sondern erhalten ihre Bedeutung erst vor dem Hintergrund psychosozialer Lebensbedingungen. Den Paradigmenwechsel fasst der Begründer der psychoanalytischen Heilpädagogik Aloys Leber wie folgt zusammen:

> »Die Auseinandersetzung konzentriert sich heute mehr und mehr darauf, ob man weiterhin den Behinderten als ›Objekt‹ der wissenschaftlichen Forschung und des heilpädagogischen Handelns sieht und herausfinden möchte, wie gut er ›geheilt‹ oder rehabilitiert, das heißt funktionabel gemacht werden kann – oder ob wir uns auf den Dialog mit ihm einlassen, um mit ihm herauszufinden, was seine Behinderung im gesellschaftlichen Zusammenleben bedeutet, wozu er sie selbst braucht und wozu sie von anderen benutzt wird« (Leber 1984, S. 478).

Allerdings zeigt sich, unabhängig von der Wahl des Namens, ein hartnäckiges, bis zum heutigen Tage nicht wirklich überwundenes Problem des wissenschaftstheoretischen und methodologischen Selbstverständnisses, das einer solchen Betrachtungsweise entgegensteht. Dem ungeschiedenen Begriff der Behinderung ist ein biologistisches Grundverständnis unterlegt, sodass es im Prinzip nur darum gehen kann, eine »anlagemäßig verursachte Entwicklungshemmung« (Hanselmann 1941, S. 163) so weit wie möglich zu kompensieren. Zum einen wurden und werden nicht reversible Behinderungsarten (bei Körper- und Sinnesschädigungen) als Muster zur Verallgemeinerung genommen, sodass stets von naturgegebenen Interpretationen ausgegangen wird. Zum anderen wurde die Verklammerung an die sogenannte Schwachsinnshypothese nie wirklich aufgegeben. Ausgehend von einem sehr verdinglichten Intelligenzbegriff wird dabei eine genetische Disposition zur kognitiven Minderleistung unterstellt, wie sie am Beispiel der geistigen Behinderung gewonnen wird – und selbst da greift diese Vorstellung zu kurz (vgl. Gerspach 2004c; Jantzen und Mertens 2003; Niedecken 1997; Sinason 2000).

Kurzum: Der Versuch, für alle sogenannten Behinderungen ein umfassendes heilpädagogisches Konzept entwickeln zu wollen, muss angezweifelt werden. Es kann nicht statthaft sein, die unterschiedlichen Entstehungs- und Entwicklungsgänge einer organischen Körperbehinderung und einer sozialen Verhaltensstörung aus ihrer historisch-gesellschaftlichen Fassung zu brechen und in eins zu setzen (vgl. Aab et al. 1974, S. 11). Insbesondere der Bezug auf die Psychoanalyse hat dazu verholfen, persönliches Leiden in einem lebensgeschichtlichen Kontext als ein konflikthaft oder defizitär erlebtes und fortan auf dem Subjekt lastendes Drama sichtbar werden zu lassen. Über jede mögliche organische Beschädigung hinaus ist damit ein emotional beeinträchtigtes Beziehungsgeschehen zu fokussieren, welches eine fundamentale Schwierigkeit offenbart, einem psychodynamischen Druck standzuhalten, ohne zu unbewussten Verschleierungen und Ausblendungen greifen zu müssen.

Die Erkenntnis, dass Wahrnehmungsinhalte vor dem Hintergrund lebensgeschichtlich bedeutsamer Erfahrungen in emotional bewertete Zusammenhänge eingeordnet werden, gilt nicht allein für Menschen ohne Behinderung. Die Interaktion mit der Umwelt erzeugt in jedem Menschen einen selbst organisierenden Prozess der assoziativen Verknüpfung von Erfahrenem und subjektiv Sinnvollem. Die Fähigkeit, in einer bestimmten Situation angemessen zu reagieren, beruht auf dem Zusammenspiel von Bewertungs- und Gedächtnissystem, »denn Gedächtnis ist nicht ohne Bewertung möglich und jede Bewertung geschieht aufgrund des Gedächtnisses, d. h. früherer Erfahrungen und Bewertungen« (vgl. Roth 1997, S. 198). Gerade bei der Bewertung spielen emotionale Faktoren offenbar eine entscheidende Rolle.

Es mehren sich die Anzeichen, dass das emotionale Gedächtnis, dem ein enormes Gewicht bei der Konstruktion der gegenwärtigen subjektiven Erfahrungen zukommt, weniger kognitiv und organisiert, dafür eher sensomotorisch aufgebaut ist. Danach besteht es aus »prä-repräsentativen Verschlüsselungen relationaler Erfahrung« und ist als Kern unseres Erkennens weit mehr als ein Vorläufer symbolischer Kognition. Dieses Wissen geht dem verbalen Bereich voraus (vgl. Orange 2004, S. 151 f.).

Interessant erscheint in diesem Zusammenhang, dass sich das Gedächtnis in ein »explizites« und ein »implizites« Gedächtnis unterteilen lässt (vgl. Ladan 2003, S. 16 ff.). Im expliziten Gedächtnis ist alles Wissen versammelt, das wir bewusst reproduzieren können. Es speichert Ereignisse und Tatsachen und beinhaltet die bewussten Erinnerungen unserer Autobiografie, wobei einschränkend anzumerken ist, dass wir damit keine genaue Wiedergabe der ursprünglichen Ereignisse erhalten, sondern es zu nachträglichen Bearbeitungen kommt. Vor allem müssen wir davon ausgehen, dass die Erlebnisse aus den ersten drei bis vier Jahren einer sogenannten kindlichen Amnesie unterliegen. Ein großer Teil der Erlebnisse aus unserer Kindheit bleibt der bewussten Erinnerung verschlossen, ohne allerdings zu verblassen – diese Erfahrungen sind im impliziten Gedächtnis niedergelegt (vgl. Gerspach 2006, S. 28 ff.).

Das implizite Gedächtnis entfaltet seine Wirkung in Gehirnstrukturen, die schneller reifen als jene, die am expliziten Gedächtnis beteiligt sind. Das implizite Gedächtnis ist nicht unbedingt von Bewusstsein begleitet. Es umfasst Vorgänge, die einmal gelernt oder erfahren wurden, von denen man aber nicht mehr weiß oder wissen muss, *wie es geht*. Implizite Gedächtnisinhalte beziehen sich auf Fertigkeiten und Handlungsvollzüge, die durch häufige Wiederholungen allmählich gelernt und dann automatisiert worden sind, u. a. motorische, perzeptuelle und kognitive Fertigkeiten oder der Spracherwerb (vgl. Deneke 1999, S. 77). Diese Aktivierung wirkt im Hintergrund und kann, wenn eine reale oder vermeintliche Gefahr droht, ins Spiel kommen und die weiteren Reaktionen bestimmen, ohne dass uns der wahre Grund dafür deutlich würde. Ladan nennt die Muster des impliziten Gedächtnisses, die sich dem bewussten Gedächtnis entziehen, das »Selbstschweigende« (ebd., S. 18).

So wird jemand, der sich beständig im Beisein anderer unsicher fühlt, nicht mehr erinnern, wie er als Kind immerfort ignoriert wurde und man nicht auf seine Gefühle und Bedürfnisse einging. Satt dessen hat er all diese Erfahrungen zu seiner implizit erinnerten Überzeugung zusammengefügt, er sei nichts Wert. Und den anderen vermittelt er laufend die Botschaft, dass er sich selbst nicht ernst nimmt und dass man seinen Gefühlen keine Beachtung schenken muss. Diese Überzeugung, dieses *Wissen*, es sei unmöglich, ernst genommen und geachtet zu werden, ist zu einem Muster geworden, welches als selbstschweigendes zur Grundlage dieser Persönlichkeit geworden ist.

Nun hat sich die Psychoanalyse selbst lange Zeit schwer getan, ihre Erkenntnisse auf eine Gruppe von Menschen anwenden zu wollen, die sie als nicht diskursfähig erachtet hat. Psychoanalyse ist traditionell an die Verfügbarkeit von Sprache – und sei es in Form der Rekonstruktion ihrer klischeehaften Zerstörung – geknüpft, wie aber soll das in der Begegnung etwa mit geistig behinderten Menschen geschehen? Allerdings hat hier in den letzten Jahren ein Paradigmenwechsel eingesetzt. Fachvertreter wie Diemut Niedecken, Christian Gaedt und Valerie Sinason haben praktisch aufgezeigt, dass die psychoanalytische Methode durchaus hilfreicher ist als manch anderes Verfahren – und dass auch bei geistig Behinderten Sprachzerstörung nach eben den bekannten Prinzipien seelischer Deformation verläuft und (tendenziell) wieder aufgelöst werden kann.

Nicht vergessen werden sollte auch, dass in der internen psychoanalytischen Debatte inzwischen dem Beziehungsmoment gegenüber der reinen »Spracharbeit« eine deutlich akzentuierte Bedeutung beigemessen wird. Es ist vor allem die emotionale Verfügbarkeit des Analytikers, die – analog zur Leistung der Bezugspersonen für das Kleinkind – dem Patienten eine Atmosphäre emotionaler Sicherheit bereitstellt (vgl. Orange 2004, S. 164). Anders ausgedrückt: »Selbst die besten Fallstudien können nur andeutungsweise versuchen, die Atmosphäre, die ein spezifisches intersubjektives Feld erzeugt oder ein analytisches Paar schafft, zu erfassen« (Orange, Atwood und Stolorow 2001, S. 13). Unter anderem haben die Kenntnisse über das *implizite Wissen* dazu geführt, die »Welt der expliziten Sprache« in ihrer Vorherrschaft anzuzweifeln (vgl. Stern 2005, S. 124 ff.). Stern befindet, dass das explizite Wissen sprachlich und symbolisch, das implizite Wissen dagegen nicht-sprachlich und nicht-symbolisch sei (vgl. Stern 2000, S. 481 f.). Er schlussfolgert, dass sich das ganz junge Kind, das noch nicht über Sprache verfügt, mit einem impliziten Wissen über das Erleben des anderen, das sich von seinem ich-zentrierten Erleben unterscheidet, entwickelt. Da ein Großteil des impliziten Wissens nicht in Worte übersetzt wird, ist die traditionelle Psychoanalyse vor ein Problem gestellt: »Das implizite Wissen ist nämlich nicht dynamisch unbewusst, das heißt, es wird nicht durch Widerstände vom Bewusstsein ferngehalten« (vgl. Stern 2005, S. 129).

Es steht zu vermuten, dass nicht mehr gewusste Erinnerungen – seien sie verdrängt oder aber in einer frühen Lebensphase entstanden, an die keine kognitiv verfügbare, wohl aber eine affektive Bindung besteht – das aktuelle Verhalten dominieren, ohne sich darüber im klaren zu sein. Dies wahrscheinlich umso mehr, je deutlicher das rationale Vermögen, einschließlich einer hoch entwickelten Sprachfähigkeit, eingeschränkt ist. Insofern kommt der Gestaltung emotional korrigierender Beziehungserfahrungen im Sinne Alexanders (1946) eine große Bedeutung zu (vgl. auch Finger-Trescher 1991, S. 30). Dies umso mehr auf einem Gebiet, wo der Rückgriff auf eine elaborierte Sprache tendenziell verwehrt ist.

Damit wieder zurück zu meiner Frage, wie mit dem Thema Behinderung umzugehen sei. In Anlehnung an Lorenzers Definition der Psychoanalyse als einer hermeneutischen Reflexionswissenschaft wende ich mich gegen eine fragwürdig gewordene Praxis, die *in objektive* Kategorien gießt, was scheinbar messbarer Faktizität entspricht und noch immer zu einer defizitären Zustandsbeschreibung gereicht. Es kann nicht darum gehen, Beobachtungs-*daten* analog naturwissenschaftlich gewonnenen Erkenntnissen einer allgemeinen Theorie menschlicher Verhaltensgesetzlichkeiten unterzuordnen und damit *objektive* Aussagen über einen anderen treffen zu wollen. Das Verhalten wird in seiner lebensgeschichtlich-individuellen Eigenart und damit auch in seiner gruppentypischen und epochenübergreifenden Charakteristik, identifiziert (vgl. Lorenzer 1977, S. 112 f.). Aussagen haben nicht mehr den Anspruch allgemeiner Gesetzesaussagen im Rahmen eines geschlossenen Theoriegebäudes – es gilt, einen typischen Praxiszusammenhang in seiner Bedeutung für das darin eingeschlossene Subjekt aufzufinden. Die Ebene methodischer »Exaktheit« wird eingetauscht zugunsten der Reflexion der lebenspraktischen Unmittelbarkeit, die das Subjekt einholt.

Auffälligkeiten werden damit unter der Fragestellung nach ihrem »Sinn« behandelt, d. h. als Merkmal einer bestimmten Beziehungssituation des Subjekts mit seinen jeweiligen Beziehungspartnern. Wir wenden uns also explizit der Interaktion des Subjekts mit seiner Mit- und Umwelt zu. »Sinn« meint dabei, nicht ein vom Subjekt abgelöstes Objektives zu interpretieren; der Blick gilt allein der »Verwirklichung des Subjekts in seinem Beziehungsfeld« (vgl. Lorenzer 1973, S. 141 f.). Behinderung und Störung wird somit eine subjektive Erlebensqualität zuerkannt, sie werden als eine in Handlung umgesetzte, *agierte* Selbstäußerung aufgefasst. Allerdings gilt es deutlich zu differenzieren etwa zwischen einer angeborenen oder erworbenen körperlichen bzw. geistigen Schädigung und einer sozial verursachten Lern- und Verhaltensauffälligkeit. Ersteres gehört zur menschlichen Ausstattung dazu und dem muss mit Achtung und Akzeptanz begegnet werden. Letzteres steht für eine gesellschaftlich bedingte seelische Deformation, auf die ebenfalls mit der gebotenen Empathie zu reagieren ist, ohne diesen Umstand zu einer ontologischen bzw. biologischen Größe zu verfremden. Auf beides möchte ich noch näher eingehen.

Entwicklung unter erschwerten Bedingungen

Es geht also um das Gewahrwerden einer Position, die das als behindert oder gestört bezeichnete Subjekt selbst im Kontext seiner Kommunikationszusammenhänge einnimmt oder wie zwangsläufig einnehmen muss und die erst durch Reflexion aus ihrer sonderpädagogischen Mystifizierung befreit werden kann. Insbesondere der Rückgriff auf psychodynamische Vorstellungen von einem dem Menschen im wahrsten Wortsinne auf den Leib geschriebenen Konfliktgeschehen – und darin eingeschlossen Freuds Konzept vom Unbewussten – erlaubt uns die Erweiterung des subjektiv sinnverstehenden Ansatzes: »Unbewusste Motive haben, wie die bewussten, die Form interpretierter Bedürfnisse; sie sind deshalb in symbolischen Zusammenhängen gegeben und können hermeneutisch verstanden werden« (Habermas 1971, S. 297).

Selbstredend ist Vorsicht geboten gegenüber schlichten monokausalen und linearen Modellen menschlicher Entwicklung nach dem Motto: Bestimmte pathogene Ursachen haben analoge Wirkungen auf die Subjektbildung. Allerdings kann es uns gelingen, von Empathie getragen, Gesetzmäßigkeiten konflikthaft und/oder defizitär verlaufender früher strukturbildender Prozesse wahrzunehmen und darauf aufbauend zu wohlüberlegten Interventionen zu gelangen (vgl. Krause, R. 1997, S. 146 ff.).

Wir nehmen heute an, dass eine hinreichende bzw. unzureichende Fähigkeit zur Auseinandersetzung mit der Umwelt in erster Linie auf dem jeweiligen Charakter der frühen Erfahrung aufruht. Offensichtlich gibt es einen engen Zusammenhang zwischen dem affektiven Klima des innerfamilialen Umgangs miteinander und der individuellen Entwicklung bzw. Entwicklungshemmung eines Kindes. Deshalb will ich nun auf die Bedeutung der Affekte und Emotionen eingehen, die für die Orientierung innerhalb seiner frühen Beziehungsarrangements maßgeblich sind. Außer Acht gelassen werden dabei zunächst jene Komplikationen, die mit dem Thema Behinderung verbunden sind (vgl. Gerspach 2004c; Gerspach und Mattner 2004).

Von Anfang an bilden Affekte die Grundlage der Entwicklung von Objektbeziehungen. Das Affekterleben des Kindes entwickelt sich in einem »wechselseitigen affektiven Dialog« (vgl. Moré 1998, S. 237) und bildet das Fundament seines Persönlichkeitsaufbaus. Die moderne Sichtweise der Affektivität kennt verschiedene Formen der Differenziertheit der Affektsysteme und belegt die große Bedeutung der frühen affektiven bzw. emotionalen Erfahrungen für die weitere Entwicklung (vgl. Krause, R. 1998; Stern 1998).

Affekte und Emotionen werden im Übrigen in sehr ähnlicher Weise verwendet. In Anlehnung an Krause spricht Böhme-Bloem davon, dass Affekte einfach geschehen, es sind »occuring emotions«. Gefühle dagegen liegen dann vor, wenn diese Affekte im Sinne von »experienced emotions« wahrgenommen, verstanden und benannt werden können (vgl. Böhme-Bloem 2002, S. 378 f.). Böhme-Bloem beschreibt den Prozess, wie im Zuge dieser Affektabstimmung zwischen Mutter und Kind unsymbolisierte Affekte zu Gefühlen werden. Schiebt etwa ein zehn Monate altes Kind mit viel Anstrengung und Hingabe einen Bauklotz und die Mutter beobachtet dies und verspürt Lust mitzutun, dann kann sie das Tun ihres Kindes mit einem langgezogenen »Uuuh« lautlich untermalen. Mit ihrem Kommentar zeigt sie ihm, dass sie seine Anstrengung verstanden hat. Das Kind erfährt auf diese Weise, dass die motorische Lust, die es sensomotorisch wahrgenommen hat, in einer anderen Form, nämlich einer Lautmetapher, ausgedrückt werden kann. Seine körperliche Wahrnehmung wird direkt übersetzt und zum »psychosozialen Zeichen« (ebd., S. 380). Die lautliche Äußerung der Mutter führt eine Differenz in das Geschehen ein und veranlasst das Kind, Differenz und Gemeinsamkeit zu verbinden. Der Affekt (occured emotion) des Kindes wird von der Mutter verwandelt und das Kind bekommt ein erlebbares Gefühl (experienced emotion) zurück.

Der frühe Dialog zwischen Mutter und Kind begründet das emotionale Erfahrungsgedächtnis, das einmal all unsere Handlungen bestimmen wird, und zwar je nachdem, ob aktuell gemachte Erfahrungen in unseren bisherigen Fundus hineinpassen oder nicht (vgl. Roth 2003). Er basiert hauptsächlich auf Affektaustausch. Der Blick des Kindes gilt dem Gesichtsausdruck seiner Mutter und auf seinem Gesicht spiegeln sich all die Empfindungen wider, die dort abzulesen sind (vgl. Lichtenberg 1991, S. 97). Zum Beispiel hört das Baby auf zu saugen, um das Gesicht der Mutter zu suchen. Spricht diese mit ihm, so beginnt es, seine Arme synchron zu ihrer Stimme zu bewegen und ihren Gesichtsausdruck zu imitieren. Besonders in neuen Situationen, die Angst machen, hilft der Affektausdruck auf dem Gesicht der Mutter dem Kind, sich zu orientieren. Das Kind *liest* den Affektzustand der Mutter, indem es ihren Gesichtsausdruck prüft (vgl. Lichtenberg et al. 2000, S. 73). Diese Affektabstimmungen erfolgen vor allem spontan und ohne wirkliche Absicht und bewirken, dass die Mutter das Erleben des Kindes verändert: Sie gibt ihm etwas, was es zuvor nicht besessen hat.

Der Säugling verfügt über eine Reihe von – wahrscheinlich angeborenen – Fähigkeiten, um mit seiner Umwelt in Kontakt treten zu können. Er betreibt eine aktive Reizsuche, initiiert Kommunikation und versucht Affektabstimmungen herzustellen. Allerdings benötigt er die Bereitschaft seiner Bezugsperson, in diesen Dialog einzusteigen.

Wir gehen heute davon aus, dass der Säugling zwar Emotionen wie Freude, Ärger oder Traurigkeit zeigt, zunächst davon aber kein Bewusstsein hat (vgl. Dornes 2000, S. 194 ff.). Seine Eltern bemerken seinen jeweiligen Gefühlszustand und gehen intuitiv darauf ein. Wenn er lächelt, lächeln sie ebenfalls und sprechen dabei mit ihm. Die Affekte des Säuglings, die in seinem Gesicht zu lesen sind, werden auf dem Gesicht seiner Eltern gespiegelt. Diese Affektspiegelung führt dann zu seiner Affektregulierung. Der Säugling lernt nach einiger Zeit, die gespiegelte Darstellung auf dem Gesicht z. B. der Mutter durch die Modulation seiner eigenen Gesichtsmuskelspannung zu beeinflussen. Er hat es sozusagen »›geschafft‹, [...] eine externe Erscheinung seines eigenen Zustandes zu kreieren, die auf seine Bemühungen reagiert. Gleichzeitig ist er dabei ruhiger geworden oder von einem Zustand der Langeweile in einen angenehmeren der Freude geraten, denn die Reaktionen der Eltern haben seine Empfindungen moduliert« (vgl. ebd., S. 200).

In der gelungenen Interaktion mit seinen frühen Beziehungspartnern lernt das Kind, dass ihm seine eigene Befindlichkeit gespiegelt wird. Diese Erfahrung macht es sicher und setzt bei ihm das Vermögen zur Reflexion frei. Reflexion heißt: zurück*strahlen*. Es ist evident, dass Reflexion und Denken eng miteinander verwoben sind: Ohne sich angemessen gespiegelt – *reflektiert* – zu sehen, kann kein Denken entstehen. Dieses Spiegeln führt schnell zum frühen Aufbau eines erstaunlich synchronen Kommunikationssystems zwischen Mutter und Kind. Da die Mutter die kindlichen Regungen verstärkt *und* kommentiert, wird der Säugling nicht nur über das informiert, was er hat, sondern auch angeregt, etwas Neues zu entwickeln (vgl. Dornes 1999, S. 53).

Gergely nennt dies »*markierte Affektspiegelung*«, die mit starker Kontingenz mit den mimischen und lautlichen Gefühlsausdrücken des Kindes einhergeht (vgl. Gergely 2002, S. 820 ff.). Kontingenz heißt dabei, gesetzmäßige Zusammenhänge, Bedingtheiten und Ähnlichkeiten aufzuspüren. Vor allem wird es dem

Kind auf diesem Wege möglich, einen Zusammenhang zwischen seinen physischen Reaktionen und anschließenden Reizen herzustellen und hochsensibel auf diese Kontingenzbeziehung zu reagieren. Beispielsweise erhöhen zwei Monate alte Kinder ihre Strampelfrequenz, wenn dadurch ein kontingentes Ereignis wie das In-Bewegung-Setzen eines Mobiles ausgelöst wird. Eine der primären Funktionen der Kontingenzentdeckung ist es, »sich selbst zu entdecken« (vgl. Fonagy/Target 2002, S. 848).

Die Markierung des empathischen Affektspiegelns bewirkt, dass ein Unterschied zum realistischen emotionalen Ausdruck der Mutter sichtbar wird, ähnlich wie beim sogenannten »So tun als ob«-Spiel. Das ist vor allem für die Spiegelung negativer Affekte wichtig, denn das Kind merkt, dass die markierte Wut der Mutter nicht »echt« ist, sie ist nicht wirklich böse (vgl. Gergely 2002, S. 820). Auf diese Weise erlebt sich das Kind bei der Regulierung seiner »schlimmen« Gefühlszustände als aktiver kausaler Akteur und kann daher lernen, diese Affekte in sein Selbst zu integrieren. Diese Form sozialen Biofeedbacks beinhaltet die Neigung der Mutter, den affektiven Ausdruck ihres kleinen Kindes mit Empathie *markiert* zurückzuspiegeln.

Im Gegensatz dazu beinhaltet die Tatsache, dass ein Mensch nicht in der Lage ist, sich empathisch in andere einzufühlen, gleichzeitig, dass er sie nicht als denkend denken kann. Die Mutter hat eine – zunächst natürlich unrealistische – Theorie von Geist und Seele (theory of mind) ihres Kindes, die es diesem ermöglicht, ein Bewusstsein seines eigenen Bewusstseins zu entwickeln. Die Mutter denkt ihr Kind als denkendes Wesen. Aus der Sicht des Kindes heißt dies: »Sie denkt mich, also bin ich.« Oder mit anderen Worten: »Sie denkt mich als denkend, und darum existiere ich als denkendes Wesen«.

Wenn aber die Mutter aufgrund einer eigenen Schwierigkeit, ihre Affekte zu regulieren, nicht zu einer markierten Affektspiegelung fähig ist, kann dies zu signifikanten Entwicklungsproblemen aufseiten des Kindes führen (vgl. Fonagy und Target 2002, S. 855). So ist es durchaus möglich, dass diese Mutter dann von den negativen Affekten ihres kleinen Kindes regelrecht überwältigt wird und sich nur zum realistischen, d. h. kongruenten Affektspiegeln in der Lage fühlt.

Das Kind erfährt nun den Affektausdruck seiner Mutter nicht als hervorgehoben, nicht als *markiert*, sondern als ihr tatsächliches Gefühl. So kann beim Kind keine reflektierte, also gespiegelte Distanz zu seinen eigenen Empfindungen oder denen der Mutter entstehen. Daraufhin wird es seine eigene Gefühlsreaktion als noch gefährlicher erleben, weil sie offenbar ansteckend wirkt. Es kommt damit zu einem »Defizit in der Selbstwahrnehmung« und zu einer »Verzerrung der sekundären Repräsentation«, d. h. zur »pathologisch *verzerrten Selbstrepräsentation*« (vgl. ebd., S. 856 f.). Mit den Worten von Böhme-Bloem findet hier keine Transformation von »occured emotions in experienced emotions« statt, sodass sich ein emotionales Defizit auszubilden beginnt: »Die Affekte können sich dann nur in Gestalt von Wiederholung vegetativer und sensomotorischer Signale ausdrücken« (vgl. Böhme-Bloem 2002, S. 383). In diesem Sinne wird die Entwicklung der Denkfunktionen blockiert und auf ein frühes Stadium fixiert.

Es wird ein emotionaler Zustand verfehlt, der es dem Kind ermöglichte, sich sicher geborgen zu fühlen und sich – mit dem nötigen Abstand – mit der Mutter zu identifizieren. Denn die Mutter kann die Gefühle ihres Kindes nicht mit der gebotenen Empathie aufnehmen und verarbeiten und verhindert, dass dem Kind diese ihre Fähigkeit bewusst wird. Das Kind kann seine Mutter nicht als denkend-verarbeitend erleben und wird dies fortan auch bei anderen Menschen nicht können. Kurzum: das Kind denkt andere nicht als denkend.

Die Psychoanalyse lehrt uns, dass sich kognitive und soziale Kompetenzen vor dem Hintergrund früher Erfahrung konstituieren – als Niederschlag dieser Erfahrungen werden psychische Repräsentanzen von den Objekten wie vom eigenen Selbst gebildet, welche die Grundlage sich herauskristallisierender Persönlichkeitsstrukturen sind (vgl. Gerspach 2004d). Dabei gilt es zu unterscheiden zwischen den Erfahrungen mit konkreten Personen – z. B. der leiblichen Mutter – und den Repräsentanzen, die sich aufgrund der kumulierten Erfahrungen mit diesen Personen in der Psyche ablagern – wie etwa das Bild von der »inneren Mutter« (vgl. etwa Akhtar et al. 1997). Dies zu erkennen ist für unsere Vorstellung vom Kind von Belang, um nicht zu schlichten und womöglich noch Schuld zuweisenden Psychologismen zu greifen und äußere Daten zu einer fiktiven inneren Linie verknüpfen zu wollen. Im psychoanalytischen Sinne ist Realität immer subjektiver Natur und das Nachzeichnen dieser Gewahrwerdungsprozesse hoch komplex.

So wird die Beziehung zur realen Mutter im Alter von etwa fünf Jahren unbewusst immer wieder überschrieben von den Repräsentanzen aus der präverbalen Zeit, etwa bis zur Mitte des zweiten Lebensjahres. Gleiches gilt für alle Beziehungen zu anderen Menschen zu späteren Zeitpunkten des Lebens.

Wir kommunizieren oft mehr mit Erinnerungsspuren an solch frühe Bilder von Objekten denn mit realen Personen der Gegenwart. Ohne uns diesen frühen Modalitäten von Welt- und ergo Selbsterfahrung zuzuwenden, werden wir also recht wenig vom anderen verstehen können.

Insofern auch gilt es zu realisieren, dass es eine reale und eine phantasmatische Seite der Beziehung gibt. Besonders Kinder mit belasteten Biografien kommunizieren nicht nur mit uns als wirklicher Person, sondern auch mit den inneren Repräsentanten der primären Objekte, die sich wie ein Schleier über diese Interaktion im Hier und Jetzt legen. Selbst die augenblickliche Beziehung zu ihren Eltern wird weitgehend mitbestimmt von Erfahrungen der ersten Lebensspanne, als sie noch vollkommen abhängig und damit anfällig für seelische Verletzungen waren. Und wir dürfen nicht vergessen, dass auch die Beziehung dieser Eltern zu ihren Kindern von inneren Bildern überlagert war und dies umso massiver, je mehr sie sich selbst als Kinder gezwungen gesehen hatten, sich mit dem eigenen elterlichen Aggressor zu identifizieren – der wiederum aufgrund einer ähnlich traumatischen frühen Erfahrung so und nicht anders gehandelt hat. Und so fort … Insofern ist es relativ aussichtslos, die momentanen Beziehungen unserer Kinder zu ihren leiblichen Eltern »verbessern« zu wollen, solange wir diese »Gespenster im Kinderzimmer« (vgl. Fraiberg et al. 2003) nicht als wichtige handlungsleitende Größe erkannt haben.

Wir haben davon auszugehen, dass die elterlichen Interaktionsfiguren, die an der Persönlichkeitsentwicklung des Kindes mitwirken, zu einem Großteil von deren inneren Selbst- und Objektrepräsentanzen bestimmt sind. Unter ungünstigen Voraussetzungen kommt es dabei – zumal, wenn die Eltern ihren problematischen Eigenanteil nicht selbstkritisch zu reflektieren vermögen – zu Störungen im Beziehungsgeschehen, mit allen pathogenen Konsequenzen für das erschütterte Gleichgewicht des Kindes. Ein chronisch ungenügend regulierter früher Affektaustausch zwischen Mutter und Kind wird dann das innere Bild des Kindes von seiner Mutter mit negativen Beimischungen anfüllen, was Auswirkungen auf seine spätere Beziehungsgestaltung haben wird.

Hier kommt nun der Begriff der Mentalisierung bzw. der reflexiven Funktion ins Spiel. Damit ist die menschliche Fähigkeit gemeint, »eigene mentale Verfassungen in ursächlichen Zusammenhang mit der mentalen Verfassung anderer Personen zu bringen« (vgl. Fonagy/Target 2002, S. 840; 2001, S. 229). Ihre Ausbildung hängt davon ab, inwieweit die Eltern ihrem Kind bereits eine solche Fähigkeit zuerkennen. Sind sie dazu in der Lage, gibt die Mentalisation ihrem Kind die Möglichkeit, »anderer Leute Gedanken und Gefühle zu ›lesen‹« (vgl. ebd., S. 233). Können sie die mentale Verfassung ihres Kindes korrekt erfassen und daraufhin modifizieren, wird die Symbolisierung seiner inneren Verfassung bestärkt, was wiederum zu einer besseren Affektregulierung führt (vgl. Fonagy 2003, S. 176).

Die ursprüngliche Fähigkeit, eigene mentale Verfasstheiten in einen ursächlichen Zusammenhang mit der mentalen Verfasstheit anderer Menschen zu bringen, erlaubt es, das Verhalten anderer verlässlich vorherzusagen. »Indem das Kind anderen Personen mentale Verfassung zuschreibt, *gibt* es deren Verhalten *Bedeutung* und macht es vorhersagbar.« Entfaltet also ein Kind im Rahmen seiner Entwicklung die Fähigkeit zum Mentalisieren, kann es nicht nur auf das Verhalten anderer Personen reagieren, sondern »auch auf sein eigenes *Bild* anderer, d. h. auf deren Gefühle, Wissen, scheinbare und wirkliche Absichten usw.« (vgl. Fonagy/Target 2002, S. 840).

Die wiederholte zwischenmenschliche Erfahrung mit einem »selbstregulierenden Anderen«, wie es Stern (1998) formuliert hat, ist vor allem durch das mütterliche Spiegeln gekennzeichnet. Aufgrund seiner mentalisierenden Zuschreibung erlebt der Säugling die Mutter so, als wäre es ihre wohlwollende Absicht, seinen negativen Affektzustand so zu verändern, dass er zu einer angenehmen Erfahrung wird (vgl. Gergely 2002, S. 833).

Wenn nun die frühe Lebenssituation von einem elementaren emotionalen Mangel beherrscht wird, in der sich das Kind nicht von seiner Mutter empathisch gehalten fühlt, misslingt eine stabile Unterscheidung des Selbst von seinen Objekten. Es entsteht eine tiefe narzisstische Kränkung, wenn das »Selbst-Objekt sich unerwartet verweigert« (vgl. Kohut 1975, S. 243). Ungenügendes Spiegeln von Seiten der Mutter führt dann bei dem Kind zur Ausbildung eines »primären Defekts« (vgl. Kohut 1981, 2, S. 3 f.). Zurück bleibt eine narzisstische Wut, die immer dann reaktiviert wird, wenn eine äußere Bedrohung fantasiert wird.

Es zeigt sich immer wieder, dass die Anfälligkeit für narzisstische Kränkungen ein hervorstechendes Merkmal von als verhaltensgestört bezeichneten Kindern ist. Sie reagieren schnell hochsensibel auf bestimmte Auslösereize und geraten dabei in eine große Wut. Oft werden Handlungsweisen der Eltern und Eltereratzfiguren als Abweisung interpretiert und wie eine Vernichtungskampagne erlebt, was dann als Reaktion tiefe Rachegedanken nährt.

Bei diesen Kindern stoßen wir häufig auf ein massives Unvermögen, sich kognitiven oder sozialen Herausforderungen gegenüber angemessen zu verhalten. In vielen dieser Fälle übersteigt die innerfamiliale Beziehungsdynamik ihre seelische Belastbarkeit und entfaltet eine traumatogene Wirkung. Dabei handelt es sich meist nicht um ein eher neurotisierendes Konfliktgeschehen, sondern es ist eher der Mangel an empathischen, verlässlichen und konstant verfügbaren frühen Beziehungspartnern, der sich in der Folge strukturschädigend in der kindlichen Persönlichkeit eingräbt. Die schmerzlichen Erinnerungen bleiben aber der eigenen Wahrnehmung entzogen. Es kommt zu keinem Aufbau reifer symbolischer Verarbeitungsformen, der es ermöglichte, in Sprache zu fassen, was als emotional unzureichend erlebt wurde. Einzig hinter dem agierten Verhalten anderen Menschen gegenüber – die z. B. aufs schärfste bekämpft werden, weil man unbewusst befürchtet, von ihnen vernichtet zu werden – lässt sich das wahre Motiv erahnen.

Das aktuell problematische Verhalten wird durch eine Wiederbelebung früher unbewältigter Lebensthemen dominiert. Diese Wiederbelebung wird aber der Zensur unterworfen und damit der Selbstwahrnehmung entzogen; der Betroffene weiß nicht, was und warum er es tut. *Reflektieren* ist durch *Agieren* ersetzt worden.

Auch für Kinder, die mit einer geistigen Behinderung zur Welt kommen, gelten derlei Prinzipien. Bis vor gut zwanzig Jahren nahm man an, dass eine geistige Behinderung hauptsächlich biologisch festgelegt sei und es in diesen Fällen wenig Aussicht auf individuelle Förderung gebe. Inzwischen aber hat sich weitgehend die Erkenntnis durchgesetzt, dass erst unter der Einwirkung unangemessener Reaktionen der Umwelt biologische Normabweichungen zu den eigentlich isolierenden und beschämenden Erfahrungen von Behinderung führen. Jantzen und Mertens nennen die klassische Defektdiagnose ein »verdinglichendes Krankheitsurteil« für die Konstruktion eines medizinischen Körpers, der losgelöst ist von der historischen Existenz des behinderten Menschen. In Anlehnung an Bourdieus Soziologie sehen sie ihn im Feld der Macht so nahe am »Pol der Ohnmacht« stehen, dass er zum Teil einer totalen Institution wird, innerhalb derer seine Menschen- und Bürgerrechte nur noch eingeschränkt zur Geltung kommen. Sie folgern: »Die Hauptfrage ist nicht die nach dem Defekt, sondern nach der Rolle des Defekts in der Entwicklung der Persönlichkeit« (vgl. Jantzen/Mertens 2003, S. 3 f.).

Gerade die früh erlebten Beziehungserfahrungen, die sich um den fantasierten »Dämon« Behinderung zentrieren, geben oftmals – und das vor dem Hintergrund einer Tauschgesellschaft, die Behindertsein als Minderung der abschöpfbaren menschlichen Ressourcen erachtet – die basale Voraussetzung für eine beeinträchtigte Entwicklung des betroffenen Kindes ab. In diesem Sinne fokussiert Niedecken (1989) die gesellschaftlichen Phantasmen, die in die Familie hineinragen und das eigene behinderte Kind als Monster erscheinen lassen.

Vordringliche Aufgabe in der pädagogischen Arbeit mit geistig behinderten Menschen ist es, jenes vermittelte Leiden und seine Folgen zu verstehen und danach so weit wie möglich dadurch abzuwenden, dass wir es aushalten lernen und darauf aufbauend einen emotional korrigierenden Einfluss nehmen auf ihre Sozialisations- und Lebensbedingungen. In diesem Sinne steht Heilpädagogik für das Anbahnen eines *fördernden Dialogs*. Vielfach sind hier Lebens- und Entwicklungsmöglichkeiten verschüttet, die wie »Schätze gehoben, d. h. *gefördert* werden müssten« (Leber 1988, S. 42). Der Begriff des fördernden Dialogs, der von Leber (vgl. 1988) in die Fachdiskussion eingebracht wurde, ist für eine verstehende Form der Heilpädagogik seit langem eine tragende Säule emanzipativer Bemühungen.

Es ist dann weniger der organische Mangel als solcher, der »Unheil« bedeutet, »als [vielmehr] vermittelt zu bekommen und damit erfahren zu müssen, nicht richtig, nicht vollständig, nicht vollwertig, hilflos, abhängig zu sein und den Bezugspersonen Kummer und Unannehmlichkeiten zu bereiten« (vgl. Leber 1979, S. 59f.).

Demnach müssen wir im lebensgeschichtlichen wie situativen Kontext zu verstehen suchen, was das »Subjekt mit der Behinderung auf einer imaginären Ebene – in chiffrierter Form – über sich und das Beziehungsgefüge, in dem es lebt, sagen möchte« (vgl. Leber 1977, S. 81). Behinderung wird als Selbstmitteilung gesehen, die der Betroffene in Form eines szenischen Arrangements mit uns so gestaltet, dass darin seine frühesten Erfahrungen zum Ausdruck kommen. Wenn wir die Reinszenierung dieses missglückten Beziehungshintergrundes verstanden haben, können wir darauf einen fördernden Dialog aufbauen, der dem Betroffenen hilft, »sich aus festgefahrenen verinnerlichten Beziehungsstrukturen zu befreien«. Darin eingeschlossen ist der Auftrag, »auch auf die mittelbar betroffenen Angehörigen und die Institutionen, in denen er lebt, Einfluss zu nehmen, um zwischen diesen und ihm Verständigung herzustellen und das Beziehungsklima zu verbessern« (vgl. Leber 1979, S. 60).

Wie gesehen gibt es gute Gründe, insbesondere für die Gruppe der sogenannten geistig Behinderten, auf der Langlebigkeit schmerzender Lebenserfahrung, die sich nicht zuletzt im institutionellen Gepräge ihrer (oft fremdbestimmten) Lebenssituation chronifizieren, zu insistieren. In einem Projekt zur Erforschung der Frage, wie sich das Thema Behinderung in einer integrativ arbeitenden Vorschuleinrichtung niederschlägt (vgl. Mainkrokodile 2004; Gerspach 2004c), stellten wir fest, dass Eltern – und auch die Pädagoginnen und Pädagogen – ihren geistig behinderten Kindern keine Entwicklung zur Selbstständigkeit abforderten, wie sie dies bei altersgleichen Kinder ohne Behinderung für gewöhnlich taten. Ihnen wurden z. B. in der gemeinsamen Essenssituation erstaunliche Freiräume an unsozialem Verhalten zugestanden. Im Zuge der Reflexion dieses Phänomens kamen wir der Fantasie auf die Spur, dass man von diesen Kindern nichts erwartete, weil man sie für völlig unfähig, um nicht zu sagen: unnütz, hielt. Die Theorie von Geist und Seele und das Mentalisieren sind hier in ihr Gegenteil verkehrt und damit neutralisiert. Wem ich die diskrete Botschaft vermittele, dass ich ihm nichts zutraue, der erspürt dies jenseits seiner kognitiven Einschränkung offenbar sehr genau. Er fühlt sich gekränkt und in der Missachtung aggressiv behandelt und reagiert dementsprechend mit Entwicklungsverweigerung.

Es liegt auf der Hand, und vielfache Erfahrungen bestätigen dies, dass die Empathiefähigkeit von Müttern, die ein behindertes Kind zur Welt gebracht haben, zunächst erschüttert ist. Erhalten sie keine genügende Hilfestellung, kann sich dieser Zustand chronifizieren im Sinne einer Zensur »gutartiger« Fantasien über und Zuschreibungen an das Kind. Wen nähme es da wunder, wenn das Kind, gemäß der nachgelassenen Hoffnungslosigkeit, ein sehr fragiles und negativ getöntes Selbstkonzept entwickelte (vgl. Gerspach 2004c).

Die Forschung über Selbstkonzepte bei Menschen mit geistiger Behinderung ist nicht weit entwickelt, nicht zuletzt aufgrund der Erwartung ihrer eingeschränkten Fähigkeit, »sich über ihre Befindlichkeit zu äußern oder Angaben über sich selbst zu machen«. Gut belegt ist allein ihre erhöhte Misserfolgserwartung, verbunden mit einem niedrigen Idealselbst und, im Vergleich zu anderen Gleichaltrigen, weniger definierten Gefühl ihres psychischen Selbst«. Gewarnt sei allerdings vor vorschnellen »übergeneralisierten« Annahmen (vgl. Hofmann 2001, S. 319 ff.).

Darüber hinaus sei deutlich betont, dass emotionale Beeinträchtigungen bei Menschen mit einer geistigen Behinderung zwar häufig vorkommen, aber »keinen direkten Bezug zur Hirnschädigung haben« (vgl. Sinason 2000, S. 67).

Viel plausibler ist es, von deformierenden Anpassungsprozessen auszugehen, wie sie Sinason am Beispiel des »behinderten Lächelns« herausgearbeitet hat. Demnach handelt es sich dabei nicht wirklich um ein Lächeln, sondern um einen manischen Versuch, »etwas Unkontrolliertes im elterlichen Gegenüber unter Kontrolle zu bringen« und verweist auf Verlust und Trauma, kann aber letzten Endes ebenso einem aggressiven Zweck dienen (vgl. ebd., S. 99 ff.). Offenbar wiegt der psychosoziale Aspekt weit schwerer als die organische Schädigung, obwohl vieles dafür spricht, dass beides verkoppelt ist.

Auch für die Arbeit mit sogenannten hirnorganisch geschädigten Kindern gelten inzwischen fundamentale Einwände gegen bislang als stichhaltig angenommene Wirklichkeitskonstrukte – etwa, weil wir inzwischen wissen, dass organische Schäden keine von vornherein feststehende »Determiniertheit« bedingen (vgl. Burgmayer 1986, S. 14 f.).

Nun sei allerdings einer gedankenlosen Verharmlosung des Problems vorgebeugt. Wir wissen aus einer Reihe von empirischen Untersuchungen, dass etwa Kinder mit dem sogenannten Down-Syndrom in der Anfangszeit über eine reduzierte Intensität ihres mimischen Ausdrucks verfügen (vgl. Sarimski 1986; Dornes 1993). So tritt das erste soziale Lächeln gewöhnlich etwas später und vor allem in seiner Komplexität gedämpfter auf als bei anderen gleichaltrigen Säuglingen. Ein lebhaftes Lachen ist oft erst am Ende des ersten Lebensjahres zu beobachten. Bei Müttern verstärkt die Wahrnehmung dieses Phänomens häufig die Tendenz zu einem stärkeren Engagement. Das heißt, sie werden auch dann aktiv, wenn aufseiten ihres Kindes weniger deutliche Signale vorliegen, mit ihr in diesem Augenblick in eine Interaktion einzutreten. Die Abstimmung auf ein gemeinsames Thema wird damit erschwert. Zum einen lässt dieses Kind bis etwa zu dem Zeitpunkt, wo es über Ein- und Zweiwortsätze verfügt, meist differenziertere Interaktionsangebote vermissen, zum anderen ergreift die Mutter oft zu früh und zu aktiv die Initiative, was dann zu einem »Ungleichgewicht der Interaktion« führt (vgl. Sarimski 1986, S. 73).

Bezüglich der Entwicklung wird allgemein davon ausgegangen, dass es eine Analogie bei Kindern mit und ohne Behinderung gibt, allerdings zeitlich versetzt, und dass wir es ohnedies mit einer großen Vielfalt von Entwicklungsprozessen zu tun haben. Bei schwer behinderten Kindern weiß man allerdings nicht, welche Kompetenzen sie in welchem Zeitraum entwickeln können (vgl. Haupt 2006, S. 39 ff.).

Vorliegende Untersuchungen legen auch den Gedanken nahe, dass Kinder mit organischen Schädigungen oder Entwicklungsstörungen ein erhöhtes Risiko für die Entwicklung unsicherer Bindungen aufweisen. Eine Studie von Niederhofer zeigt, dass nicht behinderte Kinder signifikant sicherer gebunden sind als Kinder mit einer geistigen Behinderung (vgl. Niederhofer 2001, S. 168). Ein mögliches Motiv mag darin liegen, dass es Mutter und Vater nicht ohne Weiteres gelingt, »responsiv auf das entwicklungsauffällige Kind einzugehen« (vgl. Hackenberg 2003, S. 5 f.). Allerdings sei darauf verwiesen, dass die Zufriedenheit mit den sozialen und familiären Beziehungen in dieser Hinsicht offensichtlich einschränkungsmindernd wirken (vgl. Sarimski 2001, S. 17 f.). Zudem werden eine Reihe methodologischer Einwände gegen »uneinheitliche Definitionen der Konzepte« vorgetragen (vgl. M. Krause 1997, S. 62).

Der Verlust der Mentalisierungsfunktion aufseiten der Eltern bewirkt, dass die Aktivität beim Kind unterbunden und kaum Raum mehr gelassen wird für neue, eigenständige Lernprozesse. Die Aufdeckung dieser Fantasie führte in unserem Projekt zu der bis dahin blockierten Fähigkeit aufseiten der Erwachsenen, in einen Konflikt mit den Kindern um die Einhaltung von Regeln einzutreten, wie sie auch den anderen abverlangt wurden. Natürlich löste dies bei ihnen zunächst heftige Aggressionen aus, schließlich bedrohte es ihre infantilen Allmachtsfantasien. Die Mütter bekamen anfangs Angst vor dem Konfliktgeschehen in der Einrichtung, das sich in den elterlichen Raum fortsetzte. Sie nahmen aber bald wahr, dass es die Kinder nicht zerstörte und sie auf einmal ungeahnte Entwicklungsschritte machten. In der Einrichtung wurden sie zudem auf einmal als interessante Spielpartner entdeckt.

Diese Erfahrung bestätigt die Vermutung, dass eine eingeschränkte Hirnentwicklung in psychosozialen Faktoren eine (Mit-)Begründung findet, die weit über die ursprüngliche Beeinträchtigung hinausreicht (vgl. Gerspach 2003). Diskrete Hinweise auf solche Zusammenhänge finden sich bei Gaedt und Gärtner (1990), Niedecken (1989, 1997), Sinason (2000), Jantzen (2003a und b) und Jantzen und Mertens (2003). Schwere emotionale Frustrationen, die man Kindern zumutet, können sich im Sinne früher Traumatisierung auf die kindliche Hirnreifung auswirken. Aber es ist Teil eines jeden gelingenden Erziehungsprozesses, dass man Kindern dosiert Versagungen zumuten muss, damit Kinder selbstständig wachsen können. Unsere Aufgabe besteht darin, ihre Enttäuschung und ihr Missbehagen auszuhalten. Figdor nennt dies die Haltung der »verantworteten Schuld« (vgl. Figdor 2006, S. 118 ff.).

Wenn man dagegen kein Zutrauen in die Entwicklung eines Kindes fassen kann – u. a. weil einem die Fachleute selbst diese Hoffnung nehmen –, dann wird diesem Kind jede Neugier auf Neues genommen. Lernen entsteht aus der zu verarbeitenden Erfahrung des Mangels. Ein Mangel kann aber nur verkraftet werden, wenn man zuvor genügend gutartige Beziehungserfahrungen gemacht hat. Im andern Fall kommt es zu Entwicklungslähmung und Lernhemmung.

Schon Freud hat gesagt, dass es die Lehrmeisterin Not sei, die uns zur Entwicklung anhalte. Sie spornt uns an zu ertragen, dass das Lustprinzip durch eine Modifikation in Richtung Anerkennung des Realitätsprinzips zu ersetzen ist (vgl. Freud 1916–1917, S. 371). Wo dem Realitätsprinzip die Existenzberechtigung versagt wird, sehen wir uns nicht genötigt, Dinge selbst zu tun und bleiben stehen.

Also bedarf es der Fähigkeit wie Bereitschaft der Eltern, ihren Kindern etwas zuzumuten, damit sie lernen können, selbstständig zu werden. Vor allem der Umgang mit Frustration will gelernt sein. Frustration macht Wut – und Eltern müssen die Wut ihrer Kinder aushalten und ihnen helfen, sie in ihr Selbst zu integrieren, damit sie handlungsfähig werden. Eltern müssen also dazu imstande sein, sich – im wahrsten Wortsinne – auseinanderzusetzen. Wenn das Kind aber keinen vertraulichen Partner findet, um sich an seine negativen Zustände zu gewöhnen, können diese nicht verdaut werden. Der erschütterte Glaube an die guten Objekte stört dann die geistige Entwicklung aufs Tiefste (vgl. Alvarez 2001, S. 216 ff.).

Dies trifft vielfach für Eltern behinderter Kinder zu, die sich aus verschiedenen Gründen nicht abzulösen wagen – aus Sorge um das Wohlergehen des Kindes, aus Schuldgefühlen, aus abgewehrter Feindseligkeit usf. Damit aber wird dem Kind nichts zugemutet, weil man ihm nichts zutraut. Ohne die ausreichende Erfahrung zu machen, Entbehrungen standhalten zu können, werden aber basale Lernprozesse verhindert, was oftmals für das weitere Leben richtungweisend bleibt. Über eine wie immer begriffene organische Ursache hinaus werden folglich Entwicklungsprozesse bei geistig behinderten Kindern vor allem durch eine zu große und vor allem problematische Nähe ihrer primären Beziehungspartner aufgehalten.

So sieht beispielsweise Niedecken die »Organisierung von geistiger Behinderung« über eine Verschmelzung physiologischer Angstreaktionen mit intentionalen Gesten gewährleistet (vgl. Niedecken 1997, S. 107; 1989). Zunächst beherrsche die Angststarre der Mutter die Szene, ausgelöst durch den Schock über die Geburt ihres Kindes. Als mimetische Reaktion folge der Totstellreflex des Kindes, in dem sich mimetisch das innere Bild des »Grauens der Mutter« spiegele (vgl. ebd., S. 110). Bei Kohut ist die Rede davon, dass das Kind im Zuge seiner seelischen Ablösung »den Glanz in den Augen der Mutter braucht«, damit seine sich bildenden mentalen Funktionen und Aktivitäten genügend gespeist werden (vgl. Kohut 1975, S. 149). Hier ist eben *nicht* der Glanz in ihren Augen wie im Falle eines nicht behinderten Kindes zu entdecken.

Korff-Sausse spricht in ähnlichem Kontext vom »Bild von Deformität«, das das behinderte Kind auf seine Eltern übertrage – »es ist ein zerbrochener Spiegel« (vgl. Korff-Sausse 1997, S. 60 f.). Hinter diesem emotionalen Zustand verbirgt sich der »unaussprechliche und unzulässige Todeswunsch«, der zunächst nicht über das Empfinden von Trauer bearbeitet werden kann. Ein Grund für die Unmöglichkeit, die Trauer zuzulassen, ist die »unaufhörliche Existenz des imaginären Kindes. Die Kluft ist so groß, dass das reale Kind keinen Platz finden kann. [...] Im Hintergrund mögen Gedanken aufkommen, dass es besser sei, wenn das Kind tot wäre, weil die Trauer um das reale Kind weniger schwer wäre als die Trauer um das imaginäre Kind« (vgl. ebd., S. 60). Korff-Sausse folgert: »Die Behinderung schafft ein Ereignis, das etwas Undenkbares und Schreckenerregendes umfasst« (vgl. ebd., S. 61). Das *Undenkbare* – wenn also die Eltern das Kind und seine Behinderung aus Angst vor ihren ungeheuerlichen Fantasien nicht zu denken vermögen, dann kann auch das Kind keinen Raum finden, in dem es sich denken kann. In Anlehnung an Mannoni: »Geistige Behinderung wird als Widerstand gegen Wissen verstanden« (vgl. Morelle 1997, S. 75; Mannoni 1972). Das Kind muss sich nicht nur mit seiner Behinderung konfrontieren, »sondern auch mit dem Schmerz, den es in seinen Eltern und in den Augen anderer auslöst«. Das Kind nimmt jede Projektion über seine Abnormalität auf und »absorbiert jede Fantasie, die mit Seltsamkeit oder Tod verwandt ist« (vgl. Korff-Sausse 1997, S. 69 f.).

Manfred Gerspach

Zum szenischen Verstehen im heilpädagogischen Alltag

Die Erkenntnisse über die Bedeutung der frühen Erfahrung, die sich tief in die Persönlichkeitsstruktur eingräbt, sind für unser Fach der Heilpädagogik zentral zu nennen. Denn erst die Festlegung der Heilpädagogik auf eine *sinnverstehende* Disziplin öffnet den Blick auf das, was man mit Lorenzer »als Erscheinung objektiv beschädigter Subjektlosigkeit« bezeichnen kann (vgl. Lorenzer 1977, S. 128), ohne dabei einen problematischen gesellschaftlichen Lebenszusammenhang nach der individualisierten Seite hin aufzutrennen. Neuerlich verlangt Katzenbach noch einmal nach einem Begriff *beschädigter Subjektivität*. Ihre Kennzeichen sind vor allem die demütigenden und beschämenden Erfahrungen, »nicht als gleichwertiger Interaktionspartner ernst genommen zu werden« (vgl. Katzenbach 2004, S. 1 f.).

Diesen Anspruch einzulösen bedeutet, nicht bloß einen Zusammenhang zwischen einer beschädigt entwickelten individuellen Struktur und durch Ökonomie gesteuerten gesellschaftlichen Prozessen zu behaupten, sondern genau auszuleuchten, *wie* sich dieser Zusammenhang »in der individuellen Struktur äußert« (vgl. Lorenzer 1977, S. 11). Damit ist zu fragen, wie sich im Menschen seine soziale Situation von früher Kindheit an niederschlägt und sein Verhalten und seine Bewusstseinslage bestimmt, aber auch, wie die früh erworbenen Beeinträchtigungen und chronifizierten Konflikte über pädagogische und/oder therapeutische Bemühungen abgebaut werden können (vgl. Leber und Reiser 1972, S. 10). Das bedeutet, eine Verhaltensstörung als Ausdruck einer subjektiven, ungelösten Problematik zu erkennen. In Anlehnung an Lorenzer können wir sagen, dass Heilpädagogik als »kritisch-hermeneutische Analyse beschädigter individueller Struktur« zu verstehen sei (vgl. Lorenzer 1977, S. 9).

Ich gehe davon aus, dass in dieser Situation ein unbewusstes Übertragungsgeschehen entsteht – unser Gegenüber verwickelt uns dabei unbewusst in eine Inszenierung seiner problematischen Konfliktmuster –, welches ohne eingehendere Reflexion zu einer dramatischen Zuspitzung führen und also ein unergiebiges Ergebnis bringen kann. Hinzu kommt das ganze Dilemma gesellschaftlicher Ausgrenzung oder institutioneller Mängelverwaltung, auf das ich in diesem Rahmen nur am Rande hinweisen darf.

Im aktuellen Beziehungszusammenhang lässt man also unbewusst heftige Regungen wiederaufleben und zwar eher auf der Ebene agierten Handelns, als in Form einer kommunizierbaren Erinnerung (vgl. Racker 1993, S. 59). Verzerren die früheren Beziehungsarrangements die aktuelle Wahrnehmung, so kommt es unweigerlich zu Übertragungen. »In der Übertragungsreaktion wird also das Objekt subjektiv so erlebt, *als ob* es sich beispielsweise um die Mutter, den Vater oder ein Geschwister handelte« (vgl. Trescher 1985, S. 77 ff.).

Die Übertragung beinhaltet die unangemessene Verschiebung einer vergangenen Beziehung in die Gegenwart (vgl. Gerspach 2002). Die Übertragungsbeziehung belebt die Beziehung zu einem frühen Objekt wieder, die mittels eines Stellvertreters aktualisiert wird. In der Beziehung zum Pädagogen oder Therapeuten kommt es zu einer Reproduktion der leidvollen Erfahrung, die nun in einer dramatischen Neuinszenierung an dessen Person gebunden wird. Jede Übertragung löst ihrerseits eine Gegenübertragung aus, denn alles, was im Klienten vorgeht – alle Regungen, Empfindungen und Befürchtungen – und in die Beziehung zum Erwachsenen einfließt, löst bei diesem verschiedene Impulse aus. Diese Gefühle und Fantasien, die in uns auftauchen, können zum tieferen Verständnis unseres Gegenübers beitragen, schließlich beruhen sie auf einer Identifizierung mit ihm und seiner unbewältigten Geschichte. Nun gibt es hier zwei mögliche Formen der Gegenübertragung.

Im Falle einer »konkordanten Identifizierung« überwiegt die Identifikation mit den Selbstanteilen. Sie basiert auf der Resonanz, dass das zum anderen gehörige Fremde zu einem zu uns gehörenden Eigenen wird (vgl. Racker 1993, S. 159). Mittels Verstehen und Einfühlung bilden wir das Fremdpsychische im eigenen Erleben nach. Es kommt zu einem Rollentausch. Hochaggressive Kinder versetzen den Pädagogen in einen Zustand ohnmächtiger Wut, weil sie scheinbar nicht zu bändigen sind. In der konkordanten Identifizierung zwingen sie ihn zur Übernahme ihrer Selbstanteile der ursprünglichen traumatischen Situation, einschließlich der Abwehrvorgänge (vgl. Trescher 1993, S. 176 ff.).

Im Fall einer »komplementären Identifizierung« überwiegt die Identifikation mit den Objektanteilen (vgl. Racker 1993, S. 159). Wenn der Pädagoge nun seine eigene Aggressivität abwehrt, wird er auch die seines Klienten ablehnen und sich unbewusst mit jenem Objekt identifizieren, das bereits früher dessen kindliche aggressive Impulse unterdrückte. Wird er z. B. als strafender Vater fantasiert und auch so behandelt, lässt er sich sehr bereitwillig zur Übernahme einer stark restriktiven Rolle drängen. Erkennt er die unbewusste Dynamik nicht, die in der »Übertragungsidentifizierung« begründet liegt, wird er sich entweder erschrocken zurückziehen oder diesen Impuls pädagogisch – im Sinne des: strenger »anfassen« – durchsetzen (vgl. Trescher 1993, S. 175 f.). Er wird also zu einer »Gegenaktion« verführt, der er dann im Sinne eines unbewussten Abwehrmechanismus auch noch einen pädagogischen Wert verleihen möchte (vgl. Trescher 1985, S. 140; Finger-Trescher 1991, S. 59; Bion 1992).

So spricht Leber davon, dass es aufseiten des Pädagogen eine Reihe von inneren Widerständen gibt, die ihm die gefühlsmäßige Offenheit gegenüber seinen Klienten erschweren (vgl. Leber 1985, S. 160). Dabei weist er auf Bernfelds Erkenntnis hin, dass der Erzieher immer vor zwei Kindern steht: »dem zu erziehenden vor ihm und dem verdrängten in ihm. Er kann gar nicht anders, als jenes zu behandeln wie er dieses erlebte« (vgl. Bernfeld 1973, S. 141).

Bei dem Versuch, das Richtige zu tun, geraten wir allerdings leicht in eine Falle. Entweder beschränken wir uns auf einen identifikatorischen Prozess oder wir wählen einen rationalen Zugang (vgl. Schnoor 1998). Identifikatorisch heißt, sich mitfühlend, aber konturlos zu zeigen, rational, das Subjekt zu verlieren. Selbstredend bedarf es zunächst eines empathischen Mitschwingens, um einen Zugang zu den Gefühlen und unbewussten Fantasien unseres Gegenübers zu finden. Die Beziehung muss über die Erfassung des Manifesten hinausgehen. Ohne mich verwickeln zu lassen, werde ich keinen tieferen Zugang zu den Beziehungskonflikten finden können. Insofern auch, um die bewusste Ebene zu transzendieren und zu einer tiefen und von Einfühlung getragenen Begegnung zu gelangen, sind präverbale mit verbalen Erlebensweisen zu verknüpfen.

Aber um die Übersicht über das Beziehungsgeschehen zurückzuerhalten und nicht bloß mitzuagieren, ist wieder eine reflexive Distanz zu gewinnen. Dazu benötige ich eine geeignete Referenztheorie, die mir hilft, die Beziehungsaspekte des pädagogischen Handlungsfeldes nicht auszublenden, sondern die auf der innerpsychischen wie interpersonellen Ebene zum Ausdruck kommenden Abwehrprozesse zu erkennen und zu reflektieren. Auf diesem Wege kann es gelingen, einer bloß mitleidenden Beziehungsschilderung wie auch einer rein rationalen, affekt- und sinnentleerten Darstellung zu entkommen. Nur wenn sich Einfühlung und Distanz die Waage halten, erscheint es mir möglich, zu einer emanzipativen Gestaltung des Beziehungsgeschehens zu gelangen.

Damit komme ich auf das Konzept des *szenischen Verstehens* zu sprechen. Wenn man verstehen möchte, warum sich ein Kind in einer bestimmten Weise verhält, landet man schnell bei der Frage, welches unbewältigte Konfliktmaterial hinter seinem manifesten Verhalten latent verborgen ist und nun unbewusst kommuniziert wird. Beim *szenischen Verstehen* handelt es sich um eine auf Alfred Lorenzer zurückgehende und von Aloys Leber in die Pädagogik eingeführte psychoanalytisch orientierte Wahrnehmungshaltung, die uns sensibilisieren möchte für das, was ein Kind von seinen inneren Schwierigkeiten und Nöten und Konflikten in reale Handlungen transformiert, d. h. in Szene setzt. Das Kind äußert sich über sein inneres Erleben, indem es unbewusst in seinem Verhältnis z. B. zu seinen Mitschülern und Lehrern etwas inszeniert und diese damit in seinen Bann zieht. Seine innere Problematik und seine unbewältigten Lebensthemen zeigen sich in der Art und Weise, wie es seine Beziehungen zu und mit anderen Menschen arrangiert.

Das szenische Verstehen ist darauf gerichtet, die hinter dem manifesten Verhalten verborgenen »dramatischen Entwürfe« zu erkennen und so einen Weg zu finden, in Form einer »unmittelbaren Teilhabe [...] ins angebotene Drama *selbst als Akteur*« einzusteigen (vgl. Lorenzer 1974, S. 138). Wir müssen uns zunächst auf die Re-Inszenierung einer unbewältigten Lebenssituation einlassen, um innere Bearbeitung und Veränderung möglich werden zu lassen.

Jede konflikthafte Verwicklung mit unseren Kindern ist ein an unsere Person geknüpfter inszenierter Wiederholungsversuch unbewältigter Lebensgeschichte. Dabei schlummert die Hoffnung im Hintergrund, dieses Mal einen besseren Ausgang zu finden. Verstehen wir diesen Kontext nicht, tragen wir unbewusst zu einer für uns selber schmerzhaften Komplettierung der Szene bei, verhalten wir uns dann doch gemäß einer unbewussten Erwartung: der (Teufels-)Kreislauf ist geschlossen.

Ich möchte noch einmal betonen: Pädagogisches Verstehen heißt nicht originalgetreue Rekonstruktion von Lebensgeschichte. Nicht zuletzt der Realcharakter des pädagogischen Settings erschwert die Umsetzung dieser Lorenzer'schen Prämisse. Und da sich institutionalisierte Pädagogik in erster Linie auf der Realitätsebene bewegt, steht auch die Übertragung nicht im Zentrum ihrer Arbeit. Pädagogik arbeitet nicht *an*, sondern *mit* der Übertragung. Übertragungsphänomene erhalten also einen sekundären Stellenwert (vgl. Trescher 1985, S. 84 ff.).

Unabhängig von dieser Eingrenzung erscheint es inzwischen für Pädagogik *und* Psychoanalyse lässlich, sich auf die werkgetreue Rekonstruktion infantiler Ereignisse zu konzentrieren. Gerade das Konzept des impliziten Wissens verlangt nach einer deutlichen Relativierung dieses Anspruchs. Nun ist es eigentlich noch nie Gegenstand der psychoanalytischen Entwicklungspsychologie gewesen, zu erforschen, »wie es damals wirklich gewesen ist, sondern wie das damals Gewesene dem Patienten heute erscheint – mit allen Erinnerungstäuschungen, Verzerrungen und Lücken« (vgl. Dornes 1997, S. 19). Die Rekonstruktion ist eine Sammlung subjektiv wahrer Geschichten, deren *objektive* Überprüfung entbehrlich ist. So könnte ein imaginärer Direktbeobachter der Vergangenheit zu ganz anderen Ergebnissen über krankheitsrelevante Ursachen kommen als ein Rekonstrukteur. Vom Standpunkt des Klinikers aus ist diese Unterscheidung recht unerheblich, denn Deutungen und Rekonstruktionen sind »wahr, wenn sie therapeutisch effektiv sind« (ebd., S. 20). »Was zählt, ist allein die glaubwürdige Begründung des praktisch-therapeutischen Handelns in Anlehnung an wissenschaftliche Kriterien, die sich ihrerseits im Fluss befinden« (Thomä 1999, S. 825).

Ja, man muss davon ausgehen, dass »die Deutung erst den Sinn und die Realität *schafft*« (vgl. Dornes 1997, S. 20). Das ist für die Anwendung des szenischen Verstehens in der Pädagogik von zentraler Bedeutung. Denn wenn es nicht um die klassische Aufdeckung unbewusst gewordener infantiler Konflikte geht, sondern um das Erleben neu gewonnener Perspektiven im gemeinsamen Dialog, muss die Technik der verbalen Deutung, wie sie im Mittelpunkt der klassischen psychoanalytischen Therapie steht, nicht zwangsläufig zum Gelingen pädagogisch gelenkter Entwicklungsprozesse vorausgesetzt werden (vgl. Reiser 2000; 2006).

Wenn z. B. ein acht Monate altes Kind immer wieder erfährt, dass sein Wegkrabbeln die Mutter in Panik versetzt, so wird es dabei von nun an unangenehme Gefühle entwickeln, sein Wegkrabbeln einschränken und diese Einschränkung automatisieren. Zwar vollzieht es noch keine symbolische Gleichsetzung von Wegkrabbeln und Bedrohung der Mutter. Dieses Kind »denkt« noch nicht: »Wenn ich mich entferne, bedrohe ich meine Mutter«, weil es über diese sprachlichen Begriffe und solche Gedanken, die diese Begriffe zum Inhalt haben, noch nicht verfügt. »Vielmehr nimmt es einen Affekt der Mutter wahr und richtet sein Verhalten und Fühlen danach aus« (vgl. Dornes 1998, S. 29 f.). Die Orientierung über Affekte geht jener über Sprache voraus und dem müssen wir in der Pädagogik Rechnung tragen.

Auch im psychoanalytischen Fachdiskurs wird der Frage der Beziehungsgestaltung zunehmend mehr Raum gewährt. So sprechen Lichtenberg u. a. von

»Modellszenen«, die Analytiker und Patient gemeinsam erarbeiten (vgl. Lichtenberg et al. 2000, S. 21 ff.). In diesen Modellszenen wird eine unbewusste Fantasie zwischen beiden geschaffen – ein Vorgang, der weit über das gesprochene Wort hinausreicht: »Die Konstruktionen aus Gedanken, Gefühlen und Bildern, die Analysand und Analytiker organisieren, um sich dann gegenseitig zu präsentieren, sind von der Motivation bestimmt, den anderen auf bestimmte Wünsche einzustimmen – zum Beispiel auf den Wunsch nach Zustimmung, nach Sympathie oder Widerspruch« (ebd., S. 97).

Immer wieder wird betont, dass »der Therapeut (im Gegensatz zu einem früher weit verbreiteten Missverständnis) seine eigenen emotionalen Reaktionen auf den Patienten niemals restlos zugunsten einer lediglich wohldurchdachten, »objektiven« dynamischen und genetischen Erklärung ausschalten« kann. Erst seine aktive Reaktion auf die freien Assoziationen des Patienten »setzt den therapeutischen Dialog in Gang« (vgl. Ornstein/Ornstein 2001, S. 14 f.). So spricht Treurniet davon, dass der Analytiker mit einem affektiven Lasso in die innere Objektwelt seines Patienten gezerrt werde und er dabei gar nicht anders könne, als in der Gegenübertragung partiell mitzuagieren (vgl. Treurniet 1996, S. 17). Erst die affektive Verstrickung lässt demnach die analytische Bearbeitung der Hintergrundstörung zu. Denn Deutungen geben nicht nur Informationen über das psychische Funktionieren des Patienten, sondern sie geben ihm auch Einblick in das, »*was* der Analytiker denkt, und besonders auch, *wie* er denkt« (vgl. Treurniet 1995, S. 120).

Der Analytiker wird zu einem neuen Objekt, mit dem »das Trauma *in einem neuen Kontext*« erlebt wird. Insofern macht es Sinn, zwischen dem »present unconscious« und dem »past unconscious« zu unterscheiden, kann doch »das Ich eine Erinnerung immer wieder von Neuem im Einklang mit unmittelbaren Hier- und Jetzt-Erfahrungen modellieren« (ebd., S. 136 f.). Treurniet betont, dass das psychische Heute einen aktivierenden Einfluss auf die psychische Vergangenheit hat.

Der Patient erfährt die unzerstörbare, nicht auf seine Projektionen zurückzuführende eigene Subjektivität des Analytikers und diese Erkenntnis ist die Grundlage für das gemeinsame »*Hervorbringen der Bedeutung*« (vgl. Treurniet 1996, S. 27). Dieses interaktive Zusammenspiel ist also weit mehr als Rekonstruktion von Lebensgeschichte. So unterstreicht Dreher (1999), dass Übertragungsphänomene nicht generell als regressive Aspekte genommen werden dürfen, sondern es sind kreative Akte, die die Analyse hervorbringt.

Noch pointierter umreißt Warsitz die »psychoanalytische Grunderfahrung«: Er befindet, »dass alles, was wir wissen, aus dem Dialog stammt und dass wir als Forschungssubjekte überhaupt erst zu solchen werden durch die Erfahrung des Anderen, der uns zunächst von uns selbst, von unserer impliziten Vorstruktur des Verstehens [...] entfremdet« (Warsitz 1997, S. 123).

Die Debatte ums szenische Verstehen lässt sich wie folgt zusammenfassen: »Statt des Originaltextes aus der Vergangenheit fand und findet die Psychoanalyse bis heute nur Erinnerungen *an* die Vergangenheit. Statt von Rekonstruktion lässt sich eher von Konstruktion sprechen« (Haas 2000, S. 46).

Was für das psychoanalytische Setting gilt, kann nicht nur ins pädagogische herübergeholt werden, sondern ist hier längst gegenwärtig: In einem gemeinsamen dialogischen Prozess, der sich zunächst um die unbewusste Wiederholung ungelöster Konfliktthemen dreht, wird eine neue Sicht auf die Dinge ermöglicht. Im Wissen, dass es sich hier um eine szenische Wiederholung handelt und in der bislang nicht gekannten Erfahrung im Umgang mit dem Agieren, liegt augenblicklich eine Neukonstruktion von erlebter Wirklichkeit.

Diese Neukonstruktion von Wirklichkeit lässt sich auch auf dem Gebiet blockierter Mentalisierungsfunktionen beobachten. Solange etwa in den Gefühlen und Gedanken der Eltern sozusagen kein Platz für die Zukunft ihres behinderten Kindes ist, werden diese schlimmen Fantasien Auswirkungen auf das Selbst-Konzept des Kindes haben. Es kann sein, dass die Eltern die Entwicklung ihres Kindes als gefährlich fantasieren und daher alles dafür tun, dass das Kind ganz klein bleibt. Gerade der Aufbau von Autonomie und eigenem Willen erzeugt da in den Erwachsenen eine große Ambivalenz, die sie fürchten und am liebsten vermeiden möchten. So geraten sie in ein großes Dilemma: Auf der einen Seite wollen sie, dass sich beim Kind etwas tut und die Institution daran mitwirkt, dass dies geschieht. Auf der anderen Seite hoffen sie insgeheim, dass sich nichts tut. Die Idee ist: Da ist sowieso nichts zu machen.

Die Korrektur dieser Idee obliegt den PädagogInnen. Sie setzt voraus, dass sie das Thema reflektieren und es so schaffen, *nicht* die Idee der Eltern zu übernehmen. Auch jede Fördermanie, die PädagogInnen gern an den Tag legen, steht im Letzten für eine Form von Hoffnungslosigkeit, die manisch abgewehrt wird (vgl. Milani Comparetti 1986). Solange man behinderten Kindern weniger zutraut oder auch zumutet, verhindert man, dass sie sich entwickeln können. Dann kann es passieren, dass man speziell für das behinderte Kind die Regeln aufweicht, z. B. beim Essen und dem Kind insgeheim signalisiert: »Ich erwarte von dir nicht das, was ich von den anderen erwarte.« Nicht selten beruht dieser Habitus auf einer unbewussten Angst vor den eigenen Aggressionen gegen das behinderte Kind – ein zugegebenermaßen höchst tabuiertes Thema. Denn auf der Einhaltung von Regeln zu bestehen, würde Konflikt und das Aufkommen von Feindseligkeit bedeuten, was im Umgang mit behinderten Kindern ungewohnt erscheint, besonders dann, wenn diese Kinder zu Hause andere, *schonendere* – d. h. entwertendere – Erfahrungen machen.

Dieses Thema gilt natürlich auch für die Arbeit mit erwachsenen geistig Behinderten – wen allerdings solche Zuschreibungen an seine Inkompetenz ein Leben lang begleitet haben, der tut sich schwer damit, seine verschütteten Hoffnungen wieder auszugraben, nicht zuletzt aus Angst, dass sie wieder enttäuscht werden.

Die PädagogInnen können aber dem Behinderten einen neuen Erlebensbereich eröffnen. Riskieren sie den Konflikt, so nehmen sie seine heftigen Reaktionen, die dann zunächst aufkommen, in sich auf, verdauen sie und geben sie dosiert zurück. Sie zeigen, dass sie sich von den Aggressionen nicht zerstören lassen und sie umgekehrt ihr Gegenüber nicht zerstören. So erlebt der Behinderte, dass er nicht zerstört wird, wenn er protestiert und dass er selbst das geliebte Objekt nicht zerstören kann. Auf diese Weise wird ein genuiner Beitrag zur Strukturbildung seiner Persönlichkeit geleistet. Es verwundert nicht, dass geistig behinderte Menschen im Grunde sehr schnell lernen, sich auf neue Umgangsformen einzulassen, wenn sie diese nicht als Fortschreibung der bekannten Fremdbestimmung erleben, sondern als Ernstgenommen-Werden. Dann werden sie auch Interesse für bisher scheinbar Unbeachtetes entwickeln.

Folglich ist es günstig für ihre Entwicklung, wenn wir ihnen die Gelegenheit geben, das Undenkbare durcharbeiten zu dürfen. Nur so können die schrecklichen Fantasien und Projektionen, die auf ihnen lasten und bis dahin als nicht denkbar und schon gar nicht aussprechbar erschienen, entgiftet werden. So geben wir ihnen ihr Gefühl für das Leben jenseits aller Depression zurück. Nur so kann auch in organischer Hinsicht (Hirn-)Entwicklung aus ihrer Erstarrung gelöst werden.

Sowohl Korff-Sausse (1997) als auch Sinason (2000) zeigen uns in ihren Schilderungen psychotherapeutischer Arbeit mit Menschen mit geistiger Behinderung in der Gegenübertragung eine große Verzweiflung und Leere, die auf das Ausmaß der noch nicht symbolisierten inneren Beschädigung verweisen. Gleichzeitig offenbaren beide Berichte auf beeindruckende Weise, wie diese Menschen allmählich einen sprachlichen Ausdruck finden, um ihr Unglück zu kommunizieren.

Die fehlgeschlagene Affektabstimmung führt zu einer tiefen Verletzung des Selbstgefühls – man scheint dem andern nichts zu bedeuten und beginnt sich gekränkt und entmutigt in sein Inneres zurückzuziehen oder, was schwerer wiegt, die Aggressionen gegen die eigene Person zu richten und sich selbst zu schädigen. Aus vielen Biografien von Menschen mit einer geistigen Behinderung lässt sich rekonstruieren, wie sie in die innere Emigration gehen und ihr Interesse von den Themen der Außenwelt abziehen, nicht selten begleitet von masochistischen Selbstverletzungen. Vielfach begehen wir den Fehler, dieses eingeschränkte Interesse für eine unmittelbare Auswirkung der geistigen Behinderung zu halten.

Wie wir uns selbst in dieser Arbeit sehr schnell zum Mitagieren verführen lassen, möchte ich an einem Beispiel aus meiner eigenen Supervisionsarbeit erläutern (vgl. Gerspach/Mattner 2004, S. 160 ff.).

Ferdinand, Ende dreißig, ist Bewohner in einem Wohnheim für geistig Behinderte. Eines Abends kommt es zu einer scharfen Kontroverse mit der Betreuerin des Nachtdienstes, die er zuletzt tätlich angreift. Ein hinzueilender männlicher Betreuer kann durch Einsatz körperlicher Kräfte Schlimmeres verhindern. Dennoch erscheint eine sofortige Zwangseinweisung in die psychiatrische Klinik unausweichlich, schließlich ist Ferdinand in solchen Momenten unberechenbar. In einer anderen Situation hat er einmal ein Schwein abgestochen.

Als bald darauf ein Polizeiwagen vorfährt, geschieht Erstaunliches. Begleitet von einer energischen Handbewegung braucht der Polizist nur die Heckklappe seines Wagens, in dem ein Schäferhund sitzt, zu öffnen und augenblicklich wird der bis dato noch immer erregt wirkende Ferdinand vollkommen brav und lässt sich ohne Widerstand mitnehmen.

Was ist geschehen?

Der Fall wird mir in einer Supervisionsstunde berichtet. Ich erfahre, dass Ferdinand als wenige Wochen alter Säugling von der Mutter ins Krankenhaus gebracht wurde – der Anlass bleibt unklar –, mit dem Hinweis, sie werde ihn nach seiner Genesung wieder abholen. So wurde Ferdinand zum Findelkind. Alle Versuche, die Mutter aufzuspüren, schlugen fehl. Beinahe prompt reagierte Ferdinand mit einer encephalitischen Entzündung mit Folgeschäden; später trat noch eine spinale Kinderlähmung hinzu. Außerdem begann seine Heimkarriere. Zunächst verbrachte er eine Zeit in einem Waisenhaus, erlebte danach zahlreiche Ortswechsel, bis er schließlich für acht Jahre in der Psychiatrie landete. Aufgrund seiner latenten Aggressionsbereitschaft wurde er medikamentös eingestellt, was er nach einiger Zeit selbst absetzte, ohne dass eine unmittelbare Gefährdung seiner Umgebung die Folge gewesen wäre. Aufgrund dieser positiven Entwicklung durfte er ins Wohnheim wechseln.

Ferdinand kennt seine Impulsivität sehr genau und versucht, sie mittels starker innerer Kontrolle zu steuern. Er weiß, dass es manchmal *über ihn kommt* und er bemüht sich, seine aggressiven Persönlichkeitsanteile, wie nicht zu ihm gehörig, abzuspalten. Jede Faser seiner Muskeln scheint er im Griff zu haben, er wirkt immerzu angespannt und steif und bezeichnet sich selbst als Körpermaschine. Beständig ist er auf der Hut vor sich selber und geht meist rechtzeitig aus dem Feld, wenn er eine Eskalation drohen fühlt.

Die Supervisionsrunde bleibt ganz auf Ferdinand und seine so beängstigend wirkende Gewaltbereitschaft konzentriert. Man erzählt mir, dass er von einem imaginären Freund, Ronni, begleitet wird, der einen Schäferhund besitzt. Oft berichtet Ferdinand von Ronni so überzeugend echt, dass sich die Betreuer mitunter fragen, ob es ihn nicht wirklich gebe. Ronni ist stark, er hat in seinem Hund einen treuen Begleiter und dieses Gespann schützt Ferdinand vor seinen eigenen feindseligen Affekten. Ronni repräsentiert eine externalisierte Gewaltinstanz ebenso wie einen gütigen, väterlichen Freund.

Die enge Verwobenheit von präsentativer und realer Ebene, wie sie für viele geistig Behinderte typisch ist, lässt Ferdinand wenig differenzieren zwischen historischen und aktuellen Erlebnissen. Selbst- und Fremdwahrnehmung sind ebenso wenig geschieden, wie Gefühlsregungen nicht in dosierten Schattierungen auftreten. Es regiert ein »Alles-oder-nichts-Gesetz«. Die Vergangenheit »platzt« oft unvermittelt in die Gegenwart hinein. Ferdinand hat in seiner frühen Lebenszeit mit Sicherheit keine gemeinsame und befriedigende phantasmatische bzw. mentalisierende Interaktion mit seinen primären Objekten erfahren. Demnach gab es keine wirkliche Loslösung von und Aussöhnung mit ihnen. Zurückgeblieben ist eine starke Tendenz zur Wiederbelebung seiner elementaren narzisstischen Wut. Ferdinand ist noch immer einem magischen Denken verklammert und hat große Angst, dass seine mörderischen Impulse Wirklichkeit werden. In seiner Vorstellungswelt ist Ferdinand tatsächlich in einer infantilen Abhängigkeit befangen.

Insofern hat der Polizist, wenngleich wohl eher unbeabsichtigt und ohne das Zusammenspiel wirklich zu verstehen, *gezaubert* (vgl. Trescher 1982). Der Beamte kannte Ferdinand schon länger und er erahnte unbewusst seine überwertige Bedeutung für den im Augenblick verwirrten Mann. Trescher hat auf die Übertragungsidentifikation des Pädagogen, der sich gemäß der an ihn delegierten Übertragungswünsche und oft gegen seine erklärte Absicht in eine bestimmte Interaktionssequenz einbringt, hingewiesen (vgl. Trescher 1993). Auch in diesem Fall wird die Szene erwartungsgemäß komplettiert: Der Polizist verwandelt sich in Ronni, der Ferdinand hilft, seine Aggressionen zu bändigen. Scheinbar ist alles gut geendet.

Warum aber verbeißt sich die Supervisionsgruppe so hartnäckig in Ferdinands »Pathologie«? Allmählich fühle ich mich verwirrt wie Ferdinand. Warum wohl ist er dermaßen aus den Fugen geraten? Längst glaubte ich die Auffassung überwunden, wonach geistig Behinderte keines äußeren Anlasses bedürften, um »verrückt zu spielen«. Welche Rolle spielt das im Affekt gemeuchelte Schwein? Wen meint dieses Bild überhaupt? Nach und nach wird das Geheimnis gelüftet: An eben jenem Morgen hat ein neuer Mitarbeiter seinen Dienst im Wohnheim angetreten. Es ist der Freund der attackierten Betreuerin, die ihm diese Stellung verschafft hat.

Wir wissen, dass sich männliche Bewohner, die sich in Wohnheimen »kaserniert« sehen, ohne dass ihre sexuellen und Beziehungswünsche im institutionellen Rahmen auch nur annähernd realisiert würden, häufig in ihre Betreuerinnen verlieben. Wenn im Dienstplan lapidar vorgesehen ist, dass sie ihnen am Samstag den Rücken schrubben sollen und sich keiner bei dieser durchaus lustvoll erlebten Überschreitung der Intimschranke etwas denken will, offenbart sich mir eine fatale Abspaltung sexueller Fantasien. Die »Schweinerei« wird also schon dichter.

Man will lange nicht sehen, dass Ferdinand schlichtweg *tierisch* eifersüchtig reagiert, weil eben diese Themen im Praxisfeld verleugnet werden. Das Auftauchen des »Rivalen« ist der szenische Auslösereiz einer sich stets aufs neu einspielenden, tiefen Zurückweisung. Das tabuierte Thema wird endlich in verfremdeter Form »zur Sprache gebracht«. Ferdinands mehr infantil-regressive denn erwachsen-genitale Verschmelzungswünsche mit *seiner* Betreuerin scheinen urplötzlich und massiv zunichte gemacht zu sein. Ferdinands Selbstkontrolle droht zu zerbrechen, indessen sucht er einen Ausweg, das geliebte Objekt vor der eigenen Zerstörungswut zu schützen. Der Polizist als deus ex machina gerät zum Retter. In einem geradezu magisch ritualisierten Akt bannt er Ferdinands destruktive Energien. Ferdinand mutiert vom Schwein zum Lamm und indem er sich willenlos in die Klinik mitnehmen lässt, vollendet sich seine Selbstbestrafung.

Nicht nur, aber auch durch die Verblendung der Betreuer, wird Ferdinand in diesem Stück zum tragischen Helden. Zunächst wollen sie sich nicht damit befassen, dass sie durch die ungewollte Mitwirkung an einem sensiblen Beziehungsthema in der pädagogischen Arbeit zur Komplettierung einer immer gleichen Szene für Ferdinand beigetragen haben. Das alte Trauma wird erneut virulent. Wenn sie dies früher hätten sehen und spüren dürfen und wenn daraufhin jemand für Ferdinand die Enttäuschung und Kränkung, die dadurch ausgelöst wurden, benannt hätte, wäre die weitere Entwicklung meines Erachtens womöglich aufzuhalten gewesen.

Verblüffend für mich aber bleibt das szenische Zusammenspiel von Ferdinands magischen Fantasien und dem überraschend spektakulären Auftritt des Polizisten mit seinem Hund. Für eine daraus abgeleitete pädagogisch sinnvolle Intervention hätte es nur tiefer begriffen werden müssen. Sicher aber bräuchten wir nicht viel mehr Details aus Ferdinands Leben zu wissen, um die hier wiederbelebte Verzahnung einer von Anfang an verhängnisvollen Lebenssituation mit dem innigen Wunsch, geliebt und gerettet zu werden, verstehen zu können.

Ich denke, dass dieses Beispiel hinreichende Belege dafür liefert, wie wichtig eine nähere Betrachtung des szenischen Zusammenspiels zwischen den PädagogInnen und den von ihnen betreuten Menschen ist, um bestimmte Fehlentwicklungen zu vermeiden oder korrigieren zu können. Damit verhelfen wir unserem Gegenüber ebenso zur Entwicklung seiner blockierten Potenziale wie wir unter Umständen mit unseren latenten Fantasien und manifesten Interventionen zu einer Verfestigung seiner Störung beitragen.

Den MitarbeiterInnen der pädagogischen Institution fällt hernach die Aufgabe zu, dem geistig behinderten Menschen gegenüber eine mentalisierende Haltung einzunehmen und ihn mit positiven Fantasien und Gefühlen zu besetzen. Dies kann nur gelingen, wenn wir uns zunächst unseren eigenen *monströsen* Fantasien zuwenden und zudem bei ihm die nicht gelebte Trauer erspüren. Dann wird es möglich, mit ihm in einen fördernden Dialog einzusteigen. Damit ist der Versuch gemeint, das Verborgene und Verdrängte zutage zu fördern, damit es affektiv wieder angeeignet werden kann. Hierzu zählen vor allem die »schlechten« Fantasien und Zuschreibungen, die zu massiven Lernblockaden führen. Weil dieser Dialog nach der subjektiven Befindlichkeit fragt, hilft er dem behinderten Menschen,

> »mit seinen missglückten Beziehungen und deren Folgen, mit den durch die Behinderung in seiner Sozialisation entstandenen Problemen besser fertig zu werden, sich aus Beziehungsfallen zu befreien, eine neue Lebensbasis zu finden und eine relative Selbstständigkeit und gesellschaftliche Partizipation zu erlangen« (vgl. Leber 1979, S. 77; 1984, S. 482).

Um die skizzierte Aufgabe halbwegs zu bewerkstelligen, müssen wir über die Fähigkeit zur Selbstreflexion verfügen. Sie ist die Grundkompetenz sozialer Berufe.

Selbstreflexion bedeutet dreierlei:

- die Fähigkeit, an der Szene teilzuhaben, in die man selbst vom Gegenüber hineingezogen wird,
- die Fähigkeit, sich in den anderen empathisch hineinzuspüren und
- die Fähigkeit, diese Dramaturgie zu verstehen und zu benennen.

Das Hineinspüren beruht auf einem affektiven Mitschwingen, wie es sich mit dem Begriff des tiefensensiblen Empfindens verbindet. Ein guter Pädagoge sollte die affektiv gefärbten Signale und Botschaften seines Gegenübers aufnehmen können. Dazu bedarf es der Fähigkeit zu einer einfühlsamen Reaktion, die im Einklang mit seinen eigenen affektiven Kennungen steht. Hinzu tritt eine kognitive Regung – das Verstehen –, mit deren Hilfe dem, was aufgenommen wurde, eine Bedeutung verliehen wird. Das Verstehen organisiert die verspürten Empfindungen und gibt ihnen eine symbolische Ordnung (vgl. Lichtenberg 1991, S. 156; Stern 1992, S. 207). Stellvertretend für unser Gegenüber fassen wir in Sprache, was wir empfunden und verstanden haben.

Es geht um die Fähigkeit, mit einem bedürftigen Kind einen affektiv befriedigenden Dialog zu führen. Wir wissen inzwischen aus vielen Untersuchungen, dass sich ein Kind nur gedeihlich entwickeln wird, wenn es emotional stabil genug ist. Nur wer aufgrund einer ausreichend Vertrauen spendenden Beziehungserfahrung in die Lage versetzt wird, Vertrauen in sich selbst und die Welt zu setzen, wird auch seine kognitiven und sozialen Aufgaben bewältigen können. Bei Kindern mit einem gestörten Selbstbild kann über eine gelingende Affektabstimmung im pädagogischen Feld nachträglich ein wesentlicher Beitrag zur inneren Stabilisierung geleistet werden. Deshalb ist es so nötig zu wissen, welche Kompetenzen zur Gestaltung der affektiven Prozesse wir haben: Wir müssen imstande sein, schwierige Kinder zu halten wie auszuhalten, damit sie sich aus ihrer emotionalen Erstarrung befreien können. Es ist tragisch, dass auf derlei Erkenntnis aus Gründen der unbewussten Abwehr gegen die Fantasie, durch diese Kinder selbst bedroht zu sein, so wenig Wert gelegt wird.

Bei Kindern mit deutlichen Entwicklungsverzögerungen und -einschränkungen werden wir uns womöglich zu einer Bekämpfung des »Bösen« herausgefordert fühlen und beginnen, aus einem Gefühl der Leere heraus, eine übertriebene Fördermanie an den Tag zu legen (vgl. Milani Comparetti 1986). Hier wäre es notwendig, die eigene Angst vor der Behinderung, die große Enttäuschungswut und den verunsicherten professionellen Habitus selbstkritisch in den Blick zu nehmen, um sich vor der Projektion eigener normativer Vorstellungen in Sicherheit bringen zu können.

Das Selbsterleben des einzelnen pädagogischen Mitarbeiters wird aber auch davon mitbestimmt, in welcher Weise ihm die Institution Sicherheit und Identität garantiert. Ich vermag ein schwieriges oder behindertes Kind nur zu halten, wenn ich mich selbst von der Institution gehalten fühle. Vielfach erlebt man aber genau das Gegenteil: Unser Verhalten, Denken und Fühlen wird von der Struktur der Institution kanalisiert und kontrolliert. In diesem Sinne verfügt *jede* Institution über eine pathogene Gestalt, wenngleich diese meist unbewusster Natur ist. Auch und gerade diese Prozesse gehören selbstreflexiv aufgedeckt.

Erst dann wird das möglich, wonach Ahrbeck verlangt: »[...] sich zunächst von Eindrücken, Gefühlen, Fantasien leiten zu lassen, die sich notgedrungen aus den Interaktionen mit dem jeweiligen Kind ergeben« (vgl. Ahrbeck 1993, S. 177). Diese Einsicht ist die Grundlage einer psychoanalytischen Heilpädagogik.

Literatur

Aab, J. et al. (1974): Sonderschule zwischen Ideologie und Wirklichkeit. München.

Ahrbeck, B. (1993): Psychologisch-pädagogische Diagnostik zwischen Segregation und Integration. Behindertenpädagogik, 32,: 164–181.

Akhtar, S., Kramer, S., Parens, H. (1997) (Hg.): Die innere Mutter. Zur theoretischen und klinischen Bedeutung der Objektkonstanz. Frankfurt/M.

Alexander,f. (1946): Psychoanalytic Therapy. New York.

Alvarez, A. (2001): Frustration und Getrenntheit, Lust und Verbundenheit: Reflexionen über Bedingungen, unter denen böse oder gute Überraschungen zum Lernen anspornen. Kinderanalyse 9, 210–228.

Amft, H. et al. (2002): Kinder mit gestörter Aufmerksamkeit. ADS als Herausforderung für Pädagogik und Therapie. 2. Aufl. Stuttgart, Berlin, Köln, 2004.

Bernfeld, S. (1973): Sisyphos oder die Grenzen der Erziehung. Frankfurt/M.

Bion, W. (1992): Lernen durch Erfahrung. Frankfurt/M.

Bleidick, U. (1971): Heilpädagogik – Sonderpädagogik – Pädagogik der Behinderten. In: Kluge, K. J., Reinartz, A. (Hg.): Die Sonderpädagogik als Forschungsproblem in Deutschland. Darmstadt.

Böhme-Bloem, C. (2002): Das Ergriffene im Begriff. Gedanken zum Symbolisierungsprozess. Zs. Psa. Theorie u. Prxis 17, 371–392.

Burgmayer, S. (1986): Störungsmodelle der Entwicklung. In: Brack, U. (Hg.): Frühdiagnostik und Frühtherapie. Psychologische Behandlung von entwicklungs- und verhaltensgestörten Kindern. München, Weinheim.

Deneke, F.-W. (1999): Psychische Struktur und Gehirn. Die Gestaltung subjektiver Wirklichkeiten. Stuttgart, New York.

Dornes, M. (1993): Der kompetente Säugling. Frankfurt/M.

Dornes, M. (1997): Die frühe Kindheit. Frankfurt/M.

Dornes, M. (1998): Plädoyer für eine Neubetrachtung des Unbewussten. In: Trautmann-Voigt, S., Voigt, B. (Hg.): Bewegung ins Unbewusste. Beiträge zur Säuglingsforschung und analytischen KörperPsychotherapie. Frankfurt/M.

Dornes, M. (1999): Spiegelung – Identität – Anerkennung: Überlegungen zu kommunikativen und strukturbildenden Prozessen der frühkindlichen Entwicklung. Jahrbuch für Psychoanalytische Pädagogik 10. Gießen.

Dornes, M. (2000): Die emotionale Welt des Kindes. Frankfurt/M.

Dreher, A. (1999): Was sollte man bedenken, wenn man Übertragung messen will? Zs. Psa. Theorie u. Prxis 14, 260–283.

Figdor, H. (2006): Psychoanalytische Pädagogik und Kindergarten: Die Arbeit mit der ganzen Gruppe. In: Steinhardt, K. et al. (Hg.): Kinder zwischen drei und sechs. Bildungsprozesse und Psychoanalytische Pädagogik im Vorschulalter. Gießen.

Finger-Trescher, U. (1991): Wirkfaktoren der Einzel- und Gruppenanalyse. Stuttgart-Bad Canstatt.

Fonagy, P. (2003): Bindungstheorie und Psychoanalyse. Stuttgart.

Fonagy, P., Target, M. (2001): Mentalisation und die sich ändernden Ziele der Psychoanalyse des Kindes. Kinderanalyse 9, 229–244.

Fonagy, P., Target, M. (2002): Neubewertung der Entwicklung der Affektregulation vor dem Hintergrund von Winnicotts Konzept des »falschen Selbst«. Psyche 56, 839–862.

Fraiberg, S., Adelson, E., Shapiro, V. (2003): Gespenster im Kinderzimmer. Probleme gestörter Mutter-Säugling-Beziehungen aus psychoanalytischer Sicht. Analytische Kinder- und Jugendlichen-Psychotherapie 34, Heft 120: 465–504.

Freud, S. (1916–17): Vorlesungen zur Einführung in die Psychoanalyse. Gesammelte Werke Bd. 11.

Gaedt, Ch., Gärtner, D. (1990): Depressive Grundprozesse – Reinszenierungen der Selbstentwertung. In: Gaedt, Ch. (Hg.): Selbstentwertung – depressive Inszenierungen bei Menschen mit geistiger Behinderung. Neuerkeröder Beiträge 6. Sickte.

Gergely, G. (2002): Ein neuer Zugang zu Margaret Mahler: normaler Autismus, Symbiose, Spaltung und libidinöse Objektkonstanz aus der Perspektive der kognitiven Entwicklungstheorie, Psyche 56: 809–838.

Gerspach, M. (1981): Kritische Heilpädagogik. Frankfurt/M.

Gerspach, M. (1987): Vom klassischen zum psychoanalytischen Paradigma in der Heilpädagogik. In: Reiser, H., Trescher, H.-G. (Hg.): Wer braucht Erziehung? Impulse der Psychoanalytischen Pädagogik. Mainz.

Gerspach, M. (1989): Einführung in die Heilpädagogik. Frankfurt/M.

Gerspach, M. (2002): Der Beitrag der Psychoanalyse zum Dialog. In: Warzecha, B. (Hg.): Zur Relevanz des Dialogs in Erziehungswissenschaft, Behindertenpädagogik, Beratung und Therapie. Münster, Hamburg, London.

Gerspach, M. (2003): EU-Programm Lebenslanges Lernen – Konsequenzen und Perspektiven für Menschen mit geistiger Behinderung. Behindertenpädagogik 42.

Gerspach, M.: (2004a): Der psychodynamische Aspekt in der Heilpädagogik. In: Heilpädagogische Initiativen e.V. (Hg.): Heilpädagogische Initiativen in der Beziehungsarbeit und Entwicklungsförderung. Groß-Umstadt.

Gerspach, M. (2004b): Kinder mit sonderpädagogischem Betreuungsbedarf. Kinder mit sonderpädagogischem Betreuungsbedarf. In: Seidenstücker, B., Mutke, B. (Hg.): Praxisratgeber zur Betreuung und Beratung von Kindern und Jugendlichen. Problemsituationen, Unterstützungsangebote und rechtliche Möglichkeiten in besonderen und schwierigen Lebenslagen. Mering.

Gerspach, M. (2004c): Die Idee vom Kind und seine Behinderung. In: Mainkrokodile (Hg.): Die gespiegelte Behinderung. Lüneburg.

Gerspach, M. (2004d): Sozialpädagogische Diagnosen aus Sicht der Psychoanalytischen Pädagogik. In: Krumenacker, F. (Hg.): Sozialpädagogische Diagnosen in der Praxis. Erfahrungen und Perspektiven. Weinheim, München.

Gerspach, M., Mattner, D. (2004): Institutionelle Förderprozesse bei Menschen mit geistiger Behinderung. Stuttgart, Berlin, Köln.

Gerspach, M. (2006): Elementarpädagogik. Eine Einführung. Stuttgart.

Haas, E. (2000): Kinderschändung. Dramatisieren der Krise. Zeitgemäße Betrachtungen zu einem alten Thema. Zs. Psa. Theorie u. Prxis, 15: 37–60.

Habermas, J. (1971): Zur Logik der Sozialwissenschaften. Frankfurt/M.

Hackenberg, W. (2003): Beziehung in der Frühförderung – Konsequenzen für die Ausbildung. Frühförderung interdisziplinär, 22: 3–11.

Hanselmann, H. (1941): Grundlinien zu einer Theorie der Sondererziehung (Heilpädagogik). Zürich.

Haupt, U. (2006): Wie Lernen beginnt. Grundfragen der Entwicklung und Förderung schwer behinderter Kinder. Stuttgart.

Hofmann, Ch. (2001): Selbstkonzept und geistige Behinderung: Zum Stand der Forschung. Zeitschrift für Heilpädagogik, 52: 317–326.

Iben, G. (1975): Begriffe und Selbstverständnis der Heil- und Sonderpädagogik. In: Iben, G. (Hg.): Heil- und Sonderpädagogik. Einführung in Problembereiche und Studium. Kronberg.

Jantzen, W. (2003a): Diagnostik und Rehistorisierung: Probleme und Strategien einer verstehenden Diagnostik. Online im Internet: URL: http://members.aol.com/basaglia/linz.html

Jantzen, W. (2003b): Rehistorisierende Diagnostik: Verstehende Diagnostik braucht Erklärungswissen. In: Ricken, G., Fritz, A., Hofmann, C. (Hg.): Diagnose: Sonderpädagogischer Förderbedarf. Lengerich.

Jantzen, W., Mertens, N. (2003): Psychische Störungen bei geistig behinderten Menschen und die Methode der Rehistorisierung. Online im Internet: URL: http://members.aol/basaglia/hephata.html

Katzenbach, D. (2004): Anerkennung, Missachtung und geistige Behinderung. Sozialphilosophische Perspektiven auf den so genannten Paradigmenwechsel in der Behindertenpädagogik. In: Ahrbeck, B., Rauh, B. (Hg.): Behinderung zwischen Autonomie und Angewiesensein. Stuttgart.

Katzenbach, D. (2006): »Es schnackelt nicht ... « Kontinuierliche und diskontinuierliche Prozesse beim Lernen und ihre emotionale Bedeutung. In: Eggert-Schmid Noerr, A. et al. (Hg.): Lernen, Lernstörungen und die pädagogische Beziehung. Gießen.

Kobi, E. E. (1988): Heilpädagogische Daseinsgestaltung. Luzern.

Kohut, H. (1975): Die Zukunft der Psychoanalyse. Frankfurt/M.

Kohut, H. (1981): Die Heilung des Selbst. Frankfurt/M.

Korff-Sausse, S. (1997): Ein psychoanalytischer Ansatz bei geistiger Behinderung. In: Heinemann, E., de Groef, J. (Hg.) (1997): Psychoanalyse und geistige Behinderung. Mainz.

Krause, M. (1997): Elterliche Bewältigung und Entwicklung des behinderten Kindes. Frankfurt/M.

Krause, R. (1997): Allgemeine Psychoanalytische Krankheitslehre, Bd. 1. Stuttgart, Berlin, Köln.

Krause, R. (1998): Allgemeine Psychoanalytische Krankheitslehre, Bd. 2. Stuttgart, Berlin, Köln.

Ladan, A. (2003): Kopfwandler. Die geheime Fantasie, eine Ausnahme zu sein. Frankfurt/M.

Leber, A. (1977): Psychoanalytische Aspekte einer heilpädagogischen Theorie. In: Bürli, A. (Hg.): Sonderpädagogische Theoriebildung. Vergleichende Sonderpädagogik. Luzern.

Leber, A. (1979): Heilpädagogik – was soll sie heilen? In: Schneeberger, F. (Hg.): Erziehungserschwernisse. Antworten aus dem Werk Paul Moors. Luzern.

Leber, A. (1984): Heilpädagogik. In: Eyferth, H., Otto, H.-U., Thiersch, H. (Hg.): Handbuch zur Sozialarbeit/ Sozialpädagogik. Neuwied, Darmstadt.

Leber, A. (1985): Wie wird man psychoanalytischer Pädagoge? In: Bittner, G., Ertle, Ch. (Hg.): Pädagogik und Psychoanalyse. Würzburg.

Leber, A. (1988): Zur Begründung des fördernden Dialogs in der psychoanalytischen Heilpädagogik. In: Iben, G. (Hg.): Das Dialogische in der Heilpädagogik. Mainz.

Leber, A., Reiser, H. (1972) (Hg.): Sozialpädagogik, Psychoanalyse und Sozialkritik. Neuwied, Berlin.

Lichtenberg, J. (1991): Psychoanalyse und Säuglingsforschung. Berlin, Heidelberg, New York, Tokyo.

Lichtenberg, J., Lachmann, F., Fosshage, J. (2000): Das Selbst und die motivationalen Systeme. Frankfurt/M.

Lorenzer, A. (1973): Sprachzerstörung und Rekonstruktion. Frankfurt/M.

Lorenzer, A. (1974): Die Wahrheit der psychoanalytischen Erkenntnis. Frankfurt/M.
Lorenzer, A. (1977): Sprachspiel und Interaktionsformen. Frankfurt/M.
Mainkrokodile (2004) (Hg.): Die gespiegelte Behinderung. Lüneburg.
Mannoni, M. (1972): Das zurückgebliebene Kind und seine Mutter. Olten.
Milani Comparetti, A. (1986): Von der »Medizin der Krankheit« zu einer »Medizin der Gesundheit«. In: Paritätisches Bildungswerk – Bundesverband e.V. (Hg.): Von der Behandlung der Krankheit zur Sorge um Gesundheit. Frankfurt/M.
Moor, P. (1969²): Heilpädagogik. Bern.
Moré, A. (1998): Die Integration sensorischer, affektiver und kognitiver Fähigkeiten beim Säugling. Kinderanalyse, 6: 228–247.
Morelle, C. (1997): Selbstverletzung: Körper und geistige Behinderung. In: Heinemann, E., de Groef, J. (Hg.) (1997): Psychoanalyse und geistige Behinderung. Mainz.
Niedecken, D. (1989): Namenlos. Geistig Behinderte verstehen. München, Zürich.
Niedecken, D. (1997): Die »Organisierung« von geistiger Behinderung. In: Heinemann, E., de Groef, J. (Hg.) (1997): Psychoanalyse und geistige Behinderung. Mainz.
Niederhofer, H. (2001): Bindungsunterschiede zwischen geistig behinderten und nicht behinderten Kindern. Frühförderung interdisziplinär, Heft 4.
Orange, D. (2004): Emotionales Verständnis und Intersubjektivität. Frankfurt/M.
Orange, D., Atwood, G., Stolorow, R. (2001): Intersubjektivität in der Psychoanalyse. Frankfurt/M.
Ornstein, A., Ornstein, P. (2001): Empathie und therapeutischer Dialog. Gießen.
Racker, H. (1993): Übertragung und Gegenübertragung. München, Basel.
Reiser, H. (2000): Zur Bedeutung des Vergangenen, des Gegenwärtigen und des Zukünftigen in der psychoanalytischen Reflexion pädagogischer Interaktionen. In: Ahrbeck, B., Körner, J. (Hg.): Der vergessene Dritte. Ödipale Konflikte in Erziehung und Therapie. Neuwied.
Roth, G. (1997): Das Gehirn und seine Wirklichkeit. Frankfurt/M.
Roth, G. (2003): Ist der Wille frei? Tutorial: Gehirn und Bewusstsein (3. Teil). Frankfurter Allgemeine Zeitung vom 19.1.2003.
Sarimski, K. (1986): Interaktion mit behinderten Kleinkindern. München
Sarimski, K. (2001): Zur Validität des Fragebogens zur Beurteilung der »Sozialen Orientierung von Eltern behinderter Kinder« (SOEBEK). Frühförderung interdisziplinär, 20: 13–19.
Schnoor, H. (1998): Beziehungen in der Heilpädagogik: Zwischen Identifikation und Subjektverlust. Überlegungen aus psychoanalytischer Sicht. In: Datler, W. et al. (Hg.): Zur Analyse heilpädagogischer Beziehungsprozesse. Luzern.
Schumann, B. (2007): Schonraumfalle für Migrantenkinder. Hessische Lehrerzeitung, Heft 1/2.
Sinason, V. (2000): Geistige Behinderung und die Grundlagen menschlichen Seins. Neuwied, Kriftel, Berlin.
Stern, D. (1992): Die Lebenserfahrung des Säuglings. Stuttgart.
Stern, D. (1998): Die Mutterschaftskonstellation. Stuttgart.
Stern, D. (2000): Die Relevanz der empirischen Säuglingsforschung für die psychoanalytische Theorie und Praxis. Zs. Psa. Theorie u. Prxis, 15: 467–483.
Stern, D. (2005): Der Gegenwartsmoment. Veränderungsprozesse in Psychoanalyse, Psychotherapie und Alltag. Gießen.
Thomä, H. (1999): Zur Theorie und Praxis von Übertragung und Gegenübertragung im psychoanalytischen Pluralismus. Psyche, 53: 820–872.
Trescher, H.-G. (1982): Wer versteht, kann (manchmal) zaubern. Kindheit, 4.

Trescher, H.-G. (1985): Theorie und Praxis der Psychoanalytischen Pädagogik. Frankfurt/M.
Trescher, H.-G. (1993): Handlungstheoretische Aspekte der Psychoanalytischen Pädagogik. In: Muck, M., Trescher, H.-G. (Hg.): Grundlagen der Psychoanalytischen Pädagogik. Mainz.
Treurniet, N. (1995): Was ist Psychoanalyse heute? Psyche, 49: 111–140.
Treurniet, N. (1996): Über eine Ethik der psychoanalytischen Technik. Psyche, 50: 1–31.
Verband Bildung und Erziehung (2004): Pressedienst, Nr. 5.
Warsitz, R.-P. (1997): Die widerständige Erfahrung der Psychoanalyse zwischen den Methodologien der Wissenschaften. Psyche, 51: 101–142.

Wer hat hier was zu sagen? Über das Paradox verordneter Autonomie

Dieter Katzenbach, Gerlinde Uphoff

Einleitung

Das Paradigma der Selbstbestimmung hat sich, im Verbund mit den Konzepten Normalisierung und Empowerment, in den letzten Jahren als Programm, zumindest in der Theorie der Behindertenpädagogik, weitgehend durchgesetzt. Ausgehend vom Selbstverständnis emanzipatorischer Bewegungen ist das Konzept der Selbstbestimmung mit dem Anspruch der Befreiung – etwa von repressiven Betreuungsstrukturen – verbunden. Im Kontext des neoliberalen Umbaus der Gesellschaft der letzten Jahre birgt diese im Grundsatz positive Entwicklung allerdings eine deutliche Ambivalenz, denn soziale Probleme und Aufgaben werden zunehmend dem Einzelnen übertragen, der sich die zu ihrer Bewältigung erforderlichen Kompetenzen dann auch selbst anzueignen hat. Gelingt ihm dies nicht, so hat er auch die Folgen zu tragen. Selbstbestimmung gerät damit mehr und mehr zur Pflicht (vgl. Waldschmidt 1999; Stinkes 2000). Möglichkeiten und Notwendigkeiten der Autonomieförderung in Bildungsangeboten wie auch der täglichen Betreuungspraxis werden vielfach diskutiert und praktiziert. Und so ist in der Behindertenpädagogik Selbstbestimmung zum Lehr- und Lerngegenstand avanciert.

In dem der gegenwärtigen gesellschaftlichen Realität geschuldeten Verständnis von Selbstbestimmung als Pflicht beziehungsweise als zu erwerbende Kompetenz, zeichnet sich die grundlegende Paradoxie pädagogischen Handelns bereits ab. Der Aufforderung »sei selbstbestimmt« Folge zu leisten, heißt nichts anderes als Gehorsam zu zeigen und damit seine Selbstbestimmung aufzugeben. Diese Situation ist der Pädagogik freilich nicht neu, bekanntlich stellte schon Kant vor rund 200 Jahren diese Frage: »Wie kultiviere ich die Freiheit bei dem Zwange« (Kant 1803, S. 711).

Verschärft wird diese paradoxe Aufforderung im Rahmen der Behindertenhilfe dadurch, dass pädagogische Interaktionen mit einem hohen Maß von Abhängigkeit, das heißt mit asymmetrischen Beziehungen, einhergehen – und zwar unabhängig vom Alter der Betroffenen. Viel ist bereits zur Förderung von Autonomie und ihrer Umsetzung in der Praxis geschrieben und gearbeitet worden. Handlungsleitende Konzepte wie diejenigen der *Begleitung* und *Assistenz*, inhaltliche Fassungen wie die Eröffnung von Wahlmöglichkeiten vermitteln den Eindruck, es sei möglich, dem Dilemma dieser implizit paradoxen Handlungsaufforderung zu entgehen. Zumindest wird die Problematik nicht explizit thematisiert und damit besteht die Gefahr, dass deren Auswirkungen auf die pädagogische Interaktion unterschätzt werden. Ein Ausblenden dieses Grundproblems kann gerade dazu führen, dass das Gegenteil dessen geschieht, was *mit bestem Wissen und Gewissen* beabsichtigt ist.

Dies möchten wir an zwei Beispielen pädagogischer Interaktionen exemplarisch aufzeigen, in denen entgegen der Absicht, Selbstbestimmung zu fördern, letztendlich subtilere Formen der Entmündigung praktiziert werden.

Eine Alltagssituation: »Käse oder Wurst?«

Im Rahmen eines Seminars berichtet eine Gruppe Studierender aus der teilnehmenden Beobachtung einer Situation in einer Wohneinrichtung für Menschen mit geistiger Behinderung. Wir geben die Sequenz hier – wenn auch etwas verkürzt – sinngemäß wieder:

Die Wohngruppe sitzt beim Abendessen, ein Mitarbeiter kümmert sich um Frau S. Er möchte ihr ein Brot schmieren und fragt sie, ob sie lieber Käse oder Wurst wolle. Frau S. antwortet, etwas schwer verständlich: »Wurst.« Der Mitarbeiter fragt noch einmal nach, ob sie nicht doch lieber Käse wolle. Darauf antwortet Frau S.: »Käse.« Sie müsse sich entscheiden, sagt der Mitarbeiter darauf hin: »Käse oder Wurst.« Frau S. reagiert darauf, indem sie, wiederum nicht sehr gut verständlich »Käse Wurst« brummelt. Das gehe nun nicht, erklärt ihr der Mitarbeiter: »Entweder Käse oder Wurst.« »Trinken« ist die Antwort von Frau S. Der Mitarbeiter, bemüht, die Geduld zu wahren, erklärt, sie könne gerne etwas zu trinken haben, aber vorher müsse sie sich entscheiden: »Käse oder Wurst.« Frau S. wendet den Blick ab und entscheidet sich für Saft …

Die Sequenz geht noch eine Weile in diesem Stil weiter. In dieser alltäglichen, fast banal wirkenden Situation wird deutlich, wie sich die wohlgemeinte Intention des Mitarbeiters, Selbstbestimmung durch das Eröffnen von Wahlmöglichkeiten zu realisieren, in ihr Gegenteil verkehrt. Gegen die Absicht des Mitarbeiters entsteht eine Situation, in der nicht Handlungsspielräume entstehen, sondern im Gegenteil unter der Hand ein Druckszenario im Sinne von »Nun-entscheide-dich-endlich-mal!« aufgebaut wird, also letztlich Gehorsam beziehungsweise Unterordnung verlangt wird. Hier wird deutlich, dass das Konzept von Selbstbestimmung – auch in der Theorie – häufig reduziert wird auf Entscheiden-Können bzw. Eine-Wahl-ermöglichen. Das setzt die Mitarbeiter, die unter dem Anspruch stehen, Selbstbestimmung zu ermöglichen, erheblich unter Druck, genau so wie gesehen zu handeln.

Betrachten wir diese Szene genauer, dann können wir annehmen, dass es Frau S. durchaus gelingt, ihre Autonomie zu bewahren – gerade indem sie sich dieser aufgezwungenen Entscheidung verweigert. In der Situation selbst wird es dem, unter Handlungsdruck stehenden, Mitarbeiter aber kaum möglich sein, ihr Verhalten als Ausdruck von Autonomie zu interpretieren. Viel näher liegt es doch, es als Folge ihrer Behinderung abzutun. »Noch nicht einmal zu so einer simplen Entscheidung ist sie in der Lage«: So ließe sich denn auch sein Verhalten im weiteren Verlauf der Sequenz paraphrasieren. Von einer anderen Studentin, die Frau S. aus der Tagesbetreuung kennt, erfahren wir, dass sie zu dieser Entscheidung durchaus in der Lage ist, genauer noch: dass man ihr diese Entscheidung gar nicht abzuverlangen braucht, denn in der Tagesstruktur schmiert sie sich ihre Brote selbst.

Insofern wurde unsere Deutung, dass es sich bei ihrer Verweigerung tatsächlich um einen »Kampf um Autonomie« handelt, nachträglich gestützt. Unsere These ist nun, dass hierin eine gewisse Typik verborgen ist. Wir vermuten, dass in der Verweigerung häufig die einzige Chance für Menschen mit geistiger Behinderung besteht, ihre Autonomie zu verteidigen – dies allerdings um den Preis, dass diese Verweigerung, dieses vermeintliche *Nicht-Können* von der Umwelt dann wiederum als Beleg für ihre Defizite gewertet wird. So wird ein Teufelskreis in Gang gehalten, der die behinderten wie die nicht behinderten Interaktionspartner in ihren Erwartungen letztlich immer wieder bestätigt.

Wir wollen im Folgenden eine andere Situation vorstellen, die wir einer aufwändigen sequenzanalytischen Analyse unterzogen haben und an der wir das Entstehen einer solchen Interaktionsstruktur Schritt für Schritt nachvollziehen können.

Bildungsinhalt Autonomie: Tauziehen ohne Gewinner

In einem Wohnheim für Menschen mit geistiger Behinderung suchten Mitarbeiter nach neuen Möglichkeiten der Förderung und Begleitung älterer Menschen. Sie entschieden sich für einen auf Selbstbestimmung ausgerichteten Kurs von Haveman (2000), den sie an ihre institutionellen Voraussetzungen anpassten. Ziel dieses Kurses ist es, ein Bewusstsein für Entscheidungsmöglichkeiten zu schaffen und für verschiedene Lebensbereiche Kompetenzerweiterungen hin zu selbstbestimmteren Entscheidungen zu unterstützen. Die Durchführung des Kurses wurde wissenschaftlich begleitet (vgl. Müller et al. 2005).

In diesem Kurs geriet der pädagogische Prozess mehrfach »ins Stocken«: Während die Teilnehmer auf der sozialen Ebene die Teilnahme am Kurs sehr zu schätzen schienen, entstand bei Kursleitern und bei den teilnehmenden Beobachtern der Eindruck, dass sie der thematischen Arbeit immer wieder mit Widerstand begegneten. Dieser vermutete Widerstand schien sich auf vielfältige Weise zu äußern: Themen wurden scheinbar bagatellisiert, ignoriert, abgewehrt und umgedeutet – oder schlicht nicht verstanden. Wie aber kam dieses Handeln der Teilnehmer zustande? Dieser Frage gingen wir in einer detaillierten Analyse zweier Kurssegmente nach (vgl. Uphoff 2006). Dabei war die theoretische Annahme leitend, dass die Bedeutung eines Handelns in der Situation erst entsteht (vgl. Mead 1934) und Handeln immer eine Strategie der Bewältigung dieser Situation darstellt. Im Verlauf der Analyse[1] zeigte sich, dass das Handeln der Teilnehmer durchaus als sinnvolle Strategie und nicht etwa als Folge eines kognitiven oder sozial-emotionalen Defizits zu verstehen ist. Der beobachtete Widerstand galt nicht den Inhalten des Kurses, sondern der Struktur der Interaktion. Im Gegensatz zu ihrer Absicht, Selbstbestimmung zu fördern, gerieten die Kursleiter mit den Teilnehmern in eine Interaktionsstruktur, die Selbstbestimmung für die Teilnehmer *in der Situation* unmöglich machte. Gleichzeitig wurde es für die Kursleiter im Verlauf der Interaktion immer schwieriger, die jeweiligen Reaktionen der Teilnehmer zu verstehen. Die Kursleiter nahmen schließlich Zuflucht in Deutungen von Defiziten – und die Teilnehmer reagierten mit widerständigem, defizitärem Verhalten.

Die Dynamik dieser Interaktionsstruktur wollen wir anhand eines Ausschnittes aus der Analyse eines Kleingruppengesprächs verdeutlichen:[2]

Als Arbeitsweise in der Kleingruppe ist geplant, einen Text zum Thema Selbstbestimmung zu bearbeiten. Gleich zu Beginn der Gruppenarbeit fragt der Kursleiter aber zunächst nach den Begriffen Selbst- und Fremdbestimmung. Ein Teilnehmer (Herr P.) versteht das als Einladung zum Gespräch und beginnt, Erfahrungen zum Thema Selbstbestimmung zu berichten. Da das aber nicht der Absicht des Kursleiters entspricht, geht dieser nur scheinbar auf den Beitrag des Teilnehmers ein. Er »lobt« den Teilnehmer und macht ihm gleichzeitig klar, dass sein Wissen noch nicht ganz ausreichend ist. Eine schulähnliche, hierarchische Situation entsteht. Der Kursleiter bestimmt, wie über das Thema gesprochen werden soll. Die Beiträge der Teilnehmer sollen lediglich der Illustration des Unterrichtsstoffes dienen. Dieser ist durch das vorliegende Arbeitsmaterial inhaltlich festgelegt – in diesem Fall ein Text zum selbstbestimmten Wohnen (Göbel 1998), den der Kursleiter nun zu lesen beginnt. Dieser Text wirkt gleichzeitig verharmlosend und harmonisierend. Selbstbestimmung wird zu einer Frage unterschiedlicher Geschmäcker und der Verhinderung von Langeweile: »Menschen sind verschieden. Wir wohnen in unterschiedlichen Häusern. [...] Es wäre schrecklich langweilig, wenn wir alle gleich leben müssten« (ebd.: S. 5), heißt es dort. Fremdbestimmung wird demgegenüber zwar benannt, aber als unüberlegtes Versehen dargestellt: »Viele Frauen und Männer mit Behinderung erleben oft, dass andere für sie entscheiden. [...] Meistens meinen es die, die da für jemand entscheiden, »nur« gut und wollen helfen« (ebd.). Der Teilnehmer Siggi P. unterbricht nun den leichten Ton dieser Darstellung und bringt ein – zunächst schwer verständliches – eigenes Beispiel ein[3]:

P. * ja das ist auch, eh, unnerschiedlich immer. Dann weiß man nicht, was man bestimme soll un wie man's bestimme soll. Und es fällt immer schwer. Es fällt einfach schwer, das zu bestimme. Wenn wenn der anner jetzt was bestimmt, ich wenn-er etz sacht: Siggi, du musst das machen (,) und die Frau Huber kommt und sacht Siggi wer wer hat das gemacht, wer hat das bestimmt? Dann muss ich die Person anspreche. (..) Also demjenige (..) das (')sagen.

KL Sag mir noch mal, diese die Frau Huber ist deine Gruppenleiterin*, richtig?

Herr P. scheint hier eine bestimmte Situation vor Augen zu haben (»Dann ... Wenn ...«) und über diese sprechen zu wollen. Er berichtet von einer schwierigen Situation, in die zwei andere Personen involviert sind, die »bestimmen«. Herr P. scheint diese Konstellation als Dilemma zu erleben. Der Kursleiter bemerkt das, schert aus seinem Konzept aus und gibt Raum zu erzählen.

P. *Jaa. Wenn jetzt, eh jemand anderster von der Gruppe, eh, sagt: Siggi, mach mal das oder dies und die Frau Huber weiß nicht Bescheid (..) man muss das ja immer sagen, was man macht.* Immer Bescheid sagen,** was man tut und was man macht. Und n annern kommt, mach mal das, mach mal dies. Und da kommt die Frau Huber und sagt: Siggi, da das darfst du nicht machen. Du hast mich nicht gefragt. Ich hätt se nicht gefragt, das heißt ich hätt sie nicht gefragt. Dann muss ich aber auch wieder saren müsse, sagen könne, eh, die andere Person, die hat mir das gesacht un dann kriegt die (..) eh weißt ja, was dabei rauskommt, nichts gutes raus.

TB * mmh

TB ** mmh

Jetzt wird das Dilemma deutlich. Frau H. als Gruppenleiterin hat die Autorität zu bestimmen. Das scheint für den Teilnehmer in Ordnung zu sein. Das Problem taucht erst dann auf, wenn ein Kollege außerhalb dieser Autorität ebenfalls über ihn bestimmen möchte. Für Herrn P. ergibt sich ein unlösbares Dilemma zwischen dem Gehorsam gegenüber der Gruppenleiterin und der Solidarität zu den Kollegen. Herr P. bringt hier ein sehr komplexes Beispiel, das aufzeigt, wie kompliziert das Problem der Selbstbestimmung im Alltag sein kann – ganz im Gegensatz zu den Formulierungen des zuvor gelesenen Textes. Der Kursleiter scheint den Konflikt zu erfassen und fragt nach:

KL Wie reagierst du, wenn dir jetzt einer von deinen Kollegen sagt: »Siggi, jetzt (...) mach doch mal das und das (')«

Damit stürzt er Siggi P. aber in ein weiteres Dilemma: Er muss Stellung beziehen, die Frage zwingt ihn dazu zu sagen, ob er es schafft, sich so zu verhalten, wie er es für richtig hält, oder nicht[4]. Das würde aber bedeuten, dass er das von ihm selbst beschriebene Dilemma lösen kann. Gerade dies stellt aber das Problem dar. Herr P. ringt um eine Antwort – er hat keine Lösung. Er müsste zugeben, dass er es nicht auflösen kann. Er laviert und wird undeutlich.

P. ja (atmet aus) ganz nor(')mal. (...) mm (..) mu isch halt sare.
KL Machst du das dann?
P. N- ja, dann (..) ich sag auch immer wieder mal, ich muss auch immer wieder mal dran was erinnern, (..) eh das nich so ist, (uv) es so f vor stelle, (..) wie man's mache muss. (..)

Der Kursleiter versucht die Situation dadurch zu entzerren, dass er ein *einfacheres* Beispiel sucht und findet ein solches schließlich im Text.

KL Hier is n ganz gutes Beispiel. Das ist vielleicht so ähnlich, wie das, was bei dir in der Gruppe manchmal ist.
P. Mhm.
KL Stellt euch vor, ihr sitzt im Café mit (..) euren Geschwistern oder irgendwelchen (..) Betreuern oder Kollegen und einer macht ne große Bestellung für den Tisch und bestellt für euch (..) n dickes Stück Sahnetorte. Und ihr mögt das gar nicht.

Dieses Beispiel verspricht, ein »gutes« Beispiel zu sein, eines das eine Lösung verheißt. Das deutet darauf hin, dass der Kursleiter das Problem bewusst herunterbrechen möchte auf Dinge, die lösbar und entscheidbar sind. Das ist ein in Lehrsituationen häufig angewandter Weg. Hier ist er aber insofern problematisch, als damit das Dilemma des Teilnehmers abgewertet wird. Das neue Beispiel reicht in keiner Weise (weder kognitiv noch emotional) an die Komplexität und Problematik der von Herrn P. geschilderten Situation heran.

P. Nö, das haben wir net bestellt.
KL Und denkt: mh, jetzt bestellt der mir die dicke Sahnetorte und ich wollte eigentlich heute Kirschkuchen essen.
P. Ja, oder n Apfelkuche, (..) Mirabellenkuche oder was anderster
KL Wie ist denn die Situation dann für *euch.
P. *mmh
P. Ja, dann muss er mir das wieder zurücknehme.
KL Ja?
P. Sicher, b brauchen mer sagen, da moment mal, hör mal, pass mal auf('), das habe ich net bestellt, das mag ich net. (..) Und das ist so viel Kilo – Kalorien

drin, wo wie man sagt, in den Torten, was ja dick macht, das habe ich nicht bestellt, ich hätte gerne eine, einen Kirschkuchen oder so was, was nicht so dick macht und nicht so viel Kalorien drin ist.

Herr P. hat eine klare Vorstellung davon, wie er mit einer solchen Situation umgehen würde. Sie stellt für ihn kein Problem dar. Darin lässt er sich auch von der Nachfrage des Kursleiters nicht verunsichern. Diese Reaktion scheint aber für den Kursleiter, so wie er die Situation interpretiert, nicht angemessen. Dabei ist so klar nicht, wie die Situation auszulegen ist. Eine Situation, in der für jemanden mitbestellt wird, ohne ihn vorher zu fragen, ist, wenn überhaupt, nur im Rahmen einer Einladung denkbar. Dann aber wäre das Handeln nicht ungewöhnlich. Entsprechend scheint Herr P. von folgender Variante auszugehen: Bei der Bestellung ist ein Fehler unterlaufen.

Um in der Logik des Themas Selbst- und Fremdbestimmung verbleiben zu können, muss der Kursleiter seine Situationsdefinition aber aufrechterhalten und nicht nur das: Die vordefinierte Antwort muss erzeugt werden.

KL Und was wäre denn gut gewesen, was hätte der andere denn eigentlich machen müssen, statt einfach für dich zu bestellen?

P. Der hätte mich erst mal fragen müssen.

KL Mhm.

P. Das*

KL *das wär ne Idee gewesen, gell*.

P. *Ja. (..) ja, genau.

Da der Kursleiter die Situationsdefinition des Teilnehmers nicht wahrnehmen kann, geht er davon aus, dass der Teilnehmer das Moment der Fremdbestimmung beim Kuchenbestellen nicht versteht und versucht, ihm nun zu *helfen*. Er versucht die »richtige« Antwort doch noch hervorzulocken.

Dieses Muster wiederholt sich und Herr P. scheint im Laufe des weiteren Gesprächs immer mehr an Offenheit und Experimentierfreudigkeit zu verlieren, er muss seine Haut retten. So antwortet er gegen Ende des Gesprächs, nach einigem Drängen auf die Frage, ob er manchmal Konflikte mit anderen Menschen habe: »En guter Mensch. Ich hab noch nie was mit mit jemand ge(')habt. Ich hatt noch nie was gehabt. [...] Ganz nor(')mal!«. Der Kursleiter, aber auch der teilnehmende Beobachter kommen aus ihrem Erleben des gesamten Gesprächs zu dem Schluss, dass die Teilnehmer[5] nicht in der Lage sind, Fremdbestimmung zu benennen.

So weit die Darstellung und die erste Interpretation dieser Sequenz: Es gilt hier klarzustellen, dass es uns nicht darum geht, eine unzulängliche Praxis oder gar unzulängliche Praktiker vorzuführen. Vielmehr wollen wir Schwierigkeiten benennen, die das Handeln in der Praxis so undurchsichtig machen können, dass das Gegenteil dessen erreicht wird, was man beabsichtigt. Gleichwohl kann festgestellt werden, dass ein wesentlicher Grund für das *Entgleisen des Dialogs* in den Deutungen des Kursleiters und in seinem Festhalten an dem vorgegebenen Text, innerhalb eines an Schule erinnernden, hierarchischen Settings liegt. Dass diese Deutungen aber allzu naheliegend waren, wird schon daran deutlich, dass ihnen nicht nur der Kursleiter, sondern auch der teilnehmende Beobachter und teilweise auch die Forschenden während der Analyse unterlagen. Das ist bemerkenswert, zumal Beobachter und Forschende sich ohne Handlungsdruck und letztere auch mehr oder weniger ohne Zeitbeschränkung, an den Fall annähern konnten. Dies gilt es zu berücksichtigen, wenn wir nun die Fallstruktur und das Ergebnis der gesamten Analyse zusammenfassen:

Die Teilnehmer sind mit einer »paradoxen Handlungsaufforderung« (Watzlawick et al. 1967) konfrontiert: In einem fremdbestimmten Rahmen, der Gehorsam verlangt, werden sie aufgefordert, Fremdbestimmung zu kritisieren. Das zu Kritisierende wird in der Situation reproduziert. Indem der Kursleiter anderes von den Teilnehmern erwartet, erscheinen ihm deren Beiträge als defizitär. Er glaubt, dass die Teilnehmer nicht *verstehen* – was eine Wahrnehmung der Brisanz dessen, was die Teilnehmer zu sagen haben, verhindert. Er ist so in der Logik seiner eigenen Deutungsmuster gefangen, dass er diese nicht hinterfragen kann. So wird es ihm unmöglich, zu einem Verstehen zu gelangen und er reagiert stattdessen mit *helfen*: Er *erklärt* geduldig alles noch einmal – auf dieselbe Art und Weise und innerhalb desselben abgesteckten Rahmens. Das Handeln der Teilnehmer begründet der Kursleiter für sich mit deren kognitivem Defizit – ein Erklärungsmuster, dem auch die teilnehmenden Beobachter wie teilweise auch die Interpretationsgruppe folgten.

Abgesehen davon, dass eine paradoxe Kommunikation prinzipiell ein in der Situation kaum lösbares Problem darstellt, kommt hier erschwerend hinzu, dass die Teilnehmer sprachlich nicht versiert genug sind, sich konstruktiv zur Wehr zu setzen. Das macht es für den Kursleiter schwer zu antizipieren, worauf die

Teilnehmer hinauswollen. Darin wird er aber zusätzlich, durch seine vorgeprägte Wahrnehmung, *behindert*.

Entsprechend einer »selbsterfüllenden Prophezeiung« (Watzlawick et al. 1967) handeln die Teilnehmer schließlich zunehmend so, wie der Kursleiter es befürchtet: Sie *verstehen nicht*, sie *verleugnen Probleme*, sie *träumen nicht* und beharren dabei rigide auf ihrem eingeschlagenen Weg. Die hier unterstellte Rigidität ist aber auf *beiden* Seiten auszumachen und die von dem Kursleiter und den teilnehmenden Beobachtern vermutete Abwehr, Bagatellisierung und Umdeutung von Themen ist durchweg bei dem Kursleiter selbst auch zu finden. Daraus erwächst ein Tauziehen, das von keiner der beiden *Parteien* gewonnen werden kann.

Fazit: Verständigung unter erschwerten Bedingungen

Autonomie kann nur dadurch gefördert werden, dass Situationen geschaffen werden, in denen Menschen sich als autonom erleben. Das heißt, es sind weniger die Inhalte als die Strukturen der Interaktion in Bildungs- bzw. Fördermaßnahmen (wie auch im Alltag) von geistig behinderten Menschen, die darüber bestimmen, ob hier ein autonomieförderndes Potential zum Tragen kommt. Die identitätsschädigende Wirkung der Missachtung des Rechts auf Selbstbestimmung geht nicht unmittelbar von eingeschränkten Wahl- bzw. Entscheidungsmöglichkeiten aus, wie dies im Selbstbestimmungsdiskurs der Geistigbehindertenpädagogik zuweilen etwas kurzschlüssig angenommen wird, sondern von der demütigenden und beschämenden Erfahrung, nicht als gleichwertiger Interaktionspartner ernst genommen zu werden (vgl. Katzenbach 2004b). In dem analysierten Beispiel ist genau dies eingetreten. Und das lag nicht allein an der vom Kursleiter gewählten Arbeitsweise. Mindestens ebenso bedeutsam für die Situation erwies sich die nicht gelingende Verständigung – ein Problem, dem nicht ohne Weiteres durch eine besondere Methode oder Technik abgeholfen werden kann. Wir möchten mindestens drei Faktoren nennen, die dazu führen, dass die Verständigung objektiv erschwert ist:

1. Auf der Hand liegt, dass die eingeschränkte sprachliche Artikulationsfähigkeit von Menschen mit geistiger Behinderung ein Verständigungsproblem darstellt. Problematisch wird es aber, wenn aus dem Umstand, dass ein Mensch mit geistiger Behinderung Schwierigkeiten hat, etwas für Dritte

verständlich zu formulieren, der Schluss gezogen wird, dass er nichts zu sagen hat oder dass das, was er zu sagen hat, unbedeutend ist. Wie schnell dies geschehen kann haben wir an den Beispielen gesehen. Die objektive Schwierigkeit liegt hier unseres Erachtens darin, dass die üblichen kommunikativen »Techniken«, mit dieser Situation umzugehen – nämlich Verlangsamen/Explorieren und Nachfragen –, eine Gratwanderung darstellen, die ihrerseits immer in Gefahr steht, auch wieder in Entmündigung und/oder Beschämung umzukippen. Wenn ich mein Verstehensproblem grundsätzlich zum Artikulationsproblem des Gegenübers mache und dies durch *Explorieren* zu lösen suche, ist die hierarchische Struktur des Kommunikationsprozesses unmittelbar evident. Und auch der simple kommunikative Akt des Nachfragens, so hat das einleitende Beispiel »Käse oder Wurst« gezeigt, kann entmündigend wirken: Diese Nachfrage machte ja nur dann Sinn, wenn man unterstellt, Frau S. meine es mit ihrer ersten Antwort »Wurst« nicht ernst. Aber woher nimmt man sich das Recht für diese Unterstellung?

2. Dies verweist auf eine weitere Problematik, nämlich die der Metakommunikation. Im »Käse-oder-Wurst«-Beispiel weiß sich Frau S. nicht anders zu helfen, als das ganze Frage-und-Antwort-Spiel handelnd ad absurdum zu führen. Einfacher und effektiver wäre es sicherlich gewesen, nicht die Frage des Mitarbeiters (widersprüchlich) zu beantworten, sondern die Berechtigung der Nachfrage in Zweifel zu ziehen, also schlicht mitzuteilen, dass man sich schon eindeutig entschieden habe. Diese Option hat Frau S. nicht gewählt, aber warum? Auch hier bietet sich wiederum eine defizitorientierte Erklärung an: Infolge ihrer geistigen Behinderung fehlen ihr die sozial-kognitiven Fähigkeiten zu metakommunikativen Aussagen. Dafür gibt es allerdings keine Hinweise – schon ein mürrisches Beharren auf der ersten Entscheidung hätte genügt, auch die metakommunikative Botschaft gleichsam mitzutransportieren. Es ist daher mindestens ebenso plausibel, das Handeln von Frau S. nicht auf ihre vermeintlich fehlenden Kompetenzen zurückzuführen, sondern aus der Situation selbst heraus zu erklären: Denn das Wechseln auf die Ebene der Metakommunikation stellt immer ein soziales Wagnis dar, insbesondere in einer hierarchisch strukturierten Situation. Dieses Wagnis mochte Frau S. anscheinend nicht eingehen.
   Die Kurs-Situation stellt sich im Vergleich dazu als erheblich komplexer dar. Das Durchschauen und Thematisieren einer Double-bind-Struktur in der Situation selbst dürfte, auch für nicht behinderte Kursteilnehmer,

kaum möglich sein. Es bleibt aber auch hier festzuhalten, dass – neben der Unterschätzung aufgrund der eingeschränkten sprachlichen Artikulationsfähigkeit – die Verständigung mit Menschen mit geistiger Behinderung auch dadurch erschwert sein kann, dass die nicht behinderten Kommunikationspartner sich nicht in dem gewohnten Maße auf das Korrektiv metakommunikativer Äußerungen durch die behinderten Kommunikationspartner verlassen können.

3. Wir haben an anderer Stelle (Katzenbach 2004a) darauf hingewiesen, dass die spezifischen Sozialisationsbedingungen, unter denen Kinder mit geistiger Behinderung aufwachsen, die Entwicklung von Autonomie von Geburt an erschweren. Hierzu gehören insbesondere die eingeschränkten Möglichkeiten zum Erleben von Selbstwirksamkeit, was sowohl auf die primären Beeinträchtigungen als auch auf das dazu komplementäre, bemächtigende Interaktionsverhalten der erwachsenen Bezugspersonen zurückzuführen ist (vgl. Hesse 2006). Aus einer lerntheoretischen Perspektive ist dies mit dem Konzept der »erlernten Hilflosigkeit« (Seligman 1975) gefasst. Aus einer psychodynamischen Perspektive spricht man von einer »Lücke im Selbst-Erleben«, von einem »vermittelten Selbst« beziehungsweise von einem »sekundären psychosozialen Defizit« (vgl. Levitas und Gilson 1988; Gaedt 1993)[6]. Unabhängig davon, wie man das Phänomen nun theoretisch fasst, beschrieben werden soll damit die Beobachtung, dass viele Menschen mit geistiger Behinderung in ihren Handlungsmöglichkeiten insofern eingeschränkt sind, als sie zwar über viele alltagspraktische Fähigkeiten und Fertigkeiten verfügen, diese aber ohne die Unterstützung durch nicht behinderte Partner nicht einzusetzen vermögen und insofern eine übergroße Abhängigkeit vom Zuspruch Dritter entwickeln. Aus der psychodynamischen Perspektive ist dann zu erwarten, dass Menschen mit einer solchen psychischen Disposition nicht nur passive Opfer repressiver Institutionskulturen sind. Vielmehr tendieren sie, im Sinne des Wiederholdungszwangs, unbewusst dazu, solche Strukturen von Abhängigkeit und Bevormundung unbemerkt auch aktiv zu erzeugen und es gelingt ihnen damit, die Bemühungen der professionellen Pädagogen um Verselbstständigung und Selbstbestimmung gekonnt zu unterlaufen.

Unsere Interaktionsanalysen haben uns allerdings gezeigt, dass man mit dieser Annahme, so plausibel sie auch theoretisch hergeleitet sein mag, im Einzelfall äußerst zurückhaltend umgehen muss, will man nicht einer neuerlichen Pathologisierung der Menschen mit geistiger Behinderung Vorschub leisten. Zumindest in den uns vorliegenden Interaktionssequenzen haben wir das Handeln der beteiligten geistig behinderten Interaktionspartner aufklären können, *ohne* auf diese weitreichenden, auf eine psychische Deformation rekurrierenden, Vorannahmen zurückgreifen zu müssen. Im Gegenteil, beim genauen Hinschauen hat sich gezeigt, dass gerade die starren Annahmen über vermeintliche oder tatsächliche kognitive oder psychosoziale Defizite durch die Pädagogen es sind, die den Dialog entgleisen lassen. Insofern gilt es auf die alte psychoanalytische Grundregel zu verweisen, erst dann vom Vorliegen einer Übertragungs-/Gegenübertragungsdynamik auszugehen, wenn sich die *Intensität der Affekte* aus der Situation selbst nicht erklären lässt. Dies setzt aber die sorgfältige Aufarbeitung der Situation voraus, da die Interaktionsbedingungen, wie gesehen, von der Alltagskommunikation erheblich abweichen können. Mit anderen Worten: die aus der Psychoanalyse inspirierten Theorieannahmen erweitern den Hypothesenspielraum, in dem über missglückte pädagogische Interaktionen nachgedacht werden kann. Sie müssen sich aber immer am Einzelfall bewähren und dürfen keinesfalls pauschalisierend vorausgesetzt werden.

Als zentrale Verständigungsbarriere konnten wir – in verschiedenen Spielarten – die defizit-orientierte Grundhaltung der beteiligten Pädagogen ausmachen. Dies ist insofern bemerkenswert, als sich diese Grundhaltung gegen das berufliche Selbstbild und die erklärte Absicht der Professionellen hinterrücks immer wieder durchgesetzt hat. Erneut: Es geht hier nicht um Kollegenschelte, sondern um das Aufzeigen der Folgen, die sich aus der – vielleicht unterschätzten – Komplexität der Kommunikationsbedingungen mit Menschen mit geistiger Behinderung ergeben. Zu beobachten ist auf jeden Fall ein Mechanismus, in dem Verständigungsprobleme relativ rasch und kurzschlüssig auf die sozialen und kognitiven Defizite der behinderten Interaktionspartner zurückgeführt werden, was die Professionellen davon entlastet, das Problem bei sich selbst zu suchen und gleichzeitig die Legitimation schafft, mit Helfen zu reagieren. Damit ist aber das hierarchische Verhältnis, das es eigentlich zu überwinden galt, wieder hergestellt.

Die bis hierhin angestellten Überlegungen beziehen sich ausschließlich auf die Ebene der unmittelbaren pädagogischen Interaktion. Darüber hinaus sehen wir aber auch Probleme auf der begrifflich-theoretischen Ebene, die wir auf die bis heute unscharfe Bestimmung des Konzepts der Selbstbestimmung zurückführen. Nach unserer Einschätzung hat sich die Geistigbehindertenpädagogik in Theorie und Praxis nicht hinreichend mit der paradoxalen Grundstruktur der Aufforderung: »Sei selbstbestimmt!« auseinandergesetzt. Dies führt, darauf haben wir oben schon hingewiesen, häufig dazu, Selbstbestimmung auf *Entscheiden-Lassen* beziehungsweise *Wahlmöglichkeiten-Anbieten* zu reduzieren. Natürlich hat Selbstbestimmung etwas damit zu tun, Entscheidungen treffen zu können oder aus verschiedenen Möglichkeiten eine auswählen zu können. Aber dieser Teil darf nicht für das Ganze genommen werden. Nach unserer Überzeugung besteht der Kern der Selbstbestimmung in der gelebten Erfahrung, als Gleicher unter Gleichen anerkannt zu werden (vgl. Honneth 1992). Damit verschiebt sich der Fokus vom Individuum – und seinen Wahl- und Entscheidungsspielräumen – auf seine soziale Situation. Der Anspruch, als Gleicher unter Gleichen anerkannt zu werden, kann auf der strukturellen Ebene enttäuscht werden – durch das Vorenthalten von Rechten und Ressourcen. Ein alltägliches Beispiel hierfür ist die Frage des freien Zugriffs auf die Küche in Wohneinrichtungen. Der Anspruch, als Gleicher unter Gleichen anerkannt zu werden, kann aber auch auf der interaktionalen Ebene enttäuscht werden: Hier geht es um die Struktur und die Dynamik zwischenmenschlicher Beziehungen. Auf beiden Ebenen stellt sich unweigerlich die Frage von Macht und Machtausübung. Reduziert man Selbstbestimmung auf »Entscheiden-Können«/»Wahlmöglichkeiten-Anbieten«, kann man die Frage der Macht hingegen elegant umgehen: Man »gewährt« Wahlmöglichkeiten, man »lässt« entscheiden. Reflektiert man hingegen die Machtfrage, landet man unweigerlich wieder bei dem Paradox der verordneten Autonomie.

Letztlich versteht es sich von selbst, dass die Machtfrage in pädagogischen Beziehungen nicht ausgeblendet werden darf – gerade wenn man sich dem Paradigma der Selbstbestimmung verschreibt. Schließlich ist die Asymmetrie der Beziehungen ein Wesensmerkmal helfender Berufe. Welchen Anlass hätte der Klient, eine soziale Dienstleistung in Anspruch zu nehmen, wenn er sich aus eigener Kraft helfen könnte? Auch wenn es die Zielperspektive helfender Berufe ist und sein muss, zu einer symmetrischen Beziehung zu gelangen, dann muss aber doch auch in Anschlag gebracht werden, dass der Ausgangspunkt der helfenden Beziehung eine asymmetrische Konstellation ist. Daraus erwächst für den Professionellen ein Moment der Verantwortung, das wir mit dem altmodischen Begriff der Fürsorge belegen wollen. Im Rahmen des Selbstbestimmungsdiskurses ist dieser Aspekt pädagogischer Beziehungen, nach unserer Wahrnehmung, aber tendenziell tabuisiert. Vor allem aber wird suggeriert, dass sich aus dem Selbstbestimmungsansatz unmittelbar pädagogische Handlungsanweisungen ableiten lassen. Wir sind dagegen der Auffassung, dass die beiden pädagogischen »Aufträge« des fürsorglichen Umgangs einerseits und des Ermöglichens von Selbstbestimmung andererseits, grundsätzlich in einem unauflösbaren Spannungsverhältnis stehen (vgl. Katzenbach 2004b) und es deshalb im Einzelfall immer wieder neu *ausgehandelt* werden muss, was Selbstbestimmung für den je konkreten Menschen mit seiner individuellen Biografie bedeuten kann. Insofern ist die Reduktion von Selbstbestimmung auf Wahlmöglichkeiten auch als Entlastungsstrategie zu verstehen, weil hier das unaufhebbare Dilemma zwischen Fürsorge und Selbstbestimmung *scheinbar* umgangen werden kann.

Wir haben zeigen können, welche hohen Anforderungen die Arbeit mit Menschen mit geistiger Behinderung an Pädagoginnen und Pädagogen stellt. Leider bemisst sich die Qualifikation und Bezahlung des pädagogischen Fachpersonals in Deutschland in der Regel nicht an den Anforderungen, die sich aus dem pädagogischen Auftrag ergeben, sondern an der politischen Durchsetzungsfähigkeit der Adressatengruppe. Das können wir im Bildungssystem an der Geringschätzung des Elementar- und Primarbereichs ebenso sehen wie in den Bereichen der Pflege, der Altenhilfe und der Behindertenhilfe.

Die zentrale professionelle Kompetenz, die *hier* gefordert ist, ist die zur (Selbst-) Reflexion. Diese kann durch Bücherwissen nicht erworben werden, sondern muss in einem methodisch kontrollierten Setting praktisch handelnd eingeübt werden. Der Ort dafür ist üblicherweise die Supervision, die in Abgrenzung zur Fallbesprechung heutzutage zum Regelangebot jeder pädagogischen Einrichtung gehören sollte. Darüber hinaus braucht es aber auch Begriffe und theoretische Konstrukte, die es erlauben, für Probleme des pädagogischen Alltagshandelns überhaupt erst zu sensibilisieren und die zudem dazu taugen sollten, diffuses Unbehagen in Sprache zu überführen und damit der Reflexion überhaupt erst zugänglich zu machen. Wir hoffen hierzu einen Beitrag geleistet zu haben.

Anmerkungen

1. Wir sind nach der Methode der »objektiven Hermeneutik« (vgl. Oevermann 1993, Wernet 2000) vorgegangen. Dabei hat es sich als notwendig

erwiesen, auch die Grenzen dieser Methode in Bezug auf Menschen mit geistiger Behinderung zu diskutieren (vgl. Uphoff 2006).

2. Anwesend sind dabei KL: Kursleiter, P.: Teilnehmer Siggi P., N.: Teilnehmerin , TB: teilnehmender Beobachter
3. Transkriptionsregeln:
   .. sehr kurze Pause
   ... deutliche Pause
   (Pause) Pause > 2 sec
   * gleichzeitig gesprochen
   ( ) Kommentare des Verschrifters.
   (?) fragliche Entzifferung der Bandaufnahme
   (uv) unverständlicher Redeteil
   __ unterstrichen: vom Sprecher betontes Wort
   (') steigende Stimmhöhe
   (,) sinkende Stimmhöhe

4. Alternativ hätte dieser auch fragen können, *wie* so eine Situation dann verläuft.
5. Das ist schließlich die Einschätzung für beide Teilnehmer der Kleingruppe
6. Bedenkenswert ist in diesem Zusammenhang sicherlich die Überlegung Niedeckens, dass auch schon die Passivität geistig behinderter Säuglinge eine Reaktion auf unbewusste Tötungsfantasien der Hauptbezugspersonen sein kann (vgl. Niedecken 1989, 1997).

Literatur

Gaedt, C. (1993): Der Beitrag psychoanalytisch orientierter Konzeptionen zum Verständnis geistig behinderter Menschen und ihrer psychischen Störungen. In: Hennicke, K., Rotthaus, W. (Hg.): Psychotherapie und Geistige Behinderung. Dortmund.

Göbel, S. (1989): So möchte ich wohnen! Wie ich selbst bestimmen kann, dass ich mich in meinen vier Wänden wohlfühle. Marburg.

Haveman, M. et al. (2000): Selbstbestimmt älter werden. Ein Lehrgang für Menschen mit geistiger Behinderung zur Vorbereitung auf Alter und Ruhestand. Geistige Behinderung, 39: 56–62.

Hesse, W. (2006): Menschen mit geistiger Behinderung aus psychologischer Sicht: Konzepte und Tätigkeitsfelder. In: Wüllenweber, E., Theunissen, G., Mühl, H. (Hg.): Pädagogik bei geistigen. Behinderungen. Ein Handbuch für Studium und Praxis. Stuttgart

Honneth, A. (1992): Kampf um Anerkennung. Zur moralischen Grammatik sozialer Konflikte. Frankfurt/M., 1994.

Kant, I. (1803): Über Pädagogik. In: Kant, I.: Immanuel Kant: Schriften zur Anthropologie, Geschichtsphilosophie, Politik und Pädagogik 2. Werkausgabe Band XII. Hg. von W. Weischedel. Frankfurt/M., 2000.

Katzenbach, D. (2004a): Das Problem des Fremdverstehens. Psychoanalytische Reflexion als Beitrag zur Professionalisierung geistigbehindertenpädagogischen Handelns. In: Wüllenweber, E. (Hg.): Soziale Probleme von Menschen mit geistiger Behinderung. Fremdbestimmung, Benachteiligung, Ausgrenzung und soziale Abwertung. Stuttgart.

Katzenbach, D. (2004b): Anerkennung, Missachtung und geistige Behinderung. Sozialphilosophische und psychodynamische Perspektiven auf den so genannten Paradigmenwechsel in der Behindertenpädagogik. In: Ahrbeck, B., Rauh, B. (Hg.): Behinderung zwischen Autonomie und Angewiesensein. Stuttgart.

Levitas, A., Gilson, S. (1988): Toward the Developmental Understanding of the Impact of Mental Retardation on the Assessment of Psychopatholgy. In: Dibble, G. (Hg.): Assessment of Behavior Problems in Persons With Mental Retardation Living in the Community. Rockford.

Mead, G. H. (1934): Geist, Identität und Gesellschaft. Aus der Sicht des Sozialbehaviorismus. Frankfurt/M. 1973.

Müller, M. et al. (2005): Bericht über die wissenschaftliche Begleitung des Kurses »Selbstbestimmt Älterwerden«. Frankfurt/M. (unveröffentlichtes Manuskript).

Niedecken, D. (1989): Namenlos. Geistig Behinderte verstehen. Neuwied u. a.

Niedecken, D. (1997): »Namenlos« – eine Zusammenfassung der Inhalte meines Buches. Geistige Behinderung, 36: 375–380.

Oevermann, U. (1993): Die objektive Hermeneutik als unverzichtbare methodologische Grundlage für die Analyse von Subjektivität. Zugleich eine Kritik der Tiefenhermeneutik. In: Jung, T., Müller-Doohm, S. (1993): »Wirklichkeit« im Deutungsprozess. Verstehen und Methoden in den Kultur- und Sozialwissenschaften. Frankfurt/M.

Seligman, M. (1975): Erlernte Hilflosigkeit. Weinheim, 1992.

Stinkes, U. (2000): Selbstbestimmung – Vorüberlegungen zur Kritik einer modernen Idee. In: Bundschuh, K. (Hg.): Wahrnehmen – Verstehen – Handeln: Perspektiven für die Sonder- und Heilpädagogik im 21. Jahrhundert. Bad Heilbrunn.

Uphoff, G. (2006): Wenn Förderung zum Tauziehen wird. Analyse eines Kurses der Erwachsenenbildung für Menschen mit geistiger Behinderung. Frankfurt/M.. (unveröffentlichte Diplomarbeit am FB Erziehungswissenschaften der J. W. Goethe-Universität).

Waldschmidt, A. (1999): Selbstbestimmung als Konstruktion. Alltagstheorien behinderter Frauen und Männer. Opladen.

Watzlawick, P., Beavin, J., Jackson, D. (1967): Menschliche Kommunikation. Formen, Störungen, Paradoxien. Bern, Göttingen, Toronto, Seattle, 2003.

Wernet, A. (2000): Einführung in die Interpretationstechnik der Objektiven Hermeneutik. Opladen.

Risiko Psychiatrie

Versuch eines Plädoyers für integrierte interdisziplinäre Fachdienste zur Betreuung von Menschen mit geistiger Behinderung und zusätzlichen psychischen Störungen[1]

Christian Gaedt

Der Mangel an übergreifender Verantwortlichkeit

Die meisten Einrichtungen der Behindertenhilfe tun sich schwer mit Menschen, die neben einer geistigen Behinderung noch an einer psychischen Störung leiden. Man neigte lange dazu, hierin kein besonders eigenständiges Problem zu sehen und die sich daraus ableitbare Notwendigkeit zur Anpassung ihres Angebotes zu übersehen. So haben bis heute nur wenige Einrichtungen sich auf die besonderen Bedürfnisse dieser Personengruppe eingestellt, obgleich die Probleme auch in den übrigen Einrichtungen unübersehbar waren und sind. Der Grund hierfür ist nicht leicht einzusehen. Schon vor etwa 30 Jahren wurde in den USA mit dem Begriff »dual diagnosis«[2] ein umstrittenes, aber prägnantes Etikett für eine Fehlentwicklung gefunden, die zu einem schwerwiegenden Hemmnis für die Integrationsbewegung geworden war (Gaedt 1992). Der Begriff verweist auf eine Selbstverständlichkeit, die man nicht länger übersehen konnte: Ein Mensch mit einer geistigen Behinderung kann, wie jeder andere Mensch auch, an psychischen Störungen leiden, die sich durch eine Normalisierung der Lebensbedingungen allein nicht wesentlich beeinflussen lassen. Das Problem dabei ist, dass die Betroffenen in ein Vakuum zwischen dem pädagogischen und dem psychiatrischen Betreuungssystem geraten, weil die jeweiligen Betreuungssysteme sich als nicht zuständig erklären. In Deutschland wurde die mit dem Begriff »dual diagnosis« verbundene Differenzierung der Sichtweise zwar zur Kenntnis genommen, eine wesentliche Resonanz bei den Einrichtungs- und Kostenträgern konnte sie jedoch nicht finden. Noch immer fehlt eine Gesamtverantwortung, die zur Grundlage struktureller Entwicklungen bedarfsgerechter Angebote werden könnte.

Ein aktuelles und sozialpolitisch relevantes Beispiel für den Mangel an ganzheitlicher Sichtweise ist das »Metzler-Verfahren«[3] zur Ermittlung des Hilfebedarfs für Menschen mit geistiger Behinderung. Es ist gedacht – und so offensichtlich in Auftrag gegeben – als Methode zur Erfassung des pädagogischen und pflegerischen Bedarfs von Menschen mit geistiger Behinderung in Wohnstätten (Metzler 2001). Dafür ist seine Eignung unbestritten. Das Problem ist nur, dass im Sinne der Integration die gleichen Wohnstätten auch für Menschen gedacht sind, die neben der geistigen Behinderung auch an schweren psychischen Störungen leiden. In dem Metzler-Erhebungsbogen sind zwar einige Kategorien enthalten, die auf den psychischen Bereich abzielen. Diese bringen erstens kaum Bewertungspunkte, die den Hilfebedarf wesentlich beeinflussen könnten, zweitens sind sie außerordentlich undifferenziert und zudem noch ungewöhnlich. Es ist nicht zu vermuten, dass man bei der Entwicklung des Bogens auf die Kompetenz eines im Umgang mit Menschen mit einer geistigen Behinderung erfahrenen Psychiaters oder eines Klinischen Psychologen zurückgegriffen hat. Man hat aufseiten der Auftraggeber hierzu offensichtlich keine Notwendigkeit gesehen und die Erfassung des Hilfebedarfs zu einer rein *pädagogischen Angelegenheit* erklärt. Die Auftraggeber, so muss man unterstellen, gehen von dem üblichen *Zwei-Schubladen-Konzept* aus. Danach gibt es den Bereich der Hilfen für Menschen mit geistiger Behinderung auf der einen und den Bereich der Hilfen für psychisch Kranke bzw. seelisch Behinderte auf der anderen Seite. Für den ersten Bereich erklären sie sich für zuständig, für den zweiten nicht. In dieser strikten Aufspaltung der Verantwortlichkeit liegt das Problem.

Gefahr einer neuen Selektion durch unzureichende Leistungsvereinbarungen

Was macht man nach dieser Denkweise mit Menschen, die mit ihren psychischen Auffälligkeiten oder mit ihren Verhaltensstörungen die pädagogischen Hilfsangebote der Wohnstätte überfordern würden? Man verweist auf psychiatrische und psychologisch-psychotherapeutische Hilfen außerhalb der Wohngruppe.

Das ist zunächst einmal richtig. Allerdings ist es hier wichtig, Besonderheiten psychischer Auffälligkeiten bei Menschen mit geistiger Behinderung zu beachten. Innerhalb der großen Vielfalt von psychischen Auffälligkeiten findet sich eine große Gruppe, die man als Resultat einer belastenden und schwierigen psychischen Entwicklung sehen muss. Sie sind gekennzeichnet durch frühe Formen von Abwehrmechanismen, durch instabile Ich-Funktionen und durch unreife Objektbeziehungen (Robinson/Robinson 1976; Sternlicht 1976; Gaedt 1986, 1994, 2000; Senckel 1994, 1998). Charakteristisch für diese Personen ist, dass sie oft außerordentliche Schwierigkeiten haben, sich an die Normen sozialer Gruppen anzupassen und dass sie ihre Konflikte nicht in ihrer inneren Welt verarbeiten, sondern in den Beziehungen, also in den sozialen Gruppen ausleben. Gerade die dramatischen aggressiven und autoaggressiven, sich oft ständig wiederholenden Verhaltensweisen sind diesen Entwicklungsstörungen zuzuordnen. Entwicklungspsychologisch gesehen bleibt den Betroffenen ohne gezielte Hilfe gar nichts anderes übrig, als auf der Grundlage ihrer speziellen frühen Erfahrungen ihr persönliches Umfeld zu organisieren. Dazu gehören auch die belastenden Reinszenierungen von Beziehungen. Handelt es sich hierbei um Krankheiten im Sinne des Sozialrechtes? Das ist eine sehr akademische Frage. Wichtig ist aber, dass der niedergelassene Psychiater[4] mit dem ihm zur Verfügung stehenden Repertoire an therapeutischen Maßnahmen keine angemessene Hilfe anbieten kann. Gerade bei dieser Personengruppe werden die notwendigen Maßnahmen, seien sie nun pädagogisch oder therapeutisch definiert, hauptsächlich in den Wohnstätten über eine qualifizierte, individualisierte personale Betreuung durchgeführt werden müssen. Pädagogisch-therapeutische Behandlungen zielen bei dieser Personengruppe auf Entwicklung und nicht auf kurzfristig erreichbare Heilung (*Wiederherstellung*) ab und sind daher in der Regel langfristig zu planen; sie müssen – nicht ausschließlich, aber vorwiegend – in das Alltagsleben integriert werden. Es ist aber eher unwahrscheinlich, dass die sich aus dem »Metzler-Verfahren« ergebende personelle Ausstattung der Wohnstätte in quantitativer und qualitativer Hinsicht ausreichend sein wird, um diese verschränkten pädagogisch-therapeutischen Hilfen zu gewähren. Es ist auch unwahrscheinlich, dass sich mit diesem Verfahren ausreichende finanzielle Ressourcen für Supervision, Fallbesprechung, Fortbildung, Beratung errechnen lassen, was bei der Betreuung dieses Personenkreises unbedingt erforderlich ist. Aus diesem Mangel heraus werden sich das Gefühl der Überforderung und der Zwang zur Selektion ergeben. Man wird nach Einrichtungen suchen, die auf diese Anforderungen besser eingestellt sind. Bisher waren es die Großeinrichtungen.[5]

Die Angebote der Regelversorgung sind unzureichend

Aber selbst wenn diese Voraussetzungen gegeben wären, stellt sich eine weitere, genauso wichtige Frage: Wer kümmert sich denn darum, dass die Hilfen außerhalb der Wohngruppe überhaupt zu finden sind? Bezeichnend für das Selbstverständnis der Einrichtungsträger ist, dass sie sich dafür nicht zuständig fühlen. In Niedersachsen zum Beispiel sind Fachdienste (innerhalb des Behindertenbereiches) ein Tabu-Thema in den anstehenden Verhandlungen mit den Kostenträgern über Leistungsvereinbarungen. Inoffiziell beteuert man ihre Notwendigkeit, offiziell werden sie jedoch weder verhandelt noch eingefordert. Diese Abspaltung der Verantwortung für schwierige Personen mit geistiger Behinderung, dieses *Zwei-Schubladen-Denken*, ist typisch für die aktuellen sozialpolitischen Verhältnisse. Es ist keine unberechtigte Unterstellung, wenn man feststellt, dass diejenigen, die das »Metzler-Verfahren« in Auftrag gegeben haben und die, die es anwenden wollen, in dieser Frage ganz auf die Regelversorgung, also insbesondere auf die niedergelassenen Psychiater/Psychotherapeuten und die psychiatrischen Kliniken bauen und damit Kosten und Verantwortung in ein anderes Ressort verlegen. Seit dem Enquête-Bericht (1975) weiß man jedoch, dass die niedergelassenen Nervenärzte aufgrund ihrer Arbeitsorganisation sich sehr schwer tun, ihre eingeforderte Rolle in einer sozialpsychiatrisch orientierten Versorgungsstruktur zu übernehmen. Daran hat sich bis heute nichts geändert. Für die therapeutisch arbeitenden niedergelassenen Psychologen ergeben sich, aus ihrer Arbeitsorganisation und dem Honorierungssystem, ebenfalls große Schwierigkeiten bei der langfristigen, kontinuierlichen und interdisziplinären Arbeit mit diesem Personenkreis. Außerdem sind große Schwierigkeiten mit den Krankenkassen bei der Kostenübernahme zu erwarten, da es sich oft weniger um (begrenzte) Erkrankungen, sondern eher um chronische seelische Behinderungen handelt. Die Regelversorgung ist also in keiner Weise auf diese Probleme vorbereitet. Das Zuständigkeitsvakuum, auf das der Begriff »dual diagnosis« aufmerksam machen wollte, besteht in unverminderter Form weiter.

Dass die Kostenträger diesen Fragen ausweichen, ist naheliegend. Das gilt auch, wenn auch aus anderen Gründen, für Einrichtungsleiter. Da sie in zunehmendem Maße in die Rolle von Managern gedrängt werden und entsprechend handeln müssen, sind sie unter den heutigen Bedingungen insbesondere an den wirtschaftlichen Daten ihrer Einrichtung interessiert, deren Überleben sie absichern müssen. Die »Verantwortung für den Menschen« geht bei dieser Denkweise in zunehmendem Maße über in eine »Verantwortung für die Einrichtung«. Sie sprechen daher gern vom Kerngeschäft. Dieser Zielsetzung entspricht das »Metzler-Verfahren«. Es sichert das Kerngeschäft mit der Betreuung von Menschen mit einem insgesamt durchschnittlichen und vorwiegend pädagogisch zu definierenden Hilfebedarf ab. Es ist also verständlich, wenn moderne Einrichtungsleiter sich wenig für nicht finanzierbare aufwendige Stellenpläne und kostspielige Dienste für Personengruppen interessieren, die nicht zum Kerngeschäft gehören. Im kundenorientierten Markt werden Personen mit schweren Verhaltensauffälligkeiten zu einem Konkurrenznachteil für Einrichtungen und damit zu einem wirtschaftlichen Risiko, das es, über eine kluge Aufnahmepolitik, zu vermeiden gilt.

Die naheliegende Forderung nach in die Behindertenarbeit integrierten Fachdiensten wird aber häufig auch von den Entscheidungsträgern im pädagogischen Bereich nicht oder nur zögerlich unterstützt. Diese Beobachtung ist nicht leicht verständlich zu machen. Oft beruft man sich in der Begründung einer ablehnenden Haltung auf das Normalisierungsprinzip; man will Diskriminierung durch *Sonderdienste*[6] vermeiden. Ich habe den Eindruck, dass dies nicht der entscheidende Grund ist. Vielmehr scheinen hier die Angst vor einer zu großen Nähe zur Psychiatrie, die zwangsläufig mit der Inanspruchnahme von Sonderdiensten verbunden wäre, und damit möglicherweise auch berufsständische Erwägungen eine große Rolle zu spielen. Ich will daher zunächst auf das Verhältnis der Pädagogen zur Psychiatrie eingehen.

Das belastete Verhältnis zwischen Pädagogik und Psychiatrie – 1. Teil

Die Psychiatrie kann, daran kann kein Zweifel bestehen, zu einem lebensgefährlichen Risiko für Menschen mit geistiger Behinderung werden. Das zeigt uns der Blick in das vorige Jahrhundert, dem wir noch sehr nahe sind. Rückblickend kann man leicht erkennen, dass sich die Medizin, mit ihrer Fachdisziplin der Psychiatrie, dazu missbrauchen ließ, die Gettoisierung dieser Personengruppe und schließlich auch ihre Vernichtung zu verbrämen und durchführbar zu machen. Was sich hier in krasser Weise zeigt, ist ein der Medizin innewohnender

Doppelcharakter. Die Medizin, also auch die Psychiatrie, hat nach ihrem Selbstverständnis zunächst nur die Aufgabe, mit ihrer Heilkunst einzelnen Menschen in einer gesundheitlichen Notlage zu helfen. Es ist nur eine kleine, aber wesentliche Akzentverschiebung, wenn von der Medizin – und damit auch von der Psychiatrie – erwartet wird, dass sie ihr Augenmerk nicht nur auf den Einzelnen, sondern auf die Menschen schlechthin, also auf die Gemeinschaft, richten soll. Diese Aufgabenerweiterung ist gesellschaftlich weitgehend akzeptiert. Niemand würde, um ein Beispiel aus der Allgemeinmedizin zu nennen, Quarantänemaßnahmen oder Zwangsimpfungen bei einer Seuchengefahr verdammen. Sie dienen eben dem Schutz der Gemeinschaft. Tiefgehende Eingriffe in die Persönlichkeitsrechte Einzelner und auch gesundheitliche Schäden werden dabei in Kauf genommen. In diesem Doppelcharakter wurzelt unausrottbar das Risiko, das auch der Psychiatrie anhaftet. Sie ist tendenziell nicht nur als Hilfe für den einzelnen Menschen, sondern auch als Instrument der Anderen gegen den Einzelnen einsetzbar.

In Deutschland hat sich in der Nach-Enquête-Ära eine tiefgehende Wandlung vollzogen. Die Psychiatrie hat sich von ihrem übergriffigen Zuständigkeitsanspruch gelöst und die Zuständigkeit der Pädagogik für Menschen mit geistiger Behinderung uneingeschränkt anerkannt. Der Doppelcharakter der Psychiatrie bleibt als Risiko jedoch zumindest für die Menschen bestehen, die sich aufgrund ihres auffälligen Verhaltens als »Störer« (Gerspach 1998) definieren lassen. Die Nutzung der Psychiatrie zur Beschränkung Einzelner im Interesse der Anderen wird deutlich, wenn man analysiert, welche alltäglichen Interessenkonstellationen zum Beispiel die Entscheidungen für oder gegen Psychopharmaka, Zwangsmaßnahmen oder Klinikeinweisungen beeinflussen. Diese Maßnahmen sind nur selten ausreichend über den psychopathologischen Befund zu begründen. Bei einer genaueren Prüfung fehlen bei diesen Maßnahmen oft auch Ziele, die man als »therapeutisch« einstufen könnte.

Die verschiedenen Interessen erscheinen aus der Sicht derjenigen, die sie vorbringen oder vielleicht auch durchsetzen, legitim. Die Mitarbeiter haben das Interesse, nicht überfordert oder sogar gefährdet zu werden. Mitbewohner, gestützt von ihren Angehörigen oder gesetzlichen Betreuern, wollen einen möglichst *normalen* Alltag ohne Angst, Belästigung oder sonstigen Stress und verlangen daher die *Behandlung* des anderen. Die Institution will nicht unangenehm auffallen und sorgt sich um ihren guten Ruf bei den Angehörigen oder in der Öffentlichkeit. Der Psychiater will kein unnötiges Risiko übernehmen und will auch keinen Aufwand betreiben, den er wirtschaftlich nicht tragen kann. Wo bleiben unter diesen Umständen die Interessen des Betroffenen? Wo bleibt die insbesondere von Jantzen (1990, S. 317 ff.) immer wieder eingeforderte Diagnostik und Therapie im Interesse der Betroffenen? Dies müsste bei der Erörterung von Hilfsangeboten die zentrale Frage sein.

Das Risiko »Psychiatrie« bleibt aktuell

Die Interessen der Betroffenen werden umso leichter in den Hintergrund gedrängt, je mehr ihr *Wert* in der Gesellschaft in Zweifel gezogen wird und je schlechter die Rahmenbedingungen ihrer Betreuung sind. Der Prozentsatz der »Störer« wird unter diesen Bedingungen größer werden und der Ausweg *Psychiatrie* attraktiver. Hier kann man, wenn man die aktuelle sozialpolitische Entwicklung sieht, Gefahrenmomente feststellen, die durchaus einen Vergleich zu der Situation zu Anfang des vorigen Jahrhunderts zulässt. Ich will sie in drei Punkten zusammenfassen:

1. In Zusammenhang mit dem Aufschwung der Biotechnik zu einem bedeutsamen Wirtschaftsfaktor werden die ethischen Prinzipien unserer Gesellschaft im zunehmenden Maße aufgelockert und der wirtschaftlichen Standortpflege geopfert. Verbunden damit ist eine schleichende Entwertung behinderten Lebens. Wer ungeborenes behindertes Leben nicht schützen will, wird Schwierigkeiten haben, eine Gesellschaft von der Selbstverständlichkeit zu überzeugen, im Umgang mit bereits lebenden Betroffenen auch dann Respekt vor ihrer Menschenwürde zu zeigen, wenn es viel Geld kostet.
2. Die biologisch orientierte Psychiatrie verdrängt sozialpsychiatrisches und psychodynamisches Denken.[7] Tendenziell werden damit soziopsychologische Aspekte psychischer Störungen ausgeblendet. Der Subjektcharakter der Betroffenen geht damit verloren. Psychiatrie-Betroffene, aus dieser Perspektive gesehen, sind in Gefahr, das Personenhafte einzubüßen. Der Blick in die Psychiatriegeschichte zeigt, dass gerade die Reduktion auf biologische Wesen die Betroffenen aus dem Schutzschild ethischer Prinzipien ausgegrenzt hat. Alle in diesem Sinne reduktionistischen Konzepte sind daher als risikoträchtig einzustufen.
3. Die Verknappung finanzieller Ressourcen im Sozialhilfebereich wird tendenziell inhumane Lebensbedingungen in den Einrichtungen für Menschen mit geistiger Behinderung schaffen. Unter diesen Bedingungen wird es im

Interesse der Anderen vernünftig erscheinen, die »Störer« zu identifizieren und zu *befrieden* oder aber auszugrenzen. Auf die Psychiatrie wird ein entsprechender Erwartungsdruck gerichtet werden.

Das belastete Verhältnis zwischen Pädagogik und Psychiatrie – 2. Teil

Wie kann man das Risiko, das die Psychiatrie in der aktuellen Situation darstellt, entschärfen? Wie kann man verhindern, dass die Psychiatrie wieder zu einem Instrument der Repression und der Ausgrenzung wird? Es wäre an der Zeit, das Verhältnis zwischen Pädagogik und Psychiatrie neu zu bestimmen, damit aus einer neuen Kooperation ein Schutzschild für die Betroffenen entsteht und sie insbesondere vor der drohenden Selektion schützt. Diese Kooperation müsste eigentlich mit einer sozialpsychiatrisch orientierten Psychiatrie, wie sie in der Nach-Enquête-Ära entstanden ist, leicht möglich sein.

Diese Einschätzung ist leider zu optimistisch. Gerade die Ähnlichkeit in der Denk- und Arbeitsweise, in der Vorstellung über Entstehung von psychischen Störungen und die Möglichkeit ihrer Beeinflussung, führen offensichtlich zu einer neuen, zusätzlichen Belastung des Verhältnisses der Pädagogen zu den sozialpsychiatrisch orientierten Psychiatern und damit zu neuen Abgrenzungstendenzen. Kaum dass eine übergriffige Psychiatrie sich aus dem Behindertenbereich zurückgezogen hat, droht den Pädagogen eine neuartige Konfrontation mit dem Psychiater. Der sozialpsychiatrisch orientierte und vielleicht sogar noch psychodynamisch interessierte Psychiater – und Gleiches gilt für die nach ähnlichen Konzepten arbeitenden Psychologen – wird die soziale Umwelt der Betroffenen zu seinem Arbeitsfeld erklären, aus dem er seine diagnostischen Erkenntnisse gewinnen und in dem er seine therapeutischen Strategien ansiedeln will. Im sozialen Umfeld sucht er nach gesundheitsfördernden und gesundheitshemmenden Faktoren und versucht, sie bewusst zu gestalten. Er wird zum Beispiel Unter- und Überforderungen erkennen und Wert gebende soziale Rollen als Mittel zur psychischen Stabilisierung zu vermitteln versuchen. In Respekt vor der individuellen Biografie wird er ein Verständnis für die aktuelle Persönlichkeit gewinnen und unter Nutzung der vorhandenen Ressourcen Perspektiven für die Betroffenen entwickeln. Kurz gesagt, er beansprucht für seine Arbeit das ganze sozialpädagogische Instrumentarium. Aus der Sicht vieler Pädagogen ist er damit ein Eindringling in ein Gebiet, das sie als ihr ureigenes

Hoheitsgebiet betrachten. Der in dieser Weise engagierte Psychiater ist nicht nur eine potenzielle Konkurrenz, sondern wird möglicherweise auch zu einem kritischen Mahner für die Pädagogen und natürlich auch für das Einrichtungsmanagement. Man kann sich auch Umstände vorstellen, in denen der Psychiater für seinen Klienten, gegen den verantwortlichen Pädagogen und den Manager, Partei ergreifen muss. Es gibt also Gründe genug, die erklären, warum ein in dieser Weise engagierter Psychiater für Einrichtungen unbequem ist. Der Konflikt zwischen Pädagogen und Psychiatern hat sich also verändert. Er hat heute einen berufsständischen Akzent bekommen. Nur wenige – in der Regel analytisch orientierte und mit dem psychodynamischen Modell vertraute – Pädagogen werden die Vorteile einer engen Zusammenarbeit mit einem sozialpsychiatrisch orientierten Psychiater erkennen und nutzen können. Da der psychoanalytisch denkende Pädagoge etwa so selten wie der sozialpsychiatrisch orientierte Psychiater ist, sind beide Berufsgruppen (Pädagogen und Psychiater) in der Praxis eher damit beschäftigt, sich voneinander abzugrenzen, als kooperative Modelle zu entwickeln.

Aufsplittung der Verantwortlichkeit fördert biologistisches Denken

Viele Pädagogen neigen dazu, über Definitionen des Gegenstandes ihrer Arbeit, also auch der psychischen Störungen, ihr Berufsfeld gegenüber der Psychiatrie abzusichern. Letztlich laufen diese Versuche darauf hinaus, einen kleinen Rest von Auffälligkeiten abzutrennen und als »Krankheit« zu definieren, der dann dem Psychiater oder den Fachdiensten zugewiesen werden kann. *Verhaltensauffälligkeiten* oder *herausforderndes Verhalten* (challenging behavior) waren zwar ursprünglich Begriffe, die das gesamte Spektrum der Auffälligkeiten umfassten. Nachdem in verschiedenen Untersuchungen immer wieder bestätigt wurde, dass der Anteil von psychiatrisch zu definierenden Störungen bei dieser Personengruppe nicht zu vernachlässigen ist, dass also eine Differenzierung notwendig ist, haben diese Bezeichnungen jedoch in der Praxis den Beiklang *nicht psychiatrisch* bekommen. Es wird jetzt nach einer möglichst exakten Trennlinie quer durch die Vielfalt psychischer Auffälligkeiten gesucht, mit der die Aufgabenteilung abgesichert werden kann. Ein aktueller Abgrenzungsversuch ist die Unterscheidung zwischen »pädagogischen« und »psychiatrischen Krisen« (Hesse 2001)[8]. Das Problem dabei ist, dass man bei dem Versuch, eine möglichst *harte* Abgrenzung zu ermöglichen, auf ein überholtes, biologistisches Krankheitsmodell zurückgreifen muss und damit einen ganzheitlichen Ansatz aufgibt. Der niedergelassene Psychiater ist aus dieser Sicht ein geeigneter Partner. Er muss sich aufgrund der seine Arbeitsweise bestimmenden Sachzwänge in der Regel auf eine klassische psychiatrische Diagnostik, auf Krankenhauseinweisungen und Verordnung von Medikamenten beschränken. Er hat gar keine Zeit, den zeitraubenden und mühsamen Weg zu gehen, das soziale Umfeld der Betroffenen zu erkunden, um seine Diagnose abzusichern und durchführbare therapeutische Ratschläge geben zu können, die über die Pharmakotherapie und Klinikeinweisung hinausgehen würden. Eine wesentliche Überschneidung mit dem Arbeitsfeld der Pädagogen gibt es mit dieser Art von Psychiatrie nicht. Dieser Psychiater wird kein Mahner, kein kritischer Partner und auch kein engagierter Anwalt für den Betroffenen sein können, weil er die aktuelle Situation viel zu wenig kennt.

Der pragmatistische Umgang mit dem Etikett »Krankheit« und seine Konsequenzen

Der Versuch, bestimmte psychische Auffälligkeiten psychiatrischen Krankheitsbildern exakt zuzuordnen und damit von anderen abzugrenzen, stößt auf nahezu unüberwindliche Schwierigkeiten. Abgesehen davon, dass psychiatrische Krankheitsbilder den Verdacht, ein »Mythos« zu sein (Szasz 1960), nie ganz abstreifen konnten, gibt es keine spezifischen Symptome, die eine zweifelsfreie Zuordnung erlauben oder ausschließen würden. Das gilt insbesondere dann, wenn diese Symptome bei Menschen mit geistiger Behinderung festgestellt werden sollen. Alle Symptome, die zum Beispiel Hesse (2001) in Zusammenhang mit einer pädagogischen Krise nennt (z. B. Unruhe, emotionale Labilität usw.), können auch Hinweise auf eine psychiatrische Krankheit sein. Untersuchungen (Moss et al. 2000) bei Personen, denen »challenging behavior« zugeschrieben wurde, haben ergeben, dass bei einem überraschend hohen Prozentsatz doch eine zugrunde liegende psychiatrische Erkrankung festgestellt werden konnte. Das heißt nicht, dass damit ein Wechsel in der Zuständigkeit gefordert ist. Selbstverständlich muss für diesen Personenkreis primär das pädagogische Hilfesystem zuständig bleiben. Diese Forderung gilt auch dann, wenn es sich um rezidivierende Krisen handelt oder die Symptomatik sich chronifiziert hat. Psychiatrische Diagnosen eignen sich nicht zur Definition einer Schwelle für einen Wechsel in der Zuständigkeit. Unter den Bedingungen der Überforderung des pädagogischen Hilfesystems werden sie jedoch leicht zur Begründung von Ausgrenzung. Wenn eine neue Selektion vermieden werden soll, ist hier eine andere Form der Kooperation und damit eine andere Konzeption der Wohnstätten gefragt. Sie müssen fachlich in die Lage versetzt werden, auch diesem Personenkreis gute Lebens- und Entwicklungsbedingungen zu garantieren.

In der Praxis wird heute bei der Frage, wann Hilfen von außerhalb hinzugezogen werden sollen, jede diagnostische Differenzierung in den Hintergrund treten. Das einzige Kriterium, das dann in der Regel zählt, ist die Überforderung, die das betreuende Team empfindet. In dieser Situation wird das Etikett »Krankheit« genutzt. Es spielt dann keine Rolle mehr, ob es sich etwa um eine psychotische Erregung oder etwa um eine massive langanhaltende Protestreaktion gegen subjektiv als unzumutbar erlebte Lebensbedingungen. Die Unbewältigbarkeit macht sogenannte *psychiatrische Krisen* gleich und nicht die diagnostische Einschätzung. Erst mit dem Etikett *Krankheit* können sich die Pädagogen von ihrer nicht mehr tragbaren Verantwortung entlasten. Gleichzeitig werden die Türen zu den anderen, von den Krankenkassen finanzierten, Hilfsangeboten (niedergelassene Psychiater und Therapeuten, Krankenhäuser) geöffnet.

Verkürzt heißt das, dass in der Praxis in Ermangelung einer Alternative alle Krisen, die pädagogisch nicht beeinflussbar sind, auf eine *Krankheit* zurückgeführt werden. Sie gehören dann tendenziell nicht mehr in die Verantwortung des pädagogischen Bereiches. Oft wird dieser Pragmatismus nicht mehr reflektiert und die Krankheitszuordnung wird als gleichsam wissenschaftlich begründbare Entscheidung erlebt. Unter diesem Erwartungsdruck wird kaum ein Psychiater sich weigern, diese diagnostischen Vorgaben zu erfüllen. Das heißt, er wird die Diagnose *Krankheit* bestätigen. Er hat auch keine andere Wahl, wenn er Entlastung für das pädagogische System über Psychopharmaka oder über Krankenhauseinweisung herbeiführen will.[9] Angesichts der Alternativlosigkeit stehen psychiatrische Gutachter unter dem gleichen Druck und werden in ihren Empfehlungen an das Gericht, etwa für Klinikeinweisungen, kaum von den Vorgaben ihrer Kollegen abweichen. So schließt sich der Kreis, dem die jeweils Betroffenen nur schwer wieder entrinnen können. Ein übergeordneter Nachteil ist, dass durch den Gebrauch – oder besser gesagt: Missbrauch – des Krankheitsbegriffes der notwendige Reformdruck im Behindertenbereich verschleiert wird.

Qualitätssicherung bei der Psychopharmakotherapie – eine unverzichtbare Forderung

Das Risiko für die Betroffenen ist heute weniger die geschlossene, langfristige Unterbringung in einer psychiatrischen Klinik, sondern die unbegrenzte, eventuell hoch dosierte Behandlung mit Psychopharmaka, oft kombiniert mit einer *Drehtürpsychiatrie* oder aber die Kündigung des Heimvertrages mit der Rückkehr ins überlastete Elternhaus bzw. in eine Abschiebeeinrichtung. All das bedeutet oft eine dramatische Verschlechterung der Lebensqualität.

Bei der Psychopharmakotherapie ist besonders zu beachten, dass es sich bei den Betroffenen nicht immer um im engeren Sinn psychiatrisch Kranke handelt. Das zeigt die im Vergleich zur Normalbevölkerung um das Fünffache höhere Anwendungsrate von Psychopharmaka bei Menschen mit geistiger Behinderung (Deb und Fraser 1994).[10] Wichtig dabei ist, dass – anders als in der Normalbevölkerung – bei Menschen mit geistiger Behinderung neben den Neuroleptika die anderen Psychopharmaka eine untergeordnete Rolle spielen. Diese immer wieder bestätigte Tatsache verweist auf Unterschiede in der Indikationsstellung bei Menschen mit geistiger Behinderung. Hier werden offensichtlich Auffälligkeiten mit Neuroleptika behandelt, die bei nicht geistig behinderten Menschen mit anderen Medikamenten (z. B. Antidepressiva, Tranquilizer) oder aber gar nicht medikamentös behandelt werden (z. B. Delinquenz). Offensichtlich werden die Neuroleptika in vielen Fällen nicht als »Heilmittel«, sondern als »Disziplinierungsmittel« (Gaedt 1986, S. 20) eingesetzt. Crabbe (1994, S. 82) spricht von einem »chemischen Zwang« und Boehlke (1992, S. 82) von »fragwürdigen Indikationen«. Die Berechtigung für diese Praxis wird im internationalen Schrifttum zwar in Zweifel gezogen (Branford 1994; Schaal und Hackenberg 1994), man darf jedoch nicht übersehen, dass Psychopharmaka oft die einzige Möglichkeit sind, Integration unter den gegebenen Bedingungen erreichbar zu machen. Man sollte jedoch die damit zusammenhängenden Probleme, hinsichtlich der Bürgerrechte von Menschen mit geistiger Behinderung, nicht verleugnen und den potenziellen Missbrauch der Medizin nicht außer acht lassen.[11] Umso wichtiger erscheinen qualitätssichernde Maßnahmen.

Gerade bei der Qualitätssicherung der Psychopharmakotherapie wird die Aufsplittung der Verantwortlichkeiten besonders hinderlich. Eine Verschränkung der psychiatrischen und psychologischen Verantwortlichkeit auf der einen Seite mit den pädagogischen auf der anderen ist unverzichtbar. Wer soll die oft sehr belastenden Nebenwirkungen erkennen? Der Psychiater, der das Raster seiner Wahrnehmung bei seinen *normalen* Patienten gewonnen hat und die Besonderheiten seiner Klienten mit einer geistigen Behinderung nicht kennt? Oder der Pädagoge, der zwar seine Klienten gut kennt, aber *gewünschte* und *unerwünschte Wirkungen* nicht zu unterscheiden vermag? Genau so wichtig wie das Erkennen und Vermeiden von Nebenwirkungen ist ein verantwortungsvoller Umgang mit den angestrebten Wirkungen[12] dieser Medikamente, wie sie, zumindest bei höherer Dosierung, erwartet werden können. Die angestrebten Wirkungen werden mit den Begriffen *emotionale Indifferenz* und *intentionale Verarmung* beschrieben. Bei Einhaltung der rein medizinischen Indikation können mit diesen Wirkungen krankhaft gestörte Funktionen günstig beeinflusst werden, sodass es zu einer Unterstützung gesunder Persönlichkeitsanteile kommen kann. Verlässt man den engen Rahmen einer medizinischen Indikation, dann sind Psychopharmaka immer ein schwerwiegender Eingriff in die Persönlichkeit. Wer aber überprüft die Indikation, wer sorgt dafür, dass das richtige Medikament in der richtigen Dosierung für den notwendigen Zeitraum gegeben wird? Wie wird der Prozess des gegenseitigen Lernens und Aufeinander-Hörens bei Pädagogen und Psychiatern bzw. Psychologen im Interesse der Betroffenen möglich? Die Chancen für eine humane und erfolgreiche Psychopharmakotherapie sind umso größer, je enger und vertrauensvoller die Zusammenarbeit ist (Brinkmann et al. 2000). Sand (1994) fordert daher eine »integrierte Psychopharmakotherapie«.

Es gibt unter den von Qualitätssicherungskatalogen erfassten Einflussfaktoren wenige, die in ihrer Auswirkung auf die Lebensqualität von Menschen mit geistiger Behinderung mit der Pharmakotherapie vergleichbar wären. Dieser Bereich darf daher nicht vernachlässigt werden. Vorschläge in dieser Richtungen wurden in letzter Zeit von Meins (2000) gemacht. Er schlägt Konsensusrichtlinien zur Anwendung von Psychopharmaka vor.[13] Sovner und Hurley haben (1985) auf die Notwendigkeit von Richtlinien aufmerksam gemacht. Einfeld (1990) und später Seidel (1994) und Gaedt (1997) haben darauf aufbauend Empfehlungen zum Umgang mit Psychopharmaka entworfen. Meines Wissens blieb dieser Aspekt in der Qualitätssicherungsdiskussion zumindest in Einrichtungen, die keinen integrierten Fachdienst haben, bisher weitgehend unberücksichtigt.[14] Ich führe dies auf die oben beschriebene Spaltung in der Verantwortung zurück, also auf das *Zwei-Schubladen-Denken*, das auch aus diesem Grunde überwunden werden muss.

Integrierte Fachdienste als strukturelle Grundlage für eine neue Kooperation zwischen Therapie und Pädagogik

Nach den üblichen Vorstellungen trägt der Psychiater als Vertreter des medizinischen Hilfesystems die Verantwortung für die Anordnung von Psychopharmaka und für die notwendigen Verlaufskontrollen. Diese Verantwortungsaufteilung hält einer kritischen Überprüfung nicht stand. Sie beruht auf der Ausblendung aller Faktoren, für die der pädagogische Bereich die Verantwortung zu tragen hat. Sowohl das Verhalten und die Psychopathologie der Betroffenen als auch die Kompetenz und die Belastbarkeit des hängen von den realen Bedingungen im Alltag der Betroffenen ab. Dies gilt auch für die Frage, ob und mit welchen Nebenwirkungen ein Psychopharmakum wirkt. Der Gedanke an eine Psychopharmakotherapie wird in der Regel im pädagogischen Bereich geboren. Hier werden die Informationen verdichtet, die letztlich den Psychiater in seiner Praxis von der Notwendigkeit einer Pharmakotherapie überzeugen. Hier – und nicht in der Arztpraxis – entscheidet es sich, ob sie human und erfolgreich sein wird. Die Verantwortung des pädagogischen Bereiches beschränkt sich also nicht auf die korrekte tägliche Verteilung vom Psychiater verordneter, chemischer Substanzen. Die Psychopharmakotherapie ist vielmehr ein komplexer Prozess innerhalb des pädagogischen Bereiches, der eine besondere Verschränkung der Verantwortlichkeiten erfordert (vgl. hierzu Sand 1986, 1994). Im Sinne der Qualitätssicherung muss man vom therapeutischen Bereich erwarten, dass er sich auf diese Anforderungen einstellen kann. Der pädagogische Bereich muss Gelegenheit haben, seine Erwartungen an den medizinischen Bereich heranzutragen und umgekehrt. In dieser gegenseitigen Beeinflussbarkeit liegt das Problem. Sieht man von den seltenen integrierten Fachdiensten und von verschiedenen speziellen Vertragsarztsituationen ab, so bleibt nur die Regelversorgung im ambulanten und stationären Bereich. Die Mängel der Regelversorgung bei der Betreuung dieses Personenkreises sind immer wieder ausführlich dargestellt worden (siehe Seidel 1999).[15] Es ist nicht nur der Mangel an spezieller Ausbildung und Erfahrung, genauso einschränkend wirkt die Arbeitsorganisation einschließlich des Honorierungssystems im medizinischen Bereich, die die notwendigerweise zeitaufwändige, enge Kooperation mit dem pädagogischen Bereich sehr erschweren. Unter diesen Bedingungen ist eine Verschränkung der Verantwortlichkeit, wie sie bei der Durchführung qualitätssichernder Maßnahmen bei der Anwendung von Psychopharmaka nötig ist, nicht vorstellbar.

Was am Beispiel der Anwendung von Psychopharmaka verdeutlicht wurde, gilt in gleicher Weise für alle anderen diagnostischen und therapeutischen Maßnahmen. Man stößt immer wieder auf die gleichen Fragen: Wie und wo können die Fachleute ihre speziellen Kenntnisse und Erfahrungen erwerben? Welche Arbeitsorganisation benötigen sie, um die Arbeits- und Lebensbedingungen im Behindertenbereich kennenzulernen und die notwendigen Kooperations- und Koordinationsaufgaben nicht nur mit den pädagogischen Bereichen, sondern auch mit den anderen ärztlich-medizinischen Disziplinen leisten zu können? Wie kann eine gegenseitige Beeinflussbarkeit sichergestellt werden? Wie können Angehörige, Betreuer und die Betroffenen selbst[16] im Sinne einer demokratischen Kontrolle in die Entscheidungsprozesse besser einbezogen werden? Wie kann man schließlich die Chancen vergrößern, dass eine Diagnostik und Therapie im Interesse der Betroffenen angestrebt und durchgeführt wird?

Unser traditionelles ambulantes Gesundheitssystem wird mit seiner Zersplitterung in selbstständig wirtschaftende Einzelpraxen unüberwindliche Schwierigkeiten haben, diesen Anforderungen gerecht zu werden.

Es liegt nahe, als Lösung für die anstehenden Fragen der Qualitätssicherung gerade auch bei der Versorgung von Menschen mit geistiger Behinderung und psychischen Auffälligkeiten an integrierte Fachdienste zu denken. In den zurückliegenden Jahren wurde das Konzept von regionalen Fachambulanzen in Veröffentlichungen und Konferenzen vorgestellt und diskutiert (Gaedt et al. 1993; Lingg und Theunissen 1993; Albrecht und Prüser 1999).[17] Wenn man bedenkt, dass einem Betroffenen durch eine nicht angemessene psychiatrische Behandlung mehr Schaden zugefügt werden kann, als durch eine mögliche Etikettierung und Diskriminierung, die er erfahren könnte, wenn er eine Fachambulanz aufsucht, dann versteht man den immer wieder gerade auch in Fachkreisen wahrnehmbaren Widerstand gegen diese Lösung nicht.

Ausblick

Leitend in meinen Überlegungen war für mich die Sorge, dass in einer Zeit, in der ethische Normen als Schutz vor gesellschaftlicher Entwertung behinderten Lebens in zunehmendem Maße aufgelockert werden, ein biologistisches Menschenbild in der Medizin eine Renaissance erfährt und gleichzeitig die Behindertenhilfe in einen wachsenden Finanzierungsnotstand gerät, eine aus dem Behindertenbereich herausgedrängte Psychiatrie wieder zu einem neuen potenziellen Risiko wird. Es besteht die Gefahr, dass unter diesen Bedingungen arbeitende Psychiater den Problemen mit psychisch schwer gestörten Menschen mit geistiger Behinderung mit großer Distanz gegenüberstehen und weder das notwendige Engagement noch eine ausreichende Kompetenz im Umgang mit dieser Personengruppe entwickeln können. Es besteht dann die Gefahr, dass sich ihre Aufgabe darauf beschränkt, über Klinikeinweisungen und Pharmakotherapie zur Entlastung des pädagogischen Bereiches beizutragen. Unter Überstrapazierung des Krankheitsbegriffes entsteht erneut das Risiko der Psychiatrisierung. Dieses Risiko kann nur vermindert werden, wenn der trennende Graben zwischen den Verantwortlichkeitsbereichen überbrückt wird. Nur wenn der *pädagogische Bereich* seine führende Verantwortung ganzheitlich wahrnimmt, werden Strukturen möglich werden, in denen Psychiater – und im gleichen Sinne auch die therapeutisch arbeitenden Psychologen – kooperativ in die pädagogische Arbeit eingebunden werden können. Gleichzeitig wird man über diesen Weg den Anspruch der Betroffenen, ihrer Angehörigen und Betreuer auf eine erweiterte Einflussnahme auf beide Bereiche, Pädagogik und Therapie, ermöglichen können. Aus dieser Sicht verdienen unter dem Dach des Behindertenbereiches integrierte multidisziplinäre Fachdienste, zum Beispiel als regionale Ambulanzen, ein gesteigertes Interesse. Bei der Bedeutung, die therapeutische Maßnahmen für die Lebensqualität der Betroffenen haben können, muss auch der Anspruch unterstützt werden, die entsprechenden Dienste in qualitätssichernde Maßnahmen einzubeziehen. Dieser berechtigte Anspruch wird zu einem starken Argument für integrierte Fachdienste werden, da er in dem gegebenen System der Regelversorgung kaum zu verwirklichen wäre. Lange Zeit galt die Verwirklichung dieses Modells als völlig unrealistisch. In letzter Zeit hat sich dies etwas verändert. Einmal hat die *integrierte Versorgung* durch den Paragrafen 140ff SGB V eine neue gesetzliche Grundlage bekommen und durch die Paragrafen 73a SGB V und 63ff SGB V ist auch der Spielraum für Modelle zur strukturellen Veränderung der Regelversorgung wesentlich erweitert worden (Janssen 2000; Hildebrandt 2000). Bei einem entschlossenen Auftreten der Interessenvertretung von Menschen mit geistiger Behinderung ergeben sich durch diese neuen gesetzlichen Grundlagen neue Möglichkeiten, ein psychiatrisches Betreuungssystem zu schaffen, in dem die komplexen therapeutisch-pädagogischen Probleme, die Personen mit einer geistigen Behinderung und einer zusätzlichen psychischen Störung mit sich bringen, auf einer kooperаtiven Basis angegangen werden können und so ein erneuter Missbrauch der Psychiatrie verhindert werden kann.

Anmerkungen

1. Überarbeitete Fassung eines Beitrags, der 2002 in einer Publikation der Bundesvereinigung Lebenshilfe erschienen ist (Gaedt 2002).
2. Diese Bezeichnung ist problematisch, weil implizit nahe gelegt wird, die geistige Behinderung als eine psychiatrische Diagnose aufzufassen, was einen begrifflichen Rückschritt in die Psychiatrisierung geistig behinderter Menschen bedeuten würde. Eine ausführliche Auseinandersetzung mit diesem Begriff findet sich bei Szymanski und Grossmann (1984).
3. Hilfebedarf von Menschen mit Behinderung. Fragebogen zur Erhebung im Lebensbereich »Wohnen«/Individuelle Lebensgestaltung. (H. M. B.-W – Version 2/200. Forschungsstelle »Lebenswelten behinderter Menschen«, Universität Tübingen, Neckargasse, 72074 Tübingen.
4. Ein Arzt kann in Deutschland seine Facharztausbildung abschließen, ohne während seiner Ausbildung mit den Problemen von Menschen mit geistiger Behinderung vertraut gemacht worden zu sein. Ein Facharzt für Psychiatrie kann jahrelang seine Praxis führen, ohne dabei jemals einen Menschen mit geistiger Behinderung zu sehen.
5. Von den Trägern kleinerer Einrichtungen wird immer wieder darauf hingewiesen, dass sie selbstverständlich auch Menschen mit geistiger Behinderung und schweren Verhaltensstörungen betreuen. Das muss nicht im Widerspruch zu dem Trend stehen, diesen Personenkreis letztlich in Großeinrichtungen unterzubringen. Die Analyse der Aufnahmen in die Ev. Stiftung Neuerkerode zum Beispiel zeigt, dass viele dieser Personen vorher in kleineren Einrichtungen betreut worden waren. Die Analyse zeigt auch, dass viele dieser Personen im Kindes- und Jugendalter außerhalb von Großeinrichtungen lebten, hier aber eine Fortsetzung der Betreuung offensichtlich nicht möglich war.
6. Diese, aus geschichtlichen Gründen, verständliche Einstellung wird in zunehmendem Maße auch von engagierten Experten kritisch gesehen. Ich interpretiere das Anliegen von Andreas Kuhlmann (2001) so, wenn er fragt, warum eine Gesellschaft Behinderte in besonderer Weise unterstützen *soll*, wenn deren Bedürftigkeit von ihren Fürsprechern immer geleugnet

wird. Oder wenn er sagt: »Vor allem aber kann eine Verständigung über Behinderung, die auf völlig inadäquaten Prämissen beruht, dazu führen, dass die Interessen betroffener Personen nicht angemessen berücksichtigt und organisiert werden« (ebd., S. 59).

7. Vgl. hierzu einen Artikel in der FAZ vom 27.12.00 von Asmus Finzen, Leiter der sozialpsychiatrischen Abteilung der Universität Basel und Mitbegründer der deutschen sozialpsychiatrischen Bewegung, mit dem Titel »Sozialpsychiatrie ohne Zukunft?«, in dem der Autor beklagt, dass alle nicht naturwissenschaftlichen Disziplinen in der Universitäts-Medizin auf dem Rückzug sind.
8. Meine Kritik kann missverstanden werden. Sie richtet sich nicht gegen das Anliegen des Autors, einen Beitrag zur Bedarfsermittlung für interdisziplinäre Hilfen für den beschriebenen Personenkreis zu leisten. Sie richtet sich auch nicht gegen sein zugrunde liegendes Konzept. Sie richtet sich lediglich gegen die Begrifflichkeit, die eine Orientierung in eine, aus meiner Sicht, problematische Richtung gibt und berufsständischem Abgrenzungsdenken Vorschub leistet. Durch die Nutzung dieser pragmatischen, nicht operationalisierbaren Begriffe in einer wissenschaftlichen Studie bekommen sie den Rang von ätiologischen Kategorien und zementieren auf dieser Ebene Abgrenzungen, wo nach meiner Einschätzung Abgrenzungen äußerst fragwürdig und wenig nützlich sind.
9. Psychopharmaka sind Heilmittel und als solche nur bei krankhaften Störungen anwendbar. Das Betreuungsrecht (§ 1906 Absatz 4, BGB) bietet zwar die Möglichkeit, Medikamente auch im Sinne von freiheitsentziehenden Maßnahmen anzuwenden. Dies setzt jedoch eine richterliche Genehmigung und ein Gutachten voraus. In der Praxis wird diese Möglichkeit, nach meinem Wissen, kaum angewandt. Es ist einfacher und zeitsparend, auf den Krankheitsbegriff zurückzugreifen, was eine Psychiatrisierung auffallenden Verhaltens zur Folge haben muss (vgl. Gaedt und Lang 1992).
10. Eine neuere Übersicht über Untersuchungen zur Häufigkeit von Psychopharmakotherapien gibt Meins (2000). Die Angaben schwanken in der Literatur. In einem Vergleich verschiedener Wohnformen (Meins et al. 1993) lagen die Häufigkeiten zwischen ca. 10% in Kleinheimen und 30%–40% in Großeinrichtungen. Diese Zahlen entsprechen auch den von Michels (1993) erhobenen Werten.

11. Es kann kein Zweifel daran bestehen, dass eine personalintensive, individualisierende Betreuung die Notwendigkeit der Anwendung von Psychopharmaka oft vermeidbar macht. Die Frequenz der Psychopharmakotherapie ist daher auch ein Indikator für die Qualität der Betreuungsbedingungen (Vergleichbarkeit des Klientels vorausgesetzt).
12. Die angestrebten Wirkungen werden nicht als schwerwiegende und dauerhafte Gefährdung der Gesundheit aufgefasst und werden daher auch nicht von den gesetzlichen Kontrollen durch § 1904 BGB erfasst.
13. Allerdings ist Meins skeptisch und spricht von einem »[...]Desinteresse von Psychiatrie und Nervenheilkunde gegenüber den psychiatrischen Problemen geistiger Behinderung[...]«. Diese Einschätzung kann man, wenn man seltene Ausnahmen unberücksichtigt lässt, nur bestätigen. Es fehlt hier ein öffentlicher Druck, der eigentlich nur von den Einrichtungsträgern und den Angehörigenverbänden kommen könnte.
14. Die Expertise der vier Fachverbände »Gesundheit und Behinderung« (Bundesverband Evangelischer Behindertenhilfe 2001) fordert, dass die Qualitätsdiskussion um die Aspekte von Gesundheit und gesundheitsbezogener Leistung erweitert wird (S. 56).
15. Einen Überblick in diese Diskussion gibt auch die Expertise: »Gesundheit und Behinderung« (Bundesverband Evangelischer Behindertenhilfe 2001) und die in dieser Broschüre enthaltenen Positionspapiere der vier Fachverbände aus den Jahren 1998 und 1999.
16. Die Gesundheitsdienste Neuerkerode haben zum Beispiel eine Vereinbarung mit der Bewohnervertretung über ihre Rechte gegenüber dem Ärztlichen Dienst geschlossen (»Meine Rechte«, 1998). Ebenso gibt es einrichtungsöffentliche Richtlinien zum Gebrauch von Psychopharmaka (Merkblatt, 1997).In der Einrichtung Sonnenhof, Schwäbisch Hall, werden im Sinne der Qualitätssicherung »Therapievereinbarungen« mit den Klienten geschlossen (Schmidt 1999).
17. Eine vertiefende Diskussion integrierter Dienste ermöglicht das Schwerpunktheft der »Orientierung« (2'99) mit dem Titel »Fachdienste als Dienstleister« (1999). Empfehlenswert ist in dieser Hinsicht auch der Kongressbericht (VEEMB 1995) »Gesundheitsdienste für Menschen mit Behinderung«.

Literatur

Albrecht, S., Prüser, W. (1999): Konzeption einer ambulanten Beratungsstelle für geistig behinderte Menschen, ihre Angehörigen und Mitarbeiter(-innen) von Einrichtungen der Behindertenhilfe. Geistige Behinderung, 38: 364–382.

Boehlke, E. (1992): Die Behandlung erwachsener geistig behinderter Menschen mit Psychopharmaka. Der Arzneimittelbrief, 26, Nr. 2: 81–84.

Branford, D. (1994): A study of the prescribing for people with learning disabilities living in the community and in National Health Service care. Journal of Intellectual Disability Research, 38: 577–586.

Brinkmann, H., Brandenbusch, I., Cischinsky, N., Rohlfing, U. (2000): Verhaltensauffälligkeiten bei Personen mit geistiger Behinderung. Ergebnisse einer Prävalenzstudie in der Stadt Delmenhorst und Teilen des Landkreises Oldenburg. Geistige Behinderung,1: 23–34.

Bundesverband Evangelischer Behindertenhilfe (2001) 1. Die gesundheitliche Versorgung von Menschen mit geistiger Behinderung (1998), Notwendige Maßnahmen zur Verbesserung der gesundheitlichen Versorgung, 2. Jugendlichen und Erwachsenen mit geistiger und Mehrfachbehinderung im Rahmen der Gesundheitsreformvorhaben der Regierungskoalition (1999) und 3. Rahmenkonzept. Ambulanzen für Menschen mit Geistiger und Mehrfachbehinderung (1999). In: Gesundheit und Behinderung: Expertise zu bedarfsgerechten gesundheitsbezogenenen Leistungen für Menschen mit geistiger und mehrfacher Behinderung als notwendiger Beitrag zur Verbesserung ihrer Lebensqualität und zur Förderung ihrer Partizipationschancen. Stuttgart.

Crabbe, H. F. (1994): Pharmacotherapy in mental retardation. In: Bouras, N. (Hg.): Mental health in mental retardation: Recent advances and practices. Cambridge, 187–204.

Deb, S., Fraser, W. (1994): The use of psychotropic medication in people with learning disability: Towards rational prescribing. Human Psychopharmacology, 9: 259–272.

Einfeld, S. L. (1990): Guidelines for the use of psychotropic medication in individuals with developmental disabilities. Australia and New Zealand Journal in Developmental Disabilities, 16: 71–73.

Enquête Bericht über die Lage der Psychiatrie in der Bundesrepublik Deutschland (1975), Bundesdrucksache 7/4200 (»Psychiatrie-Enquête«). Bonn.

Gaedt, Ch. (Hg.) (1986): Besonderheiten der Behandlung psychisch gestörter geistig Behinderter mit Neuroleptika. Vorträge anläßlich des 1. Neuerkeröder Forums am 25.Mai 1986, Evangelische Stiftung Neuerkerode (zu beziehen über Ev. Stiftung Neuerkerode, Krankenhaussekretariat, Schusterweg 6, 38173 Neuerkerode, Tel. 05305201280, Fax: 05305201321).

Gaedt, Ch. (1992): Die Betreuung psychisch kranker geistig Behinderter. Das Problem der »dual diagnosis«. In: Mauthe, J.-H., Krukenberg-Bateman, I. (Hg.) (1992): Psychiatrie in Deutschland. Tagungsband zu den 8. Psychiatrie-Tagen Königslutter 1990. Königslutter

Gaedt, Ch. (1994): Psychoanalytisch interaktionelle Psychotherapie bei psychisch kranken Menschen mit geistiger Behinderung. Arbeitshefte Kinderpsychoanalyse, Heft 18.

Gaedt, Ch. (1997): Psychopharmakotherapie bei Menschen mit geistiger Behinderung. In: Došen, A. (Hg.) (1997): Psychische Störungen bei geistig behinderten Menschen. Stuttgart.

Gaedt, Ch. (2000): Der Beitrag eines psychodynamischen Konzeptes zum Verständnis und zur Therapie von psychischen Störungen bei Menschen mit geistiger Behinderung. In: Häßler, F.,

Fegert, J. M. (Hg.): Moderne Behandlungskonzepte für Menschen mit geistiger Behinderung. Stuttgart.

Gaedt, Ch. (2002): Risiko Psychiatrie. In: Bundesvereinigung Lebenshilfe für Menschen mit geistiger Behinderung e.V. (Hg.): Eine behinderte Medizin?! Zur medizinischen Versorgung von Menschen mit geistiger Behinderung. Marburg.

Gaedt, Ch., Lang, J. (1992): Enttäuschte Hoffnungen. Blätter der Wohlfahrtspflege, 7+8: 218–221.

Gaedt, Ch., Bothe, S., Michels, H. (Hg.) (1993): Psychisch krank und geistig behindert. Regionale Angebote für psychisch kranke Menschen mit geistiger Behinderung. Dortmund.

Gerspach, M. (1998): Wohin mit den Störern. Zur Sozialpädagogik der Verhaltensauffälligen. Stuttgart.

Hesse, W. (2001): Hilfsangebote zur Krisenintervention. Eine Studie zum Bedarf und zur Versorgung geistig behinderter Menschen in Köln. Geistige Behinderung, 1: 14–22.

Hildebrandt, H. (2000): Noch Fragen? Integrierte Versorgung. Medical Economics, 5.

Janssen, H. J. (2000): Integrierte Versorgung. Das sollten Sie beachten. Medical Economics, 5.

Jantzen, W. (1987): Allgemeine Behindertenpädagogik. Band 1: Sozialwissenschaftliche und psychologische Grundlagen. Basel.

Jantzen, W. (1990): Allgemeine Behindertenpädagogik. Band 2: Neurowissenschaftliche Grundlagen, Diagnostik, Pädagogik und Therapie. Basel.

Kuhlmann, A. (2001): Die Risiken der Leidverleugnung. Zum Diskurs über Behinderungen. Dr. mHg. Mabuse, 130, März/April: 57 – 59

Ling, A., Theunissen, G. (1993): Psychische Störungen bei geistig Behinderten. Freiburg.

Meins, W. (2000): Epidemiologie der Psychopharmakabehandlung bei Menschen mit geistiger Behinderung. In: Häßler, F., Fegert, J. M. (Hg.): Moderne Behandlungskonzepte für Menschen mit geistiger Behinderung. Stuttgart.

Metzler, H. (2001): Hilfebedarf von Menschen mit Behinderung. Fragebogen zur Erhebung im Lebensbereich » Wohnen«/Individuelle Lebensgestaltung – (H. M. B.-W. – Version 5/2001) Online im Internet: URL: http://www.hamburger-gemeinschaftsstiftung.de/dateien/datei20060207110749-485.pdf

Michels, H. (1993): Erhebung zum Bedarf diagnostisch-therapeutischer Angebote in der Region Braunschweig-Wolfenbüttel-Helmstedt. In: Gaedt, Ch., Bothe, S., Michels, H. (Hg): Psychisch krank und geistig behindert. Regionale Angebote für psychisch kranke Menschen mit geistiger Behinderung. Dortmund.

Moss, St., Emerson, E., Kiernan, Ch., Turner, St., Hatton, Ch., Alborz, A. (2000): Psychiatric symptoms in adults with learning disability and challenging behaviour. British Journal of Psychiatry, 177: 452–456.

Robinson, N. M., Robinson, H. B. (1976): The mentally retarded child (3rd ed.). New York.

Sand, A. (1986): Inszenierung der Medikamentengabe. In: Gaedt, Ch. (Hg.): Besonderheiten der Behandlung psychisch gestörter geistig Behinderter mit Neuroleptika. Vorträge anläßlich des 1. Neuerkeröder Forums am 25.Mai 1986, Evangelische Stiftung Neuerkerode, 1986, S. 21–27 (zu beziehen über Ev. Stiftung Neuerkerode, Krankenhaussekretariat, Schusterweg 6, 38173 Neuerkerode, Tel. 05305201280, Fax: 05305201321).

Sand, A. (1994): Psychopharmakotherapie bei Menschen mit geistiger Behinderung. Einige Überlegungen aus psychotherapeutischer Sicht. In: Lotz, W., Koch, U., Stahl, B. (Hg.): Psychotherapeutische Behandlung geistig behinderter Menschen. Bedarf, Rahmenbedingungen, Konzepte. Bern, 257–276.

Schaal, D. W., Hackenberg, T. (1994): Toward a functional analysis of drug treatment for behavior problems of people with developmental disabilities. American Journal of Mental Retardation, 99: 123–124.

Schmidt, C. (1999): Therapievereinbarung. Ein Mittel zur Qualitätssicherung im Fachdienst. Orientierung, 2: 25.

Seidel, M. (1994): Aspekte der Psychopharmakotherapie psychischer Störungen bei Menschen mit geistiger Behinderung. In: Lotz, W., Koch, U., Stahl, B. (Hg.): Psychotherapeutische Behandlung geistig behinderter Menschen. Bedarf, Rahmenbedingungen, Konzepte. Bern.

Seidel, M. (1999): Und wenn ich krank werde? Orientierung, 2: 30–32.

Senckel, B. (1994): Mit geistig Behinderten leben und arbeiten. München.

Senckel, B. (1998): Du bist ein weiter Baum. Entwicklungschancen mit geistiger Behinderung durch Beziehung. München.

Sovner, R., Hurley, A. D. (1985): Assessing the quality of psychotropic drugs regimes prescribed for mentally retarded persons. Psychiatric Aspects of Mental Retardation Review, 4: 31–38.

Sternlicht, M. (1976): One view. In: Wortis, J. (Hg.): Mental retardation and developmental disabilities (Vol. 8). New York.

Szasz, T. S. (1960): Myth of mental illness. In: Mappes, T. A., Zembaty, J. S. (1991): Biomedical Ethics (Third edition). New York.

VEEMB (Hg.) (1995): Gesundheitsdienste für Menschen mit geistiger Behinderung. Besonderheiten – Kooperationsmodelle – Probleme – Erfahrungsberichte. Dokumentation der Arbeitstagung am 20. u.21. Oktober in Braunschweig (zu beziehen über den Bundesverband Evangelischer Behinderteneinrichtungen, Stuttgart, Stafflenbergstr. 76, Tel. 07112159-412).

Möglichkeiten und Grenzen einer psychodynamisch orientierten Beziehungsarbeit bei Menschen mit einer geistigen Behinderung

Ursula Pforr, Alfred Ising

Geistige Behinderung als Soziale Kategorie

Mit einem psychoanalytischen Verstehensansatz im Behindertenbereich zu arbeiten ist bis heute leider eher ungewöhnlich. Die meisten Menschen gehen nämlich davon aus, dass eine geistige Behinderung durch eine organische Schädigung verursacht wird und somit statisch und nicht veränderbar sei. Welchen Sinn sollte es da machen, mit analytischen Methoden zu arbeiten? Gerade Kostenträger tun sich schwer, bei diesem Personenkreis in Beziehungsarbeit und Aufbau von Persönlichkeitsstrukturen zu investieren. Sie erwarten Förderung der Selbstständigkeit in lebenspraktischen Bereichen, um den Betreuungsaufwand so weit wie möglich zu minimieren. Eine Veränderbarkeit der geistigen Behinderung halten sie nicht für möglich. Dabei hat sogar der Satz von Wolfgang Urban: »Unter angemessenen Bedingungen kann geistige Behinderung auch aufhören« (Urban 1995, S. 61) eine gewisse Berechtigung, ohne deswegen die Existenz von geistiger Behinderung bzw. möglichen organischen Ursachen von Behinderung leugnen zu wollen.

Viele Menschen glauben auch, dass man einen geistig behinderten Menschen an Aussehen und Verhalten sofort erkennen könne. Das ist aber genauso falsch. Vielen Menschen mit einer geistigen Behinderung sieht man ihre Behinderung nicht an. Und bei vielen, denen man die Behinderung ansieht, liegt dies nicht an physiognomischen Auffälligkeiten, sondern an einer für Menschen mit einer geistigen Behinderung typischen Mimik und Körpersprache. Diese haben aber psychische und nicht physische Ursachen. Menschen mit dem Down-Syndrom, mit ihren klar definierten Körpermerkmalen, sind eher die Ausnahme.

Außerdem wird eine geistige Behinderung meistens mit der organischen Schädigung gleichgesetzt, was ebenfalls falsch ist. Ein organischer Schaden mag mitverursachend und Auslöser für eine geistige Behinderung sein, er ist aber nicht die geistige Behinderung selbst und macht auch nur einen Teil der Behinderung aus. Bei einem Großteil der Menschen mit einer geistigen Behinderung spielt die organische Schädigung sogar eine eher untergeordnete Rolle und bei jedem zweiten geistig behinderten Menschen lässt sich überhaupt keine organische Schädigung nachweisen (vgl. Speck 1990, 46 f.). Viel entscheidender für die Entwicklung einer geistigen Behinderung sind die aufgrund gestörter Beziehungsmuster mangelhaft ausgebildeten psychischen Strukturen und – nicht zu unterschätzen – gesellschaftlich bedingte Rollenzuweisungen. Das Bild, das sich die meisten Menschen von einer geistigen Behinderung machen, geht weit an der Realität vorbei. Solange man sich seiner diesbezüglichen Vorurteile nicht bewusst geworden und dazu bereit ist, geistige Behinderung unter einem neuen Blickwinkel zu betrachten, wird man eher vermuten, dass in den folgenden Ausführungen über den Personenkreis der Menschen mit einer seelischen Behinderung gesprochen wird. Das ist aber nicht der Fall.

Es gibt keine allgemein anerkannte Definition von geistiger Behinderung und zu Recht gilt dieser Begriff als der problematischste Begriff der Heil- und Sonderpädagogik (Greving und Gröschke 2000, S. 7). Am treffendsten erscheint noch die Definition: Geistig behindert ist, wer in einer Einrichtung für Menschen mit einer geistigen Behinderung lebt oder betreut wird. Aber nicht einmal das trifft zu 100% zu, denn in Einrichtungen der Behindertenhilfe leben auch Menschen, bei denen sich alle Beteiligten einig sind, dass es sich eigentlich um keine geistig behinderten Menschen handelt, sie sich aber dennoch am für sie passenden Ort befänden. Umgekehrt gibt es Menschen mit einer eindeutigen geistigen Behinderung, die ihr Leben aber dennoch völlig unabhängig von Einrichtungen der Behindertenhilfe führen.

Außerdem gibt es wohl kaum ein Arbeitsfeld, in dem Theorie und Praxis so weit auseinanderklaffen, wie in der Arbeit mit geistig behinderten Menschen. Seit den 70er-Jahren des vorigen Jahrhunderts ist Dank den Erkenntnissen der sogenannten kritischen Behindertenpädagogik (Jantzen 1974, Reichmann 1984) bekannt, dass es sich bei einer geistigen Behinderung vor allem um eine soziale Kategorie handelt. Beschaffenheit und Ausgestaltung des Umfelds entscheiden über den Grad der Behinderung. Auch als geistig behinderter Mensch ist man nicht behindert, sondern man wird behindert. Nur noch schlecht sehen zu können, ist in unserer Gesellschaft in der Regel kein Problem, man besorgt sich einfach eine Brille. Nicht mehr laufen zu können, kann dagegen zu einem unlösbaren Problem werden, wenn das Umfeld nicht barrierefrei gestaltet ist. Genauso verhält es sich bei Menschen mit einer geistigen Behinderung. Auch hier ist die Gestaltung des sozialen Umfelds das entscheidende Kriterium. Doch weder diese Einsicht, noch die Erkenntnisse der letzten Jahre, die den psychodynamischen Aspekt einer geistigen Behinderung herausgearbeitet haben, wurden bis heute in der Praxis registriert oder gar umgesetzt. Hier geht man unbeirrt seit Jahrzehnten entsprechend dem sogenannten medizinischen Paradigma von einer rein organischen Ursache einer geistigen Behinderung aus. Die Ursachen für dieses sture Beharren auf längst überholten Theorien reichen zurück bis in die Zeit des Nationalsozialismus. Besonders Mattner hat sich eingehend mit dem Menschenbild, das dem medizinischen Paradigma zugrunde liegt, beschäftigt und eindrucksvoll seine Herkunft und Wirkungsweise aufgezeigt (vgl. u. a. Mattner und Gerspach 1997, S. 13 ff.; Mattner 2000, s. a. in diesem Band).

All diese Erkenntnisse werden in der Praxis jedoch hartnäckig ignoriert, hier herrscht immer noch uneingeschränkt das medizinische Paradigma. Dass für die Ausbildung und den Grad einer geistigen Behinderung immer die psychodynamischen und gesellschaftlichen Faktoren entscheidend sind, wird nicht gesehen. Dabei wirken selbst organische Schädigungen immer nur indirekt über den – durch die Schädigung erschwerten – Aufbau von Persönlichkeitsstruktur. Verhalten liegt nicht abgespeichert auf den Genen, Verhalten resultiert immer aus bestimmten psychischen Strukturen.

Wir werden im Folgenden ausführen, unter welchen spezifischen Bedingungen die Persönlichkeitsentwicklung von Menschen mit einer geistigen Behinderung üblicherweise verläuft. Anhand von drei Fallvignetten werden wir dann versuchen aufzuzeigen, welche Folgen dies für die Praxis hat und welche Möglichkeiten sich durch einen psychoanalytisch-pädagogischen Verstehensansatz eröffnen.

Ursula Pforr, Alfred Ising

Psychodynamische Aspekte einer geistigen Behinderung

Fast allen Menschen mit einer geistigen Behinderung ist gemeinsam, dass ihr Start ins Leben vom ersten Tag an unter psychodynamischen Aspekten völlig daneben gegangen ist. Steht die Diagnose bereits bei der Geburt fest, so hat dies in der Regel dramatische Auswirkungen auf die Beziehungsfähigkeit der Eltern. Die Eltern sind in der Regel geschockt und verzweifelt, häufig mit Schuldgefühlen oder gar Todeswünschen in Richtung Kind. In dieser Verfassung sind sie kaum dazu in der Lage, die Rolle der primären Bezugspersonen in angemessener Weise einzunehmen.

Seit vielen Jahren ist bekannt, wie wichtig es für die psychische Entwicklung des Kindes ist, dass seine Eltern dazu in der Lage sind, sich in das Kind einzufühlen, seine Bedürfnisse zu erkennen und diese zu befriedigen. Winnicott spricht in seinen Aufsätzen von dem *fortdauernden Sein* des Kindes, das nicht gestört werden darf, wenn Entwicklung in Gang kommen soll, wobei er aber betont, dass Eltern nicht perfekt sein müssen, weil Kinder normalerweise in der Lage sind, ein relatives Versagen der primären Bezugspersonen durch psychische Aktivität auszugleichen. Eltern müssen also nur gut genug, nicht aber perfekt sein (vgl. Winnicott 1976, S. 163 ff.; 1974).

Eltern früh diagnostizierter Kinder haben aber in der Regel nicht den Schonraum, den man benötigt, um den von Winnicott – leider entsprechend seiner Zeit – *primäre Mütterlichkeit* genannten Zustand auszubilden und zu entfalten und somit das fortdauernde Sein des Kindes zu sichern. Dazu bräuchten sie innere Ruhe und nicht das oben geschilderte Gefühlschaos. Sie sind daher nicht *gut genug*. Es wird immer wieder zu von Winnicott *Übergriffe* genannten Situationen kommen, in denen die Abstimmung zwischen Bezugsperson und Kind nicht gelingt und dadurch das fortdauernde Sein des Kindes empfindlich gestört wird. Wirklich organisch geschädigte Kinder bräuchten in dieser Phase aber eigentlich primäre Bezugspersonen, die in besonderer Weise dazu in der Lage wären, diese sogenannte *primäre Mütterlichkeit* zu leben.

Hier treffen zwei negative Voraussetzungen in unguter Weise aufeinander. Aufgrund ihrer persönlichen Situation sind die Eltern weniger gut in der Lage, auf ihr Kind in der erforderlichen Weise einzugehen und aufgrund seiner organischen Schädigung ist das Kind weniger in der Lage, ein Versagen der Eltern auszugleichen. Laut Gaedt entsteht hier vom ersten Tag an ein Webfehler in der psychischen Struktur, der sich durch die gesamte psychische Entwicklung zieht (Gaedt 1987, S. 15).

Die zweite Möglichkeit, eine geistige Behinderung zu entwickeln, sind Eltern, die aufgrund eigener Probleme (mental, psychisch oder sozial) nicht in der Lage sind, in der für eine gesunde psychische Entwicklung erforderlichen Weise in Beziehung zu ihrem Kind zu treten. Die Folgen für die psychische Strukturbildung sind für nicht behinderte Kinder bereits gut dokumentiert und beschrieben worden. Bei extremer Entwicklungsverzögerung und schweren Verhaltensauffälligkeiten wird hier besonders bei Kindern aus sozial schwachem Milieu oft nachträglich der Verdacht auf einen frühkindlichen Hirnschaden diagnostiziert.

Eine dritte Möglichkeit schließlich besteht darin, dass das Kind innerhalb der Familie eine bestimmte Funktion erfüllen muss. Häufig dient die Behinderung des Kindes als Sühne für einen »Fehltritt« eines Familienmitgliedes. Oder die Behinderung des Kindes soll von massiven Familienproblemen ablenken. Solange sich alles um die Behinderung drehen kann, bleibt der eigentliche Konflikt verdeckt. Immer wieder kann man erleben, dass bei der Herausnahme des behinderten Menschen aus seiner Familie heftige Konflikte ausbrechen, die mit dem behinderten Familienmitglied oder dessen Behinderung nichts zu tun haben.

Mittlerweile gibt es zunehmend Veröffentlichungen, die sich mit den Besonderheiten der psychischen Strukturbildung bei Menschen mit einer geistigen Behinderung beschäftigen. Stellvertretend seien hier Gaedt (1987, 1990, 2000, 2002), Gerspach (1998, s. a. in diesem Band), Gerspach und Mattner (2004), Katzenbach (2004a, 2004b, s. a. in diesem Band), Niedecken (1989, 2003), Schnoor (1992) und Sinason (2000) genannt. Sie alle setzen sich ausführlich mit dem psychodynamischen Aspekt einer geistigen Behinderung auseinander. Hat ein Kind erst einmal den Stempel »geistig behindert« erhalten, so verläuft die weitere Entwicklung in der Regel extrem unterschiedlich zu der Entwicklung von nicht behinderten Kindern. Man wird z. B. nur noch praktisch und nicht mehr intellektuell gebildet, nur noch trainiert und nicht mehr therapiert. Während der Adoleszenz werden die Unterschiede besonders deutlich. Versuche von Autonomie und größerer Selbstständigkeit werden nicht akzeptiert und gefördert, sondern im Gegenteil unterdrückt und verhindert. Menschen mit einer geistigen Behinderung bleiben so in einer unendlichen Adoleszenz stecken, die sie zu lebenslanger Abhängigkeit verurteilt (vgl. Pforr 1997). Auch wenn man nicht festlegt, in welchem Verhältnis organische und psychische Beeinträchtigung bei einer geistigen Behinderung zueinander stehen, bleibt auf jeden Fall ein weites Betätigungsfeld für analytische Betrachtungsweisen.

Im Behindertenbereich wird auffälliges Verhalten üblicherweise der organischen Schädigung zugeschrieben und mit medizinischen oder pädagogischen Mitteln bekämpft. Psychische Strukturbildung, bis hin zur reifen erwachsenen Struktur, wird in der Regel sogar systematisch verhindert und somit zum Schweregrad einer geistigen Behinderung entscheidend mit beigetragen. Ambulante Betreuungsstrukturen eröffnen die Chance, über korrigierende Erfahrungen noch nachträglich psychische Strukturen aufzubauen und die Rollenzuweisungen zumindest aufzuweichen. Dies geschieht in mehreren Phasen, die aber bei weitem nicht von jedem Klienten alle erfolgreich durchlaufen werden. Bei einigen Klienten sind die Wiederholungszwänge so stark, dass es uns auch in unserem Rahmen nicht gelingt, diese aufzubrechen. Oft erweist sich aber eher das gesellschaftliche Umfeld, angefangen bei der Familie, bis hin zu zuständigen Ämtern und Behörden als das größte Hindernis. Hier bestehen in der Regel die größten Widerstände, den Klienten aus der ihm zugewiesenen Rolle zu entlassen.

Es war von mehreren Phasen die Rede. Im Mittelpunkt der ersten Phase steht zunächst der Aufbau einer tragfähigen Betreuungsbeziehung. Dies ist nicht immer einfach und erweist sich bei einigen Klienten als die größte Hürde. Aufgrund ihrer Beziehungserfahrungen in der Vergangenheit haben sie große Schwierigkeiten, sich auf einen Menschen wirklich einzulassen. Teilweise verfügen sie gar nicht über die notwendigen psychischen Strukturen, die für die Gestaltung einer reifen Objektbeziehung erforderlich sind. Oder sie verstricken ihr Gegenüber in Auseinandersetzungen, die immer wieder in denselben Beziehungsmustern enden. Viele unserer Klienten haben auch jahre- bis jahrzehntelange Erfahrung im Umgang mit Pädagogen, weil sie fast ihr gesamtes Leben in stationären Einrichtungen verbracht haben. Diese Klienten haben gelernt, wie man Anforderungen von Pädagogen aus dem Weg gehen kann.

In dieser Phase ist es Aufgabe des Pädagogen, immer wieder Beziehungsangebote zu machen, sich als verlässliches und haltendes Objekt anzubieten. Genauso wichtig ist aber auch, sich verstricken zu lassen und zu versuchen zu verstehen, aus welchen frühen Beziehungserfahrungen die aktuellen Beziehungsmuster resultieren. Erst mithilfe dieses Verständnisses wird es gelingen, dem

Klienten neue Beziehungserfahrungen zu ermöglichen (vgl. Trescher 1993). Gelegentlich muss man sich auch erst eine Zeit lang in psychischer Hinsicht als nicht zerstörbar erweisen, da der Klient mit allen Mitteln versuchen wird, die Erfahrung eines guten, haltenden Objektes zu verhindern. Ist es gelungen, eine tragfähige Betreuungsbeziehung aufzubauen, so kann man auf dieser Basis in einer zweiten Phase damit anfangen, Hilfs-Ich und Hilfs-Über-Ich-Funktionen zu übernehmen, was im Idealfall schließlich über umwandelnde Verinnerlichung zum »Aufbau eigener Strukturen führt« (vgl. Pforr 1993).

Wichtig für das Verständnis der Psychodynamik von Menschen mit einer geistigen Behinderung sind auch die Erkenntnisse der letzten Jahre in der Säuglingsforschung und Bindungstheorie. Viele der dort aufgezählten Voraussetzungen für eine gesunde psychische Entwicklung werden bei Menschen mit einer geistigen Behinderung, häufig aus den unterschiedlichsten Gründen, nicht erfüllt. Die Folgen sind unreife oder beschädigte psychische Strukturen und Bindungsmuster nach dem unsicher oder ambivalent gebundenen Bindungstyp.

Interessant ist auch das Mentalisierungskonzept von Fonagy (et al. 2004). Auch hier wird deutlich, was in der frühen Eltern-Kind-Beziehung bei geistig behinderten Kindern nicht gelungen ist. Und es zeigt die Verknüpfung der kognitiven mit der emotionalen Entwicklung auf. Eine wichtige Aufgabe von Eltern besteht in der sogenannten Affektspiegelung. Wir alle kennen dieses Phänomen. Die Gefühlsäußerung eines Säuglings wird aufgegriffen und in leicht modulierter Form zurückgegeben. Was so einfach klingt, ist ein sehr komplexer Vorgang mit mehreren Effekten. Er hilft dem Säugling beim Wahrnehmen seiner Gefühle und bei der Entwicklung der sogenannten *theory of mind*, dem Bewusstsein, ein denkender Mensch zu sein, der in Beziehung zu anderen denkenden Menschen steht. Und er hilft nicht zuletzt dabei, das Gefühl zu entwickeln, in der Welt etwas bewirken zu können, denn schließlich reagiert mein Gegenüber auf mich, d. h. ich kann sein Verhalten steuern (vgl. Gerspach in diesem Band). Dies alles setzt aber voraus, dass der Erwachsene sich den Säugling als denkendes und entwicklungsfähiges Wesen vorstellen kann. Wenn Eltern kein Bild von ihrem Kind als denkendem Wesen haben, weil ihnen gesagt wurde, dass ihr Kind schwer behindert sei, so wird das Kind kaum dazu in der Lage sein, sich zu einem denkenden Wesen zu entwickeln. Denn nur über die primären Bezugspersonen, die sich dem Kind gegenüber so verhalten, als ob es ein denkendes Wesen sei, wird das Kind in die Lage versetzt, genau dies zu tun. Bereits diese frühen

Interaktionen zwischen Säugling und Bezugsperson sind häufig bei Menschen mit einer geistigen Behinderung misslungen. Das Wissen um die Behinderung des Kindes – oder aber die Schwere der eigenen Probleme – verhindern die für die Entwicklung so wichtige Affektspiegelung.

Mit Spannung warten wir auch darauf, dass die Erkenntnisse der neurobiologischen Forschung auf den Behindertenbereich übertragen werden. Dass das Gehirn wie ein Muskel trainiert werden kann und sollte, dass bis ins hohe Alter im Gehirn neue Zellen und Verknüpfungen gebildet werden können und vor allem, dass Affekte und Beziehungserfahrungen eine entscheidende Rolle beim Aufbau der Hirnstruktur spielen, widerspricht der gängigen Praxis im Behindertenbereich diametral. Hier geht man davon aus, dass es im Gehirn allenfalls zu Abbauprozessen kommen kann und sieht keinerlei Sinn in intellektuellen Förderprozessen.

Das immer noch vorherrschende medizinische Paradigma führt in der Praxis immer wieder dazu, dass die Entwicklungsmöglichkeiten bei einer geistigen Behinderung als sehr beschränkt gesehen werden. Die Vorstellung, dass Menschen mit einer geistigen Behinderung nur praktisch, nicht aber intellektuell bildbar seien, hat aber verheerende Auswirkungen, zumindest auf den Grad der Behinderung. Wir wissen heute, dass man sein Gehirn ein Leben lang trainieren sollte, weil nicht genutzte Bahnen verkümmern und intensiv genutzte Regionen aufgebaut werden können. Vor dem Hintergrund dieses Wissens wird deutlich, welche einschneidenden Folgen die aktuelle Praxis im Behindertenbereich hat. Hirnstrukturen werden weder gefördert noch gefordert, sodass sie im Laufe der Jahre immer weiter verkümmern, anstatt gefördert und aufgebaut zu werden. 2006 wurde die Bundesrepublik Deutschland von Vernor Muñoz (2007), dem Sonderberichterstatter der UN für das Recht auf Bildung, darauf hingewiesen, dass sowohl das dreigliedrige Schulsystem als auch das Sonderschulwesen in Deutschland dem in der Charta der Vereinten Nationen verbrieften Menschenrecht auf Bildung widerspricht. Seit über einem Jahr wartet er nunmehr auf eine Reaktion aus Deutschland. Und auch in der Öffentlichkeit wurde allenfalls Muñoz Kritik am dreigliedrigen Schulsystem Deutschlands wahrgenommen. Dass sich unter diesem System noch ein zusätzliches (mehrstöckiges und verzweigtes) Kellergewölbe befindet, ist kaum bekannt. Trotz eindeutiger Studien zu den negativen Auswirkungen des weltweit einmaligen Sonderschulwesens in Deutschland halten wir unbeirrt daran fest. Anstatt zu erkennen, dass die mangelnde Förderung der intellektuellen Entwicklung das Problem ist, herrscht im Behindertenbereich immer noch die weit verbreitete Meinung, dass Menschen mit einer geistigen Behinderung mit zunehmendem Alter halt *abbauen*, was bei der *Förderung* allerdings nicht verwundert.

Fallvignetten aus der Praxis

Alle drei im Folgenden geschilderten Beispiele zeichnen sich durch extrem auffälliges, aggressives bzw. autoaggressives Verhalten aus, das in allen drei Fällen der organischen Behinderung zugeschrieben wurde und von daher als nicht oder kaum veränderbar galt.[1] Man könnte zwar versuchen, es mit pädagogischen Mitteln einzudämmen, die Grundproblematik würde aber bestehen bleiben. Wir werden versuchen aufzuzeigen, dass dieses Verhalten nichts mit einer eventuell vorhandenen organischen Grundstörung zu tun hat, sondern sich allein mit psychoanalytisch-pädagogischen Mitteln erklären und verändern lässt.

Als erstes Beispiel, noch aus dem Außenwohnbereich einer stationären Einrichtung, sei hier ein damals knapp 30jähriger Mann genannt, aus schwierigen sozialen Verhältnissen stammend, als Kleinkind bereits in Heimen untergebracht und dort mit dem Etikett »frühkindlicher Hirnschaden« versehen, als er in seinem Verhalten immer auffälliger wurde. Mit neun Jahren wechselte er mit erheblichen Entwicklungsverzögerungen und einem Verhalten, das im Kinderheim nicht mehr tragbar war, in eine große Behinderteneinrichtung. In seiner Akte wurde er als »gemeinschaftsunfähig, äußerst erethisch und triebhaft und gefährlich für andere« beschrieben. Seine intellektuellen Fähigkeiten waren »deutlich eingeschränkt«. Im Alter von zehn Jahren kannte er weder seinen Geburtstag, noch Wochentage, Monatsnamen oder die Uhr. Auch nach Vorlage konnte er kaum schreiben und überhaupt nicht lesen. Mithilfe der Finger konnte er im Zahlenraum bis zwanzig mühsam etwas addieren. Jahrelang wurde erfolglos versucht, sein aggressives Verhalten medikamentös in den Griff zu bekommen. Entweder wurde zu hoch dosiert und er schlief nur noch und konnte nicht mehr am Unterricht teilnehmen oder man reduzierte die Dosis und er wurde sofort wieder aggressiv und gefährlich. Seine Wutausbrüche richteten sich gleichermaßen gegen Bewohner und Mitarbeiter.

Dieser Mann hatte fast drei Jahrzehnte Erfahrung im Umgang mit Pädagogen. Außerdem war er gewohnt, dass man Respekt vor seinen Wutausbrüchen hatte, denn er schreckte auch nicht vor Aggressionen gegenüber Mitarbeitern zurück. In seiner Vorstellung gab es zwei Sorten von Mitarbeitern. Erstens repressive A...s, denen man lieber aus dem Weg ging und zweitens harmlose Feiglinge, die man mit seinen Wutausbrüchen beeindrucken konnte. Beide Varianten konnte man nicht ernst nehmen und respektieren. Als neuer Mitarbeiter wurde man ständig in Szenen verwickelt, die einen zu Reaktionen nötigten, die einen der einen oder anderen Kategorie zuordneten. Als Frau landete man eigentlich automatisch in der zweiten. Auf dieser Basis war keine tragfähige Betreuungsbeziehung möglich. Die Position des guten, starken und haltenden Objekts stand nicht zur Disposition. Je mehr er spürte, dass ich aufgrund unserer neuen Betreuungsbeziehung für ihn wichtig zu werden begann, umso mehr verwickelte er mich in entsprechende Szenen. Immer wieder versuchte er, mich zu provozieren. Da ich den Situationen eher auswich, um nicht autoritär reagieren zu müssen, war ich bereits kurz davor, der Kategorie *harmlos* zugeordnet zu werden. Die einzige Chance bestand schließlich darin, die Szene auf eine für ihn unerwartete Weise aufzulösen und somit für eine neue Erfahrung zu sorgen. Aber wie sollte das gehen?

Eines Nachmittags bot sich eine Gelegenheit. Es war der Tag, an dem er sein Essens- und Taschengeld ausgezahlt bekam. Er war bester Laune und verhielt sich mir gegenüber in einer Art und Weise respektlos, dass die gesamte Gruppe schon unruhig wurde. Ich verbat mir sein Verhalten, was ihn aber eher noch anregte, weiter zu machen. Er wusste genau, dass ich keine Möglichkeiten hatte, sein Verhalten zu stoppen. Schließlich drohte ich ihm mit Abzügen von 10,– DM für jede weitere Respektlosigkeit. Er lachte und meinte: Das traust du dich nicht. Ich lachte zurück und sagte: OK, 70 minus 10 ist 60. Der Nachmittag verging mit weiteren Respektlosigkeiten und Geldabzügen in 10-DM-Schritten, bis kein Geld mehr übrig war, das er zu bekommen gehabt hätte. Durch diesen stundenlangen Vorlauf war die Szene mittlerweile von beiden Seiten extrem hoch besetzt. Außerdem hatten wir die gesamte Gruppe als Zuschauer. Wenn ich ihm das Geld jetzt noch gab, hätte ich für lange Zeit jeden Respekt verloren. Es ihm nicht zu geben, wäre nur mit Hilfe von männlichen Kollegen möglich gewesen. Aber wie sollte man diese Szene in einer unerwarteten Weise auflösen? Ich gab einem Freund von ihm heimlich sein Geld, dann verabschiedete ich mich freundlich und ging. Er brauchte einen Moment, um zu begreifen, dass ich tatsächlich vorhatte zu gehen. Ich saß allerdings kaum im Auto, als er herangetobt kam, sich drohend vor meinem Auto aufbaute und schrie, dass ich das mit ihm nicht machen könne. Ich ließ ihn eine Zeitlang toben, da ich mich in meinem Auto doch relativ sicher fühlte, verwies ihn aber schließlich an seinen Freund. Diese Wendung verblüffte ihn zutiefst. Er konnte nicht in dem Gefühl gehen, mich mit seinen Aggressionen eingeschüchtert und somit zur Herausgabe des Geldes gezwungen zu haben. Ganz im Gegenteil, er fühlte sich hereingelegt. Das Geld befand sich ja bereits mit dem Auftrag, es ihm auszuhändigen, bei seinem Freund. Mir gab dies den Mut, mich seinen Aggressionen zu stellen. Im Notfall hätte ich ihn von mir weg zu seinem Geld verweisen können. Zum Abschluss gab ich ihm den Rat, in Zukunft vorsichtiger bei mir zu sein. Offensichtlich kenne er mich noch nicht gut genug. Ich würde mir Respektlosigkeiten nicht gefallen lassen. Ich würde ihn aber auch nie mit Geldabzug bestrafen (eine im Heim weit verbreitete Praxis). Es sei sein Geld, das ihm auch zustehe.

Diese Szene wurde zur Schlüsselszene in unserer Betreuungsbeziehung, wir reden heute noch gelegentlich darüber. Sie veränderte sein Verhalten und unsere Betreuungsbeziehung nachhaltig und schuf somit die Basis für wichtige Entwicklungsschritte. Es war mir gelungen, die Szene in einer unerwarteten Weise aufzulösen. Ich gehörte seitdem weder zu den verachteten noch zu den gehassten Mitarbeitern. Dieses zugegebenermaßen seltene Beispiel dafür, dass, wer versteht, manchmal sogar zaubern kann (Trescher 1983), konnte nur in dieser Form gelingen, weil keine störenden Einflüsse von außen auf unsere Beziehungsgestaltung wirkten. Es gab weder Familie noch Sachbearbeiter noch Verantwortliche einer Einrichtung, die in irgendeiner Form eine aktuelle Rolle hätten spielen können. Der Mann war nämlich nur Gast, nicht aber Bewohner der Außenwohngruppe. Als ehemaliger Bewohner der Einrichtung kannte er zwar die Bewohner der Außenwohngruppe und verbrachte gern seine Freizeit mit ihnen, er wohnte aber in einer eigenen Wohnung im Nachbarort. Betreutes Wohnen gab es noch nicht, meine Hilfsangebote und seine Annahme der Hilfe erfolgten auf freiwilliger Basis. Über Monate hinweg konnte ich also eher nachgeben, ohne mich einem Vorgesetzten gegenüber hierfür rechtfertigen zu müssen. Und keine Familie und kein Sachbearbeiter konnte auf die Idee kommen, dass eine andere Betreuungsform die geeignetere für den Mann sein könnte, da er sich in dieser offenen Form ja ganz offensichtlich nicht lenken ließ. Gerade im Bereich Finanzen war sein Verhalten katastrophal. Er gab Geld, das er noch gar nicht besaß, mindestens dreimal aus und verschuldete sich rasant. Und seine aggressiven Durchbrüche endeten immer wieder in körperlichen Auseinandersetzungen. Es schien nur eine Frage der Zeit, bis dieses Verhalten rechtliche Folgen für ihn haben würde. Nach der oben beschriebenen Szene waren diese Probleme zwar noch nicht gelöst, er konnte mich jetzt aber als Partner und nicht mehr als Gegner im Kampf um seine Kontrollverluste (sowohl bei Finanzen als auch bei Aggressionen) erleben, da sich unsere Beziehung entscheidend verändert hatte. Der Mann ist mittlerweile 50 Jahre alt und hat sich in seinem Verhalten und Auftreten so einschneidend verändert, dass man es sich nicht mehr vorstellen kann, dass er als geistig behinderter Mensch in einer Einrichtung für geistig behinderte Menschen aufgewachsen ist. Auch sein aggressives Verhalten ist kein Thema mehr. Seit vielen Jahren muss er seine Wut nicht mehr körperlich ausagieren, allenfalls kann es noch zu verbalen Aggressionen kommen. In Ausnahmesituationen ist sein Erregungsgrad zwar immer noch überdurchschnittlich hoch, er hat aber gelernt dies zu kontrollieren.

An diesem Beispiel kann man auch sehr gut erkennen, dass die Methode des szenischen Verstehens (Trescher 1993) nicht nur aus dem Verstehen besteht, sondern sich in drei Phasen aufteilen lässt. Als erstes muss man sich verstricken und die Szene wieder und wieder in der gewohnten Weise ablaufen lassen. Hierüber wächst – eventuell mithilfe von Supervision – das Verständnis, was sich hinter der Szene verbirgt und damit ausgedrückt werden soll. Im günstigsten Fall ergibt sich aus dem Verständnis auch bereits die Idee, wie die Szene aufgelöst werden kann. Gelegentlich findet sich aber trotz Verständnis zunächst keine Lösung, weil die Wiederholungszwänge beim Klienten zu stark sind. In dieser Situation bleibt dann nur, sich so zu schützen, dass man die Szenen (in psychischer Hinsicht) »überleben« und dem Klienten demonstrieren kann, dass man auch weiter als gutes, haltendes und nicht zerstörbares Objekt zur Verfügung steht. Diese Erfahrung führt bei den Klienten in Verbindung mit der Erkenntnis, dass es da einen Menschen gibt, der an seine Entwicklungsfähigkeit glaubt, in der Regel dazu, dass im Laufe der Zeit tatsächlich Entwicklung in Gang kommt und festgefahrene Strukturen aufweichen.

Das zweite Beispiel stammt aus dem Betreuten Wohnen und ist ganz aktuell. Es handelt sich um eine ebenfalls 30-jährige Frau, bei der aggressives Verhalten ebenfalls eine zentrale Rolle spielte. Bei der Geburt wurde eine Gehirnblutung festgestellt. Es folgte ein fünfmonatiger Krankenhausaufenthalt mit einer Operation zur Behebung eines Hydrocephalus internus. Unklar ist, warum dies fünf Monate dauerte. Außerdem entwickelte sie eine Epilepsie. Aus Kindheit und Jugend ist nicht viel bekannt. Sie wuchs im ländlichen Bereich bei ihrer Familie auf und schaffte mit Mühe (und großem Wohlwollen der

Lehrer) die Hauptschule. Mehrere Maßnahmen zur beruflichen Eingliederung scheiterten. Als wir sie im Alter von 30 Jahren kennen lernten, war sie gerade zum 11. Mal in die Psychiatrie eingewiesen worden. Zusätzlich zu ihrer Epilepsie und geistigen Behinderung hatte sie eine schwere Persönlichkeitsstörung entwickelt.

Zu ihrer Mutter bestand eine extreme Abhängigkeit, die mit einem intensiven Wunsch nach Selbstständigkeit konkurrierte. Dieser Konflikt erreichte bei dieser Frau ein Ausmaß, wie wir es, trotz reichlich Erfahrung, noch nie erlebt hatten. Ständig war sie auf der Suche nach Nähe, hatte sie diese gefunden, konnte sie sie aber nicht aushalten. Auf der Suche nach Kontakt sprach sie auch fremde Menschen an und verteilte regelmäßig Zettel mit ihrem Namen und ihrer Telefonnummer. Anfangs waren diese Zettel mit der offenen Aufforderung zu sexuellen Kontakten versehen. Immer wieder kam es in der Öffentlichkeit auch zu Wutausbrüchen, während derer sie laut und beleidigend herumschrie. Diese Form der Belästigung ihrer Mitbürger trug ihr zahlreiche Hausverbote in Cafés und Geschäften ein. Gelegentlich fand sie über die Zettel aber auch Sexualpartner.

Vom ersten Tag an drehte sich die Betreuung dieser Frau fast ausschließlich um Nähe und Distanz, um Halten oder Grenzen ziehen. Sie sprengte alle bei uns bis dahin gültigen Maßstäbe. Sie hatte häufigere und längere Betreuungstermine als üblich und sie wurde von drei anstelle von zwei Mitarbeitern betreut. Außerdem nahm sie gerne und häufig den Freizeitbereich in Anspruch, benötigte dort aber eine zusätzliche Betreuungsperson, die sich ganz um sie kümmern und sie z. B. nach Hause fahren konnte, wenn sie den Freizeittermin vorzeitig abbrach, weil sie die Gruppensituation nicht mehr aushielt, was anfangs regelmäßig geschah. An zwei Tagen pro Woche besuchte sie stundenweise eine Tagesstätte.

Trotz dieser intensiven Betreuung durch uns fiel das Engagement der Familie noch weit intensiver aus. An vier Tagen pro Woche wurde sie (meist vom Bruder) ins gut 20 km entfernte Elternhaus abgeholt und verbrachte dort den Tag. Sie wurde mit Essen überversorgt und die Wohnung wurde von ihrer Mutter für sie sauber gehalten. Dies war insofern erstaunlich, als es die Familie eigentlich nicht miteinander aushielt. Es kam immer wieder zu schweren Auseinandersetzungen, die auch in Handgreiflichkeiten enden konnten. Die Mutter war außerdem gesetzliche Vertretung in allen Bereichen, was zusätzlich immer wieder zu Auseinandersetzungen führte.

Im Team gelang es uns nicht, Einigkeit bezüglich des richtigen Vorgehens zu erzielen. Diese ständigen Auseinandersetzungen in Teamsitzungen und Supervision waren mindestens so belastend wie die direkten Betreuungstermine mit der Frau und die Gespräche mit der Familie. Mehrfach wechselten die Hauptbezugsbetreuer. Auffällig war das Ausmaß an Aggressivität auf allen Ebenen. In der Familie, im Team, in den Reaktionen der Umwelt, in der Frau selbst. Selbst ihre epileptischen (psychomotorischen) Anfälle ähnelten aggressiven Wutausbrüchen.

Insgesamt haben wir sie fast fünf Jahre betreut. Im Laufe dieser Jahre stabilisierte sich das Betreuerteam, sie machte große Fortschritte bezüglich Kommunikations- und Gruppenfähigkeit, an Freizeitangeboten konnte sie bis zum Ende teilnehmen und dreimal nahm sie sogar an Urlaubsfreizeiten teil, was allerdings nur mit einer zusätzlichen Betreuungsperson möglich war.

Wirkliche Fortschritte in Richtung Selbstständigkeit ergaben sich jedoch nicht. Sie blieb in einem Ausmaß an ihre Familie gebunden, die keinen Platz für eine wirklich tragfähige Betreuungsbeziehung ließ. Vorsichtige Versuche, sich von der Familie zu lösen wurden mit der Drohung eines Beziehungsabbruchs von Seiten der Familie beendet. Auf der anderen Seite wurde ihr immer wieder eine Rückkehr ins Elternhaus in Aussicht gestellt, was sie sich sehr wünschte, da sie sich ausgestoßen fühlte. Bis zum Schluss war auch unser Verhältnis zur Familie widersprüchlich. Auf der einen Seite erwarteten wir, dass sich die Familie weiter zurückzieht und Raum für Entwicklung freigibt. Auf der anderen Seite bezogen wir sie aber sogar selbst immer wieder in einem Maße ein, wie wir es bei anderen Klienten nie zugelassen hätten.

Als wir die Betreuung aufnahmen, hatte sie gerade die dritte eigene Wohnung bezogen (eine Eigentumswohnung in einem Hochhaus, von der Familie extra für diesen Zweck erworben). Bereits nach kurzer Zeit war sie dort aufgrund ihres auffälligen Aussehens und Verhaltens zur Zielscheibe der übrigen Bewohner geworden. Insbesondere eine Gruppe von Kindern hatte Spaß daran, sie zu reizen und zum Ausrasten zu bringen. Versuche, ihr eine neue Wohnung zu besorgen, scheiterten am Widerstand der Familie, die hierüber zu entscheiden hatte.

Da sie sich auch zunehmend darüber ärgerte, nicht einmal ohne Absprache mit ihrer Mutter zum Arzt gehen zu können, wuchs in ihr der Wunsch nach einem Wechsel der gesetzlichen Betreuung. Schließlich wagte sie diesen Schritt trotz der Drohung der Mutter, die Beziehung komplett abzubrechen, machte im entscheidenden Moment aber wiederum einen Rückzieher. In dieser Situation erkannte die Betreuungsstelle leider nicht den Grundkonflikt und entschied, dass eine Betreuung durch die Mutter in diesem Fall doch sehr sinnvoll sei, da sich die Mutter ja sehr engagiere und für ihre Tochter einsetze.

Und so blieb sie in ihrer Wohnung und die Situation wurde immer unerträglicher. Es gelang uns weder, die Familie von einem Wohnungswechsel, noch die Betreuungsbehörde von einem Betreuerwechsel zu überzeugen. Schließlich entstand wiederum die Idee, ins Elternhaus zurückzukehren. Wir konnten nur noch verhindern, dass die Wohnung sofort aufgegeben wurde, ohne zunächst ein Probewohnen durchzuführen. Dieses Probewohnen scheiterte wie befürchtet. Die Mutter hatte sich schließlich sogar selbst einschließen müssen, um sich vor den Attacken der Tochter in Sicherheit zu bringen. Es würde an dieser Stelle zu weit führen, alle Details der weiteren Entwicklung zu schildern.

Nach dem Scheitern des Probewohnens wurde erneut eine Zwangseinweisung in die Psychiatrie veranlasst. Unsere Warnungen, dass der enge Rahmen der Psychiatrie in Verbindung mit dem erzwungenen Gruppenleben ihren Zustand dramatisch verschlechtern werde, wurden ignoriert. Alle beteiligten Stellen kamen zu dem Ergebnis, dass die Schwere der Behinderung eine stationäre Betreuung erforderlich mache. Der Versuch, sie in eine entsprechende Einrichtung einzugliedern, scheiterte aber an ihrem aggressiven Verhalten. Nach 14 Monaten in der Psychiatrie wurde sie schließlich auf die geschlossene Abteilung einer Seniorenresidenz verlegt, da sie in einer Behinderteneinrichtung aufgrund ihres immer extremer werdenden Verhaltens, trotz hoher Medikation, nicht mehr zu halten war. Doch auch dieser Versuch scheiterte – diesmal an einem Suizidversuch der Frau, die die Zustände auf der geschlossenen Station nicht mehr ertragen konnte. Seit einem Jahr befindet sie sich nunmehr wieder in der Psychiatrie, ohne Aussicht auf eine sinnvolle Gestaltung ihrer Zukunft.

Woran ist die Betreuung gescheitert? Uns ist es nicht gelungen, eine tragfähige Betreuungsbeziehung zu ihr aufzubauen und mehr Bedeutung in ihrem Leben zu erlangen als die Familie. Außerdem ist es uns nicht gelungen, das Geheimnis der Familie zu lüften. Woher kommt diese ungeheure Energie, die die Familie zusammenkleben lässt und die bei ihr zu so massiven aggressiven Durchbrüchen führt? Auch ist es uns nicht gelungen, im notwendigen Maße Realität einzuführen. Anderen Klienten hätten wir nachdrücklicher deutlich gemacht, welches Risiko ihr Verhalten birgt (z. B. das des Zettelverteilens, das mit ein Einweisungsgrund war). Bei ihr waren wir selber so verstrickt, dass wir zu erwartende Reaktionen der Umwelt (Familie, Behörden, Nachbarn) nicht mehr realistisch einschätzen konnten.

Auch an diesem Beispiel wird deutlich, dass szenisches Verstehen aus mehreren Stufen besteht. Sich verstricken lassen allein genügt nicht. Man muss sich auch wieder aus der Verstrickung lösen und aus der Distanz versuchen, die Szene zu verstehen. Gelingt dies nicht, so wird man auch nicht in der Lage sein, die Szene sinnvoll aufzulösen.

Wir haben dieses – zugegebenermaßen extreme – Beispiel eingebracht, um deutlich zu machen, dass bei dieser Frau nicht die originäre organische Schädigung den Grad der Behinderung ausmacht, sondern die psychodynamischen Verstrickungen mit der Familie und das Verhalten der gesellschaftlichen Institutionen. Aus uns nicht bekannten Gründen hält ihre Familie sie in der Rolle der behinderten Tochter fest. Und aus vielerlei Gründen, die wir hier gar nicht alle aufzählen können, erhält die Familie tatkräftige Unterstützung durch Ämter, Behörden und Kostenträger. Eine große Rolle spielt die anfangs erwähnte Vorstellung von geistiger Behinderung. Betreuungsstelle und Gericht halten eine positive Entwicklung nicht für möglich. Die Rolle der Familie und der unsäglichen Wohnsituation werden nicht erkannt. Interessant ist auch der Kostenfaktor. Während der Unterbringung in der Psychiatrie entstehen dem bisherigen Kostenträger LWV (Landes Wohlfahrtsverband) keine Kosten mehr, da jetzt die Krankenkasse zuständig ist. Gesamtgesellschaftlich gesehen geht es aber bei einem Tagessatz von knapp 300,— Euro kaum teurer. Das Scheitern des Probewohnens hätte in Verbindung mit einer neuen Wohnung eine große Chance für diese Frau bedeuten können. Sie wurde nicht genutzt, vor allem deshalb, weil für den Fall verantwortliche Personen ein bestimmtes Bild von einer geistigen Behinderung haben und der Auffassung sind, dass dieser Personenkreis stationär besser untergebracht ist. Bei einer seelisch behinderten Person hätte das Verhalten der Frau vermutlich nicht ausgereicht, um eine Zwangsunterbringung zu erwirken, da sie weder fremd- noch selbstgefährdend war. Eher droht in der aktuellen Unterbringungssituation eine Selbstgefährdung in Form von Suizidversuchen und als Mitarbeiter sollte man auch immer auf der Hut sein.

Um zu verdeutlichen, dass trotz extrem auffälligen Verhaltens eine Betreuung im ambulanten Setting durchaus möglich ist, möchten wir abschließend noch ein drittes Beispiel schildern. Es handelt wieder von einem Mann, der ebenfalls aus zerrütteten Familienverhältnissen stammt. Seine geistige Behinderung ist unklarer Genese, vermutlich basiert sie auf keiner organischen Schädigung. Seine Mutter war bei der Geburt noch minderjährig und ledig und wurde deswegen aus der Familie verstoßen. Er selbst wuchs trotzdem bei den Großeltern auf. Über Jahre hinweg wurde der Mutter-Großeltern-Konflikt an seiner Person ausgetragen und führte zu einer schweren Persönlichkeitsstörung. Mit dem Schuleintritt fiel er den Behörden auf und wurde schließlich in ein Kinderheim eingewiesen. Dort verschlechterte sich sein Zustand zu immer bizarrerem Verhalten. Wir lernten ihn im Alter von 22 Jahren als einen jungen Mann mit zahlreichen Zwangssymptomen kennen, der unfähig zu jeder Art von positiver Beziehung war. Er lebte nur auf sich bezogen und war unfähig, sich in einen anderen Menschen hineinzudenken. Seine Mitmenschen erlebte er als Gegner im Überlebenskampf, ständig fühlte er sich angegriffen. Sein Alltag wurde von seinen Zwängen bestimmt. Neben einem Grübelzwang (dem Zwang, seine Gedanken wieder und wieder durchzugehen) bestand der Zwang, ständig seine Hände zu waschen, sich in einer bestimmten Weise zu bewegen, alle Handlungsabläufe wieder und wieder zu kontrollieren und in der Wohnung nichts zu verändern. Als Mitarbeiter verzichtete man am besten darauf, sich in seiner Wohnung zu setzen, da man hierzu eventuell den Stuhl hätte verschieben müssen. Nach acht schwierigen und belastenden Betreuungsjahren hatte er sich so weit gefestigt, dass die Mitarbeiter über eine erstmalige Teilnahme an einer gemeinsamen Ferienfreizeit nachdachten. Dies war für den Mann ein großer Schritt, bedeutete es doch, sich von den geliebten Ritualen vorübergehend verabschieden zu müssen und vor allem, relativ eng mit anderen Klienten des Vereins zusammenzutreffen. Doch auch er war über die Idee sehr erfreut und stimmte zu. Diese Zusage sollte ihn jedoch in eine tiefe Krise stürzen. Bereits früher hatte er unter zwanghaftem Grübeln gelitten. Jetzt verlor er völlig die Kontrolle über seine Gedanken und schließlich auch über seinen Körper. Er lief z. B. los und konnte nicht mehr stehen bleiben, musste immer schneller und immer weiter laufen, bis er irgendwann stürzte. Oder er stieß zwanghaft mit dem Kopf gegen spiegelnde Flächen wie Fensterscheiben oder Spiegel, bis diese zerbrachen und er sich tiefe Schnittwunden zufügte. Mehrmals wurde er in die Psychiatrie eingewiesen, wo sich sein Zustand aber zusehends verschlechterte. Bei der ersten Einweisung verschlechterte sich sein Zustand so weit, dass er nicht mehr laufen, sprechen, selbstständig essen oder auf die Toilette gehen konnte. Er lag als jammernder Pflegefall im Bett und musste umfassend versorgt werden. Die ganze Krankengeschichte zu schildern, würde hier zu weit führen. Interessant ist das Ende. Natürlich wurde festgestellt, dass dieser Mann nicht allein in einer Wohnung leben könne, sondern stationär untergebracht werden müsse. Es wurde ein kurzes Probewohnen in einer entsprechenden Einrichtung durchgeführt, ein Verbleib war jedoch nicht möglich, da noch kein freier Platz zur Verfügung stand. Nach dem Probewohnen war unklar, wie es weitergehen sollte und so nahm man unser Angebot an, ihn vorübergehend weiter ambulant in der eigenen Wohnung zu betreuen. Mit insgesamt 16,5 (bezahlten) Stunden pro Woche versuchten wir nun, sein Verhalten in den Griff zu bekommen. Der Mann wollte auf keinen Fall in ein Heim und war uns daher dankbar, dass wir ihm noch eine Chance gaben. Wir verabredeten mit ihm, dass wir ihm drei Monate lang dabei behilflich sein würden, aus seinen anfallartigen Zuständen wieder herauszukommen. Nach diesen drei Monaten müsse eine deutliche Besserung in Sicht sein, ansonsten müsse er – zumindest vorläufig – in ein Heim umziehen, da sein Verhalten in unserem Rahmen auf Dauer nicht tragbar sei. Es folgten unglaublich belastende Wochen, in denen zu jeder Tages- und Nachtzeit ein Anruf von Nachbarn, Polizei oder Bewohnern unserer Betreuten Wohngemeinschaft, in deren unmittelbarer Nachbarschaft der Mann wohnte, erfolgen konnte. Man musste dann umgehend zu ihm fahren und versuchen, ihn aus seinem Zustand herauszubringen. Gelang dies nicht, so musste man einen Arzt hinzuziehen, der ihm eine spannungslösende Spritze verabreichen konnte. Die Kontakte während seiner Anfälle waren geprägt von alles überflutender Wut, Hass und Aggression. Auf den ersten Blick schienen die Aggressionen gegen ihn selbst gerichtet zu sein, denn er verletzte sich ja auch ständig. Bei genauerem Hinsehen wurde aber deutlich, dass die Aggressionen durchaus auch gegen den Mitarbeiter gerichtet waren. Scheinbar unkontrollierte Bewegungen landeten immer wieder – rein zufällig – beim Mitarbeiter. Dies löste nur schwer zu kontrollierende Aggressionen gegenüber diesem Mann aus. Auch sein mit Blut, Rotz, Schleim oder Kot verschmiertes Äußeres während seiner »Anfälle« förderte die Ablehnung seiner Person. Von ihm erbetene Hilfeleistungen wie etwas Wasser zum Trinken oder Hilfe beim Waschen konnten nur mit äußerstem Widerwillen oder gar nicht erbracht werden. Zu Beginn des dritten Monats – wir waren am Ende unserer Kräfte – veränderte sich etwas an seinen Zuständen. Man hatte das Gefühl, dass er seine Zustände kontrollieren konnte, wenn er wollte und dass er sich gehen ließ, wenn er in einen Zustand geriet und ein Mitarbeiter in der Nähe war. Dies konnten wir anfangs aber nicht als Fortschritt erkennen. Es machte uns eher noch wütender. Warum nutzte er uns so aus? Da aber das Ende der zugesagten drei Monate nahte, beschlossen wir, diese Zeit auch noch durchzuhalten. Nach Ablauf der drei Monate fuhren die zuständigen Mitarbeiter in den Urlaub und es war klar, dass der nächste Anfall ihn wieder in die Psychiatrie bringen würde. Es kam aber keiner mehr. Er spricht seither selbst immer von seiner Wunderheilung, schrieb dies aber lange seinen Medikamenten zu. Die Beteiligung von Menschen, die für ihn da waren, konnte er nicht akzeptieren. Dabei ist gerade seine ungestillte Sehnsucht nach einem Menschen, der nur für ihn da ist, der ihn umsorgt und pflegt, mit ein Grund für seine großen psychischen Probleme. Diese Episode liegt mittlerweile etwa sieben Jahre zurück und es ist seither zu keinem Anfall und auch zu keiner Einweisung in die Psychiatrie mehr gekommen. Seine Zwänge sind zurückgegangen. Dafür hat er in dem ersten Jahr nach dieser Phase zunächst erhebliche Aggressionen gegenüber Mitarbeitern entwickelt, die in der Regel verbaler Natur waren, während einer kurzen Phase aber auch in körperlichen Auseinandersetzungen oder Sachbeschädigungen enden konnten. Seit etwa zwei Jahren ist er mittlerweile in der Lage, auch die Befindlichkeit seines Gegenübers zu bemerken und zu berücksichtigen. Seitdem hat er einige Male über »früher« gesprochen und sich ausdrücklich für sein Verhalten entschuldigt. Er habe sich selbst dafür nicht leiden können, aber einfach nicht anders gekonnt.

Nach mittlerweile 16 Jahren im Betreuten Wohnen hat dieser Mann zwar immer noch große psychische Probleme, er ist aber so weit stabil, dass ein Leben in der eigenen Wohnung nicht mehr zur Diskussion steht.

Wir haben diese Beispiele ausgewählt, um deutlich zu machen, dass bei unserer Arbeit im Betreuten Wohnen psychische Probleme und Rollenzuweisungen die Betreuungsinhalte bestimmen. Der Grad der geistigen Behinderung oder das Ausmaß der organischen Schädigung spielen eine untergeordnete Rolle. Ein hoher Hilfebedarf aufgrund der intellektuellen Einschränkungen (z. B. nicht lesen, rechnen oder mit Geld umgehen können, mit der Haushaltsführung überfordert sein etc.) ließe sich auch ganz einfach mit zusätzlichen Unterstützungsangeboten auffangen, bis hin zu – warum nicht auch bei geistig behinderten Menschen? – 24-Stunden-Assistenzen.

Anmerkungen

1. Das erste Fallbeispiel wurde bereits in Pforr (1993) verwendet.

Literatur

Fonagy, P., Gergely, G., Jurist, E., Target, M. (2004): Affektregulierung, Mentalisierung und die Entwicklung des Selbst. Stuttgart.

Gaedt, C. (1987): Psychotherapie bei geistig Behinderten. Neuerkerode.

Gaedt, C. (1990): Selbstentwertung – depressive Inszenierungen bei Menschen mit geistiger Behinderung. Neuerkerode.

Gaedt, C. (2000): Der Beitrag eines psychodynamischen Konzeptes zum Verständnis und zur Therapie von psychischen Störungen bei Menschen mit geistiger Behinderung. In: Hässler, F., Fegert, F. M. (Hg.): Moderne Behandlungskonzepte für Menschen mit geistiger Behinderung. Stuttgart.

Gaedt, C. (2002): Biographie und Identität. Integrative Therapie, 28: 3–4

Greving, H., Gröschke, D. (Hg.) (2000): Geistige Behinderung – Reflexionen zu einem Phantom. Bad Heilbrunn.

Gerspach, M. (1998): Wohin mit den Störern? Zur Sozialpädagogik der Verhaltensauffälligen. Stuttgart, Berlin, Köln.

Gerspach, M., Mattner, D. (2004): Institutionelle Förderprozesse von Menschen mit geistiger Behinderung. Stuttgart/Berlin/Köln.

Jantzen, W. (1974): Sozialisation und Behinderung. Gießen.

Katzenbach, D. (2004a): Wenn das Lernen zu riskant wird. In: Dammasch, F., Katzenbach, D. (Hg.): Lernen und Lernstörungen bei Kindern und Jugendlichen. Frankfurt/M.

Katzenbach, D. (2004b): Anerkennung, Missachtung und geistige Behinderung – Sozialphilosophische Perspektiven auf den so genannten Paradigmenwechsel in der Behindertenpädagogik. In: Ahrbeck, B., Rauh, B. (Hg.): Behinderung zwischen Autonomie und Angewiesensein. Stuttgart.

Mattner, D. (2000): Behinderte Menschen in der Gesellschaft. Stuttgart, Berlin, Köln.

Mattner, D., Gerspach, D. (1997): Heilpädagogische Anthropologie. Stuttgart, Berlin, Köln.

Muňoz, V. (2007): Online im Internet:
URL: http://forumaktuell.de/un-bildungsbericht-vernor-munoz-pdf/44#more-44

Niedecken, D. (1989): Namenlos. Geistig Behinderte verstehen. Weinheim, 2003.

Niedecken, D., Lauschmann, I., Pötzl, M. (2003): Psychoanalytische Reflexion in der pädagogischen Praxis. Innere und äußere Integration. Weinheim.

Pforr, U. (1993): Psychische Strukturbildung bei geistiger Behinderung und ihre Bedeutung für die Integration. In: Information zur Bildung und Fortbildung für Erzieher und Sozialarbeiter 1993, H. 4. Wien, 2–21.

Pforr, U. (1997): Behinderte Adoleszenz – Über die Bedeutung der »Lebensphase Adoleszenz« bei geistig behinderten Menschen. In: Krebs, H., Eggert-Schmid Noerr, A. (Hg.): Lebensphase Adoleszenz. Mainz.

Reichmann, E. (Hg.) (1984): Handbuch der kritischen und materialistischen Behindertenpädagogik. Solms/Lahn.

Schnoor, H. C. (1992): Aspekte einer psychoanalytisch orientierten Pädagogik für Personen mit einer geistigen Behinderung. In: Trescher, H.-G., Büttner, C. (Hg.): Jahrbuch für psychoanalytische Pädagogik, Bd. 4. Mainz.

Sinason, V. (2000): Geistige Behinderung und die Grundlagen menschlichen Seins. Neuwied.

Speck, O. (1990): Menschen mit geistiger Behinderung und ihre Erziehung. München.

Trescher, H.-G. (1983): Wer versteht, kann (manchmal) zaubern In: Leber, A. et al. (Hg.): Reproduktion der frühen Erfahrung. Frankfurt/M.

Trescher, H.-G. (1993): Handlungstheoretische Aspekte der Psychoanalytischen Pädagogik. In: Muck, M., Trescher, H.-G. (Hg.): Grundlagen der Psychoanalytischen Pädagogik. Mainz.

Urban, W. (1995): Anforderungen an Ambulante Dienste für Menschen mit geistiger Behinderung In: Windisch, M., Miles-Paul, O. (Hg.): Offene Hilfen. Wege zum selbstbestimmten Leben Behinderter. Kassel.

Winnicott, D. W. (1974): Reifungsprozesse und fördernde Umwelt. München.

Winnicott, D. W. (1976): Von der Kinderheilkunde zur Psychoanalyse. München.

Alternative oder Ergänzung – Strukturelle Perspektiven Offener Hilfen

Albrecht Rohrmann

Bei allen begrifflichen Schwierigkeiten und Widersprüchlichkeiten hinsichtlich des *Phänomens geistige Behinderung* bleibt das Faktum, dass es Menschen gibt, denen dieses Etikett zugeschrieben wird. Dies geschieht nicht nur in Alltagssituationen, sondern auch in einem sozialrechtlich geregelten Zuschreibungsverfahren: »Menschen sind behindert,« – so definiert es das Rehabilitationsgesetz (SGB IX) in § 2 – »wenn ihre körperliche Funktion, geistige Fähigkeit oder seelische Gesundheit mit hoher Wahrscheinlichkeit länger als sechs Monate von dem für das Lebensalter typischen Zustand abweichen und daher ihre Teilhabe am Leben in der Gesellschaft beeinträchtigt ist.« Gemäß dieser Definition ist Behinderung als soziale Benachteiligung in sozialen Beziehungen zu verstehen. Der Begriff der Teilhabe hat durch die Auseinandersetzung der Weltgesundheitsorganisation (WHO) mit dem Verständnis von Behinderung Eingang in das Feld der Rehabilitation und Behindertenhilfe gefunden (vgl. DIMDI 2005). Hier wird Teilhabe als »Einbezogensein in eine Lebenssituation« (ebd., S. 95) verstanden, was sich auf Aktivitäten des alltäglichen Lebens, aber auch auf den Zugang zu sozialen Institutionen bezieht.

Im Unterschied zum eher beschreibenden Zugang zum Phänomen der Behinderung in der Klassifikation der WHO stellt die sozialrechtliche Definition im SGB IX einen ursächlichen Zusammenhang zwischen dem abweichenden Zustand der Person und der Beeinträchtigung der Teilhabe her. Interessant ist daher die Frage, wie festgestellt wird, dass die geistige Fähigkeit so abweicht, dass die Teilhabe beeinträchtigt ist. In den dafür einschlägigen Richtlinien heißt es:

> »Die [...] Beurteilung der Beeinträchtigungen der geistigen Entwicklung darf nicht allein vom Ausmaß der Intelligenzminderung und von diesbezüglichen Testergebnissen ausgehen [...] Daneben muss stets auch die Persönlichkeitsentwicklung auf

affektivem und emotionalem Gebiet, wie auch im Bereich des Antriebs und der Prägung durch die Umwelt mit allen Auswirkungen auf die sozialen Einordnungsmöglichkeiten berücksichtigt werden« (BMGS 2005, S. 45).

Im Erwachsenalter ist dies nach den Anhaltspunkten für die Begutachtung dann der Fall, wenn »auf Dauer [eine] Beschäftigungsmöglichkeit nur in einer Werkstatt für Behinderte« (ebd., S. 46) besteht. In diesem Verfahren schlägt das auch im Alltag dominante Zuschreibungsmuster durch: »Geistig behindert ist, wer eine Einrichtung für Menschen mit geistiger Behinderung besucht.« In dem Zuschreibungsverfahren findet eine Umkehrung der sozialrechtlichen Definition von Behinderung statt. Durch die Feststellung der Beeinträchtigung der Teilhabe wird auf das Vorliegen einer geistigen Behinderung geschlossen.

Für die Fragestellung dieses Beitrages ist die in dem sozialrechtlichen Umgang mit geistiger Behinderung zu Tage tretende Widersprüchlichkeit von grundlegender Bedeutung. Die Einschränkung der Teilhabe, die durch die Begrenzung individueller Verwirklichungschancen in Sonderwelten geprägt ist, ist eine wesentliche Ursache dessen, was als Behinderung bezeichnet wird. Der Soziologe Erving Goffman hat bereits in den 1960er-Jahren untersucht, welche Auswirkungen Institutionen haben können, denen Individuen ungeschützt ausgeliefert sind. In »totalen Institutionen« – wie sie Goffman (1961) bezeichnet – bilden Menschen Verhaltensweisen aus, die für das Leben in dieser Institution sinnvoll und richtig sind, die aber unfähig machen, im Leben außerhalb der Institutionen zurechtzukommen. Heutige Heime im Bereich der Behindertenhilfe sind zumeist nicht mit den Institutionen zu vergleichen, die Goffman als totale Institutionen beschrieben hat. Dennoch handelt es sich auch bei diesen Einrichtungen um soziale Sonderwelten, in denen Verhaltensweisen herausgebildet werden, die die Eingliederung in die Gesellschaft und die Teilhabe am Leben der Gemeinschaft erschweren. Wenn von diesen auf das Vorliegen einer Behinderung geschlossen wird und sie zudem das gesellschaftliche Bild und den sozialen Umgang mit behinderten Menschen prägen, dann tragen die Strukturen der Behindertenhilfe zur Konservierung eines Behinderungsverständnisses bei, das mit dem Ansatz der Gleichstellung und der Teilhabe gerade überwunden werden soll. Daher müssen mit dem Teilhabeansatz auch die konzeptionellen Grundlagen der Behindertenhilfe auf den Prüfstand gestellt werden. Die Gleichstellungspolitik läuft ins Leere, wenn das gesellschaftliche Bild von Behinderung und auch die sozialrechtliche Zuschreibung von einer Lebensrealität geprägt sind, die Menschen mit Behinderung keine Alternativen zur Gestaltung ihres Lebenslaufes außerhalb von Sondereinrichtungen lassen.

Vor diesem Hintergrund kommt der Entwicklung von Offenen Hilfen eine zentrale Bedeutung zu. Sie sind geeignet, die Chancen zur Eingliederung und zur Teilhabe zu verbessern und sie können das gesellschaftliche Bild, insbesondere von geistiger Behinderung, verändern. In diesem Beitrag soll die These verfolgt werden, dass Offene Hilfen in fachlicher und sozialpolitischer Hinsicht die gebotene Alternative zur Hilfe in Sondereinrichtungen darstellen. Unter den gegenwärtigen strukturellen Rahmenbedingungen bleiben sie jedoch lediglich eine Ergänzung zum dominierenden stationären Unterstützungsangebot. In den weiteren Ausführungen erfolgt dabei im Argumentationsgang eine Beschränkung auf die wohnbezogenen Hilfen für Menschen mit Behinderungen. Viele Aussagen lassen sich auf andere Unterstützungsbereiche, insbesondere im Zusammenhang von Arbeit und Beschäftigung übertragen. Diese Bereiche bedürfen aber einer eigenen differenzierten Beschäftigung (vgl. z. B. Doose 2006). Im Folgenden finden sich zunächst Überlegungen zum Ansatz Offener Hilfen (1), deren Potential dann in Bezug gesetzt wird zu der tatsächlichen Entwicklung der Hilfen für Menschen mit Behinderungen und den strukturellen Rahmenbedingungen (2). Der Beitrag wird abgeschlossen mit Überlegungen hinsichtlich der Perspektiven Offener Hilfen (3).

1 Der Ansatz Offene Hilfen

Offene Hilfen können als Oberbegriff für die Hilfen verstanden werden, die Menschen mit Behinderungen ein selbstbestimmtes Leben in individuell gewählten und verantworteten Lebensformen ermöglichen.

Mit Offenen Hilfen sollen behinderten Menschen in verschiedenen Lebensbereichen und Lebensphasen, in denen ein Unterstützungsbedarf auftritt, Angebote gemacht werden, die sie nicht aus dem gesellschaftlichen Alltag ausgrenzen. Aus dem Anspruch, konsequent alltags- und nutzerorientiert zu arbeiten, resultiert die Forderung an Offene Hilfen, ein flexibles Dienstleistungsangebot vorzuhalten. Damit sind Offene Hilfen nicht nur über bestimmte Leistungsangebote zu beschreiben, sondern durch eine spezifische Art des professionellen Umgangs mit dem Hilfebedarf, die, im Vergleich mit anderen professionellen Angeboten, durch eine größere Offenheit und eine spezifische Nutzer- und Alltagsorientierung gekennzeichnet ist. Es kennzeichnet die sich daraus ergebende Struktur, dass den Nutzer/innen nicht komplexe und standardisierte Leistungspakete angeboten werden, sondern Unterstützung bei der Zusammenstellung individuell hilfreicher Arrangements. Diese Arrangements sind zum einem im Zeitverlauf variabel, zum anderen ist es nicht notwendig und oftmals auch nicht wünschenswert, dass alle Unterstützungskomponenten von einer einzigen Einrichtung oder überhaupt von einem Anbieter professioneller Behindertenhilfe erbracht werden. Für Offene Hilfen geht es also darum, ein auf die jeweilige Situation und die Bedürfnisse des einzelnen Nutzers hin zugeschnittenes, individuell passendes Hilfeangebot zu entwickeln.

Entgegen einem vordergründigen Verständnis von »Deinstitutionalisierung« muss jedoch betont werden, dass selbstverständlich auch Dienste des Unterstützten Wohnens Hilfen in institutionalisierter Form erbringen (vgl. Schädler 2004). Sie sind von Regeln der Finanzierung der Hilfen und des Arbeitsrechtes abhängig, sie orientieren sich an Leitlinien für professionelle Arbeit und entwickeln ein Interesse, ihren Bestand zu sichern und ihre Angebote auszubauen. Der Ansatz der Offenen Hilfen enthält jedoch einige Besonderheiten, die der Dynamik hin zur totalen Institution entgegenwirken sollen:

- Die Unterstützung beschränkt sich auf die benötigten Hilfen und versucht, darüber hinausgehende Eingriffe in die Lebensgestaltung von NutzerInnen zu vermeiden.
- Abhängigkeiten, die nicht durch die Inanspruchnahme der Hilfe bedingt sind (z. B. Koppelung eines Mietverhältnisses an einen Hilfevertrag, Zwang zur Inanspruchnahme mehrerer Hilfen *aus einer Hand*) werden vermieden.
- Die Beziehung zwischen den MitarbeiterInnen und NutzerInnen ist in erster Linie eine Dienstleistungsbeziehung auf vertraglicher Grundlage, wodurch Risiken persönlicher Abhängigkeitsverhältnisse verringert werden.
- Der Ort und die Art der Hilfe werden nicht durch die Institution vorgegeben, sondern orientieren sich an den Lebensgewohnheiten der NutzerInnen. Im Bereich des Wohnens findet die Hilfe nicht in Institutionen statt, die Merkmale des öffentlichen Raumes aufweisen, sondern im von den NutzerInnen kontrollierten privaten Raum.

Offene Hilfen repräsentieren die »Grundstrukturen eines neuen Typs dienstleistungsorientierten Professionshandelns«, das nach Dewe und Otto (2002, S. 195)

Grundlage einer reflexiven Sozialpädagogik ist. Nach diesem Verständnis von Reflexivität setzt professionelles Handeln die bewusste Gestaltung von strukturellen Rahmenbedingungen voraus, die den Erfolg sozialpädagogischer Hilfen bestimmen. Insofern kann man auch für professionelles Handeln feststellen, dass es sich mit dem Ansatz Offener Hilfe aus den Zwängen institutioneller Routinen zu befreien versucht und dadurch darum bemüht ist, die Möglichkeiten einer förderlichen Unterstützungsbeziehung herzustellen.

Dies kann im Zusammenhang der Kontrolle des Ortes nochmals verdeutlicht werden. Vor dem Hintergrund eines an Gleichstellung und Vermeidung von Benachteiligung orientierten Verständnisses von Behinderung ist die Beziehung zwischen professionellen UnterstützerInnen und NutzerInnen in erster Linie eine Beziehung zwischen Gleichen, nämlich eine Beziehung unter BürgerInnen mit gleichen Rechten. Die Hilfe in einer Einrichtung ist eine Hilfe im öffentlichen Raum, in dem in erster Linie die Regeln der Institution gelten. NutzerInnen und MitarbeiterInnen müssen sich mit dem Eintritt in die Organisation diesen Regeln unterwerfen. Man kann diese Erfahrung beispielsweise bei dem Aufenthalt in einem Krankenhaus machen. Die Regeln legitimieren sich hier durch scheinbare oder wirkliche Notwendigkeiten der medizinischen Behandlung für eine begrenzte Zeit. Wenn es um einen lebenslangen Unterstützungsbedarf geht, begrenzen solche Regeln in nicht akzeptabler Weise die Entwicklungsmöglichkeiten und Ansprüche auf Selbstbestimmung der NutzerInnen. Die Aufgabe der MitarbeiterInnen besteht auch hier darin, die Einhaltung der Regeln zu kontrollieren. Diese Aufgabe wird zu einem wesentlichen Inhalt der Entwicklung von Professionalität. Die Regeln der Institution bestimmen auch die Sichtweise auf den Unterstützungsbedarf und prägen somit das Selbst- und Fremdverständnis der als behindert bezeichneten Person. Dieser Rahmen und damit die institutionelle Definition von Professionalität und Unterstützungsbedarf verändert sich bei der Hilfe in der eigenen Wohnung. Hier gilt die Logik des privaten Lebens, der sich die professionelle Hilfe unterordnet. Auch unter diesen Rahmenbedingungen bleibt eine Asymmetrie in den Abhängigkeitsbeziehungen zwischen die NutzerInnen und MitarbeiterInnen bestehen. Sie müssen sich aber als notwendiger Bestandteil der unterstützenden Beziehung legitimieren und können nicht auf Zwangsläufigkeiten von institutionellen Abläufen verweisen.

Dienste und Einrichtungen, die Offene Hilfen anbieten, werden in der Praxis häufig als ambulante Dienste bezeichnet. Diese Bezeichnung verdankt sich der sozialrechtlichen Unterscheidung zwischen ambulanten und stationären Hilfen, die mit der traditionellen Zuständigkeitsverteilung in der Eingliederungshilfe zwischen den überörtlichen und örtlichen Sozialhilfeträgern zusammenhängt. Die seit Jahren geforderte und nun vom Bundesgesetzgeber vorgegebene Zusammenführung der Zuständigkeit für die Eingliederungshilfe in einer Hand macht diese Unterscheidung überflüssig. Es ist daher angemessener, die Hilfeform durch strukturelle Merkmale der Hilfeorganisation und der Gestaltung der Dienstleistungsbeziehung zu charakterisieren.

2 Entwicklung des Unterstützungsangebotes

Die Offenen Hilfen entwickeln sich in der Bundesrepublik eher zögerlich. Die seit den 1980er-Jahren vehement einsetzende Kritik der Behindertenbewegung an Sondereinrichtungen, die fachliche, konzeptionelle Rezeption des Normalisierungsprinzips, das in den skandinavischen Ländern entwickelt wurde und die Aufnahme des Vorrangs *ambulant vor stationär* im Jahre 1984 in das Bundessozialhilfegesetz hat nichts daran geändert, dass in der Folgezeit das stationäre Hilfesystem deutlich stärker ausgebaut wurde, während sich der Bereich ambulanter Hilfen nur sehr schwach entwickelt hat. Der Bundesgesetzgeber hat zwar den Vorrang Offener Hilfen im Bundessozialhilfegesetz (heute SGB XII) verankert, aber keinerlei Instrumente geschaffen, um das Ziel zu erreichen und die Wirkung des Grundsatzes zu überprüfen. Über die Entwicklung von wohnbezogenen Hilfen für Menschen mit Behinderungen liegen bis heute keine zuverlässigen Statistiken vor. In dem, Ende 2006 vom Bundesministerium für Familie, Senioren, Frauen und Jugend, erstmalig vorgelegten Bericht »über die Situation der Heime und die Betreuung der Bewohnerinnen und Bewohner« (BMFSFJ 2006), konnten für den Bereich der Eingliederungshilfe keine aussagekräftigen Daten vorgelegt werden. Quantitative Aussagen stützen sich auf die zuvor aus Gründen der Unzuverlässigkeit eingestellte Heimstatistik (s. u.). Aufgrund von Annahmen kommt der Bericht zu der Einschätzung, »dass der größte Teil der behinderten Menschen in Einrichtungen mit mehr als 24 Plätzen lebt« (ebd., S. 231). Zugleich wird ein Trend hin zu kleineren Einrichtungen festgestellt.

Tatsächlich belegt die Heimstatistik, dass das stationäre Angebot, das wir gegenwärtig vorfinden, keine *Altlast* einer bereits überwundenen Epoche darstellt, sondern in der Bundesrepublik in den 1980er und 1990er-Jahren geschaffen wurde.

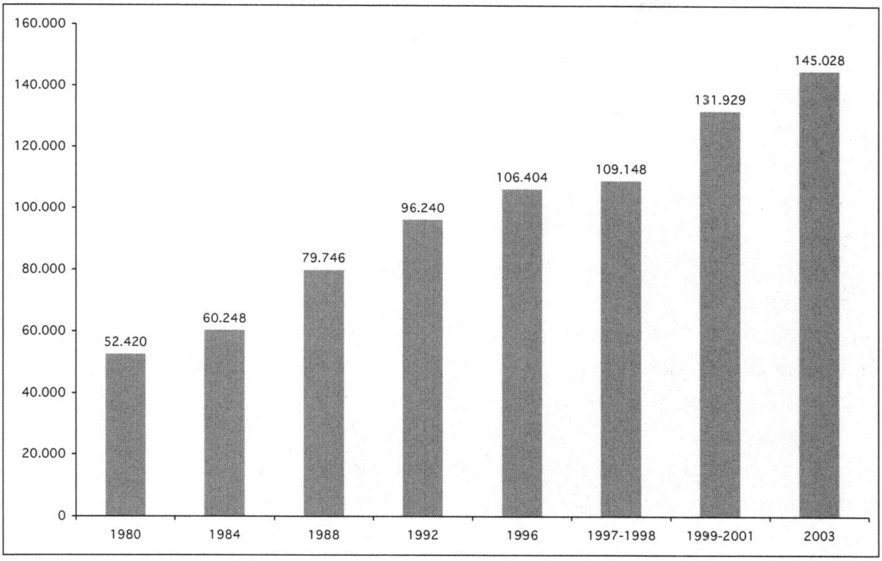

Diagramm: Plätze in stationären Einrichtungen der Eingliederungshilfe nach der Heimstatistik[1] *(alte Bundesländer)*

Noch in den 1990er-Jahren folgte die Entwicklung der Behindertenhilfe in den neuen Bundesländern fast ausschließlich dem Leitprinzip stationärer Hilfen. Die überörtlichen Träger der Sozialhilfe lassen in den letzten Jahren regelmäßig einen Vergleich zwischen den Gebietskörperschaften anfertigen. Danach wird deutlich, dass die Platzdichte stationärer Einrichtungen (also die Anzahl der Plätze pro 1000 Einwohner) in den meisten neuen Bundesländern höher ist als in den alten Bundesländern (vgl. con_sens 2005, S. 15).

Die Datenlage hinsichtlich der Entwicklung der ambulanten wohnbezogenen Hilfen ist noch unzureichender. Dem Kennzahlenvergleich der überörtlichen Sozialhilfeträger (con_sens 2005, S. 36 ff.) ist zu entnehmen, dass dem Ausbau des Betreuten Wohnens in den letzten Jahren aus Gründen der Kostenersparnis eine hohe Priorität eingeräumt wird. So erhielten im Jahre 2004 etwa 20% bis 25% der Leistungsberechtigten Hilfen im Betreuten Wohnen, wobei es sich dabei hauptsächlich um Personen mit einer sogenannten seelischen Behinderung handelt. Nach den Erhebungen der Freien Wohlfahrtspflege in den angeschlossenen Einrichtungen wurden 102 344 Menschen in stationären Einrichtungen für Menschen mit geistiger Behinderung und Mehrfachbehinderung betreut und lediglich 14 535 im Betreuten Wohnen und in Außenwohngruppen. Aufgrund der Zugangsvoraussetzungen zu Programmen des Betreuten Wohnens kann angenommen werden, dass es sich um einen Personenkreis mit einem vergleichsweise geringen Unterstützungsbedarf handelt.

Die überörtlichen Träger der Sozialhilfe haben erstmals für den Zeitraum von 2002 bis 2007 eine Schätzung und Prognose für die Entwicklung der Eingliederungshilfe im Bereich Wohnen vorgenommen (Deutscher Verein 2003). Der Hintergrund ist, dass die Zunahme an Leistungsberechtigten insgesamt, die unterschiedliche Gründe hat, zu einer Diskussion über die Finanzierungsgrundlagen der Eingliederungshilfe geführt hat. Die überörtlichen Sozialhilfeträger gingen 2003 davon aus, dass die Leistungsberechtigten in Wohnheimen in diesem Zeitraum um 28 000 Personen zunehmen und 2007 insgesamt 190 000 Menschen in Wohnheimen der Eingliederungshilfe leben. Bei den ambulanten Hilfen gehen sie von einem Zuwachs um 14 000 auf Angebote für insgesamt 54 000 Personen aus (ebd., S. 122). In der Fortschreibung der Prognose aus dem Jahre 2006 stellen die überörtlichen Träger der Sozialhilfe (BAGüS 2006) fest, dass die für 2007 prognostizierten Werte bereits 2005 überschritten wurden. Zu diesem Zeitpunkt erhielten, nach den Schätzungen, 191 501 Menschen Hilfen in Wohnheimen und 57 100 Menschen ambulante wohnbezogene Hilfen. In ihrer neuen Prognose gehen die Kostenträger davon aus, dass im Jahre 2010 insgesamt 199 800 Menschen in stationären Einrichtungen der Behindertenhilfe leben und 80 100 ambulante Hilfen erhalten. Die überörtlichen Träger der Sozialhilfe bewerten es als Erfolg, dass der Ausbau stationärer Hilfen abgebremst werden kann und der Ausbau ambulanter Hilfen eine dynamische Entwicklung nimmt. Es ist jedoch kritisch anzumerken, dass es bislang nicht zu einer Umkehrung der Entwicklung gekommen ist. Stationäre Angebote wurden und werden ausgebaut. Ambulante Hilfen werden nur für einen Personenkreis bewilligt, der einen vergleichsweise geringen Hilfebedarf hat. Differenzierungen zu den Leistungsberechtigten in den unterschiedlichen Unterstützungsformen fehlen in der Prognose leider vollständig. Auch zu den Auswirkungen, die die Entwicklung auf die Unterstützungsqualität in stationären Einrichtungen hat, geben die Überörtlichen aus nachvollziehbaren Gründen keine Prognose ab.

Offene Hilfen erreichen nach wie vor nur eine Teilgruppe der Menschen mit Behinderung und nur eine Minderheit von Leistungsberechtigten mit einer geistigen Behinderung. Fragt man nach den Gründen, so scheiden die Art oder Schwere von Behinderungen, die häufig als Ursache benannt werden, aus. Dies wird daran deutlich, dass die Entwicklung in der Bundesrepublik erheblich von der Entwicklung in anderen europäischen Ländern abweicht. Die Kritik an der, durch stationäre Einrichtungen geprägten, Behindertenhilfe geht bis in die 40er-Jahre des letzten Jahrhunderts zurück. Die Umsetzung des Normalisierungsprinzips hat beispielsweise in Schweden dazu geführt, dass es dort mittlerweile gesetzlich verboten ist, Wohngruppen für mehr als fünf Personen zu betreiben (vgl. Grunewald 2003). Auch in Groß-Britannien beispielsweise hat unter ganz anderen politischen Vorzeichen ein radikaler Abbau von stationären Einrichtungen bereits in den 70er und 80er-Jahren des letzten Jahrhunderts eingesetzt. Auch die Erfahrungen der ambulanten Dienste in der Bundesrepublik belegen, dass es unabhängig von der Art und Schwere der Behinderung möglich ist, ein individuelles Angebot der Unterstützung in der eigenen Wohnung zu machen.

Um die Entwicklung in der Bundesrepublik zu erklären, muss man die Besonderheiten des deutschen Entwicklungspfades verstehen. Die Entwicklung der Eingliederungshilfe ist geprägt durch eine überörtliche Zuständigkeit für die Finanzierung und ein hohes Maß an Autonomie der Träger der Hilfen. Sowohl die zuständigen Sozialleistungsträger als auch die Anbieter von Hilfen wiesen bis vor kurzer Zeit nur eine geringe regionale Orientierung auf. Sie waren vielmehr an überregionalen und relativ geschlossenen Versorgungsstrukturen interessiert. Auf diese Weise hat sich ein vom Gemeinwesen abgekoppeltes Sondersystem entwickelt. Die Besonderheiten des deutschen Entwicklungspfades können an der Rezeption des Normalisierungsprinzips exemplarisch verdeutlicht werden. Während das Normalisierungsprinzip in Skandinavien von Sozialpolitikern auf nationalstaatlicher Ebene als sozialpolitisches Programm entwickelt und auf kommunaler Ebene umgesetzt wurde, wurde es in der Bundesrepublik von den Fachverbänden der Behindertenhilfe als fachliches Konzept zur Weiterentwicklung ihres stationären Ansatzes rezipiert. Auf den politischen Ebenen des Bundes, des Landes und der Kommunen fand es hingegen als sozialpolitisches Programm keine oder nur wenig Resonanz. Auch die zuständigen Kostenträger entwickelten bis vor kurzer Zeit kein eigenständiges Interesse an der Steuerung der Entwicklung und vollzogen die fachliche Ausrichtung der freien Wohlfahrtspflege mehr oder weniger nach. Menschen mit Behinderung, die beispielsweise im Kontext der Krüppelbewegung Ansprüche auf Selbstbestimmung artikulierten, blieben im System der Hilfen marginal. Die Partizipation Betroffener an der strukturellen Ausgestaltung von Hilfen ist im gegenwärtigen Hilfesystem faktisch nicht vorgesehen.

Die Entwicklung im Bereich der Hilfen für Menschen mit einer geistigen Behinderung weicht erheblich von den Veränderungen im Feld der Hilfen für Menschen mit chronischen psychischen Erkrankungen ab. In Folge der Anstaltskritik in der Bundesrepublik, die in den 70er-Jahren des letzten Jahrhunderts insbesondere im Kontext der Psychiatrie-Enquete geäußert wurde, konnte in diesem Bereich in den meisten Regionen der Bundesrepublik ein gemeindenahes oder -integriertes Unterstützungsangebot aufgebaut werden. Neben einer erhöhten sozialpolitischen Aufmerksamkeit erweist es sich hier offensichtlich als Vorteil, dass zwangsläufig unterschiedliche Akteure in die Entwicklung des Unterstützungsangebotes und die Gestaltung einzelner Hilfen eingebunden waren, die regional unterschiedliche Lösungen finden mussten. Die Gestaltung der Hilfen für Menschen mit einer geistigen Behinderung hingegen wird in die Zuständigkeit der eher autonom und konkurrierend agierenden Träger delegiert. Instrumente einer regional koordinierten Angebotsentwicklung fehlen bislang fast vollständig.

Auch der individuelle Zugang zum Hilfesystem ist in starkem Maße von den Anbietern der Hilfen gesteuert, die sich dabei häufig eher an Erwartungen von Angehörigen orientieren, als sich von Möglichkeiten und Ansprüchen der NutzerInnen selbst leiten zu lassen. Trotz der Bemühungen zur Einführung systematischer Hilfeplanverfahren werden die Sozialleistungsträger in die Planungen eines individuellen Hilfearrangements erst zu einem Zeitpunkt einbezogen, zu dem wichtige Entscheidungen der Zukunftsplanung bereits gefallen sind.

Vor diesem Hintergrund wird es verständlich, dass sich ambulante Dienste bzw. Offene Hilfen nur sehr zögerlich entwickelt haben. Dennoch ist festzustellen, dass sie sich entwickelt haben. Viele der Gründungen ambulanter Dienste gehen auf Aktivitäten der Selbstorganisation von Menschen mit Behinderungen im Gefolge der Behindertenbewegung zurück und verbinden sich mit einer scharfen Kritik an der etablierten Wohlfahrtspflege und am stationären Versorgungsmodell. Andere Dienste, zum Beispiel viele familienunterstützende Dienste, sind eher im Kontext der etablierten Behindertenhilfe entstanden und wurden schwerpunktmäßig in Bereichen tätig, die durch die stationäre Versorgung nicht abgedeckt worden sind. Wie bereits erwähnt, gewinnt in den letzten Jahren der Ausbau ambulanter Hilfen an Dynamik. Am Beispiel der Entwicklung von Angeboten wie dem Betreuten Wohnen kann jedoch gezeigt werden, dass sich damit nur teilweise der Ansatz Offener Hilfen verbindet.

Faktisch kann man bei der Entwicklung des Betreuten Wohnens zwei unterschiedliche Entwicklungsstränge unterscheiden, wobei der eine als »additiv«, in den bisherigen Strukturen verbleibend und der andere als »transformativ« (Schwarte 2002), die bisherigen Strukturen überwindend, bezeichnet werden kann.

Im ersten – additiven – Entwicklungsstrang geht es darum, in der Gruppe der Leistungsberechtigten diejenigen zu identifizieren, die in kostengünstigeren Settings betreut werden können. Beispielhaft kann dies an der Entwicklung des *Betreuten Wohnens* verdeutlicht werden, das sich, auf einer Richtlinie des überörtlichen Sozialhilfeträgers in Hessen fußend, in den meisten bundesdeutschen Regionen ähnlich entwickelt hat (vgl. Aselmeier et al. 2002, S. 48 ff.). Die Richtlinie knüpft an das stationäre Versorgungsmodell an. Im Zusammenspiel von Kostenträgern und Anbietern von Hilfen wurden zu diesem Zweck ganz dezidiert Plätze im Betreuten Wohnen geschaffen, die sich hinsichtlich der Abrechnungsmodalitäten über den Betreuungsschlüssel und durch die Zusammenstellung von kleinen Wohngruppen am stationären Modell orientieren. Die Kompetenzen zur Gestaltung des Hilfearrangements verbleiben weitgehend bei den Anbietern der Hilfeleistungen in den Rahmenbedingungen, die sie dafür mit den Sozialhilfeträgern aushandeln. Die Anbieter entscheiden, wer für welche Hilfeform in Frage kommt und in welchem Setting durch wen die Hilfe erbracht wird. In dem abgestuften Wohnkonzept, das mittlerweile für viele Träger stationärer Einrichtungen prägend ist, ist das Betreute Wohnen ein Angebot für die *Fitten*. Ohne dies belegen zu können, soll hier der Vermutung Ausdruck verliehen werden, dass sich diesem Ansatz die dynamische Entwicklung ambulanter Hilfen verdankt, die die Schätzungen und Prognosen der überörtlichen Sozialhilfeträger belegen (s. o.).

Es ist unbestreitbar, dass die offenere Form der Hilfe in vielen einzelnen Fällen sachgerechter ist als eine Unterbringung in einem Wohnheim oder einer Anstalt. Der Anspruch von Menschen mit Behinderung auf Selbstbestimmung und die Chancen der Individualisierung bleiben in diesem Hilfearrangement allerdings weitgehend uneingelöst.

Die Grundlagen des transformativen Ansatzes Offener Hilfen wurden bereits im ersten Kapitel kurz skizziert. Im Sinne dieses Ansatzes geht es nicht um die Schaffung eines neuen Angebotes, sondern um die Veränderung des Unterstützungsangebotes insgesamt. Der transformative Entwicklungsstrang ist konsequent nur weiterzuführen, wenn er als Alternative zur stationären Versorgung verstanden wird.

Dies ist gegenwärtig allerdings nicht der Fall. Der erklärte fachliche und politische Wille zum Umsteuern wird durch strukturelle Hindernisse blockiert. Die Dominanz stationären Versorgungsdenkens wurde durch eine Begrenzung des Vorrangs der ambulanten Hilfen im Jahre 1996 gesetzlich festgeschrieben. Mit der Veränderung des damaligen § 3a BSHG (heute § 13 SGB XII) wird der Vorrang der ambulanten Hilfen aufgehoben, »wenn eine Leistung für eine geeignete stationäre Einrichtung zumutbar und eine ambulante Leistung mit unverhältnismäßigen Mehrkosten verbunden ist«. Diese Formulierung ist bemerkenswert. Auf der einen Seite wird indirekt eingeräumt, dass die Unterbringung in einem Heim nicht etwas ist, das für die Betroffenen ohne Weiteres akzeptabel ist. Andererseits wird die Hilfe für zumutbar erklärt, um unverhältnismäßige Mehrkosten zu vermeiden.

Die Folge dieser gesetzlichen Regelung ist in der Praxis äußerst problematisch: Es wird ein punktueller individueller Kostenvergleich angestellt. Überschreitet der Hilfebedarf zum Zeitpunkt der Antragstellung das Maß vergleichbarer Heimkosten, so werden Menschen mit Behinderungen auf die Inanspruchnahme stationärer Hilfen verpflichtet. Insbesondere Menschen mit einer lebenslangen, von Geburt an bestehenden Behinderung können sich dagegen, mit dem Argument der Zumutbarkeit, nur schwer wehren. Ambulante Hilfen werden entgegen dem Vorrang *ambulant vor stationär* nur einem Personenkreis mit einem geringen Hilfebedarf oder in einer gesellschaftlich hoch bewerteten Lebenssituation zugestanden. Neben der darin enthaltenen völlig inakzeptablen Diskriminierung und Benachteiligung von Menschen mit einem hohen Hilfebedarf, ignoriert dieser Kostenvorbehalt auch die häufige Erfahrung mit Hilfen außerhalb von stationären Einrichtungen. Solche Hilfen ermöglichen eher Entwicklungen und Lernprozesse, die durch individuelle Arrangements und Verselbstständigung zu einer Verringerung des individuellen Hilfebedarfs führen. Die Folge ist, dass die Kostenträger und auch die meisten Leistungsanbieter sich daran orientieren, dass Hilfen beispielsweise im Ambulant Betreuten Wohnen in etwa vier Stunden Hilfe pro Woche nicht überschreiten sollen. Dies war bis vor kurzem in den sogenannten Betreuungsschlüsseln zwischen 1 : 12 und 1 : 6 festgehalten und ist durch die Einführung der Fachleistungsstunde in der Realität nicht überwunden.

Eine ganz ähnliche strukturelle Begrenzung findet sich auch als Kriterium für die Bewilligung persönlicher Budgets. Im Gesetzestext (§ 17, Abs. 3 des SGB IX) heißt es »die Höhe des Persönlichen Budgets [soll] die Kosten aller bisher individuell festgestellten, ohne das Persönliche Budget zu erbringenden Leistungen nicht überschreiten«. Damit muss das Budget auch alle Leistungen der Budgetunterstützung umfassen und darf beispielsweise bei einem vorherigen Heimaufenthalt die dort angefallenen Kosten nicht überschreiten. Hiermit verbindet sich ein strukturelles Problem, das sich durch alle gesetzlichen Regelungen zur Umsetzung innovativer Konzepte der Behindertenhilfe zieht.

Durch diese Regelungen wird der innovative Impuls blockiert, durch eine weiterhin bestehende Versorgungslogik. Das Persönliche Budget und der Ausbau ambulanter Hilfen können nur dann innovativ wirken, wenn sie sich auf eine Veränderung des gesamten Unterstützungsangebotes beziehen. Das ist im einen Fall deutlich günstiger als eine standardisierte Versorgung, weil sich die Unterstützung auf notwendige Hilfen beschränken kann, im anderen Fall ist es aber auch teurer, weil insbesondere Menschen mit hohem Hilfebedarf in stationären Einrichtungen unterversorgt bleiben und das Ziel der Teilhabe am gesellschaftlichen Leben überhaupt nicht angestrebt wird.

Die Folge ist, dass der Ausbau stationärer und ambulanter Hilfen parallel vonstatten geht, wie die Statistiken und Prognosen belegen. Der Ausbau ambulanter Hilfen führt nicht zum Abbau stationärer Hilfen, bzw. zu einer Überwindung der Unterscheidung von ambulanten und stationären Hilfen. Es ist sogar zu bezweifeln, ob so die angestrebten Einsparungen erzielt werden können. Mit viel Aufwand wird eine parallele Struktur auf- und ausgebaut, was zu einem hohen Maß an ineffizienten Strukturen führt. Bisher ist es nicht einmal gelungen, die Hilfen im stationären und ambulanten Bereich vergleichbar zu machen. Sowohl die Verfahren zur Feststellung des individuellen Hilfebedarfes als auch die Grundlagen der Finanzierung sind so verschieden, dass es nach wie vor von Zufällen bzw. von einem interessegeleiteten Blick auf die Lebenssituation abhängt, ob eine Person in einer stationären Einrichtung aufgenommen wird oder ambulante Hilfen erhält.

Vor dem Hintergrund dieser Entwicklung wird nochmals deutlich, warum der Ansatz Offener Hilfen unterschieden werden muss, von der sozialrechtlichen Unterscheidung zwischen ambulanten und stationären Hilfen. Der Ansatz Offener Hilfen erfordert eine strikte Orientierung am individuellen Hilfebedarf. Von diesem ausgehend ist es notwendig, ein individuelles Hilfearrangement zu planen und zu gestalten, in dem individuelle Entwicklungen und Veränderungen jederzeit möglich sind. Gleichzeitig muss das Angebot die notwendige Sicherheit bei der Gestaltung des Alltags bieten. Mit Offenen Hilfen soll die Teilhabe am gesellschaftlichen Leben ermöglicht werden. Sie sollen die Leistungsberechtigten, unabhängig von ihrer Behinderung, in die Lage versetzen, ihren Alltag in Beziehung zu den für alle zugänglichen Institutionen der Gesellschaft zu entfalten. Eine Heimeinweisung scheidet in diesem Kontext grundsätzlich aus. Es ist allerdings in vielen Fällen möglich, bestehende stationäre Einrichtungen so weiterzuentwickeln, dass sie Offene Hilfen anbieten können. Sofern vorhandene Wohnhäuser nicht den Charakter einer öffentlichen Versorgungseinrichtung oder Anstalt in ihrer Architektur oder Lage festgeschrieben haben, können sie in normale Wohnhäuser umgewandelt werden und Serviceleistung anbieten.

Zusammenfassend lässt sich sagen, dass der Ansatz Offener Hilfen eine Perspektive für die Weiterentwicklung nur dann bietet, wenn er als grundlegende Alternative zur Versorgung nach dem stationären Modell verfolgt wird. Der Bundesgesetzgeber hat die Länder aufgefordert, die Eingliederungshilfe so zu gestalten, dass die Hilfen aus einer Hand gewährt werden. Dies hat in einigen Bundesländern dazu geführt, dass der gesamte Bereich der Eingliederungshilfe auf die Ebene der Kommunen verlagert wurde oder verlagert werden soll. In anderen Bundesländern wird eine Zusammenfassung auf der überörtlichen Ebene angestrebt oder realisiert. Diese Zusammenführung bietet die Chance, auch die Unterscheidung zwischen ambulanten und stationären Hilfen zu überwinden. Dies stellt sich allerdings nicht von selbst ein. Es ist eine sozialpolitische Entscheidung darüber erforderlich, ob die stationäre Versorgungslogik hinsichtlich der Finanzierung und Planung der Hilfen zugunsten des Ansatzes Offener Hilfen aufgegeben wird.

3 Perspektiven

Abschließend sollen einige Vorschläge gemacht werden, wie ein tatsächlicher Vorrang Offener Hilfen umgesetzt werden kann.

Politisierung der Behindertenhilfe

Gegenwärtig fällt der bürgerrechtliche Diskurs über das Benachteiligungsverbot, Gleichstellungsvorschriften und die Entwicklung der Behindertenhilfe auseinander. Trotz der Rückschritte bei dem zuletzt verabschiedeten Allgemeinen Gleichstellungsgesetz lässt sich seit der Aufnahme des Benachteiligungsverbots in das Grundgesetz eine erhebliche Dynamik in der Behindertenpolitik verzeichnen. Eine der stärksten Diskriminierungen geht in der Bundesrepublik Deutschland nach wie vor von der Benachteiligung durch Sondereinrichtungen aus, die prägend für die gesamte Lebenssituation von Menschen mit Behinderungen sind. Es handelt sich hierbei um eine Frage der Menschenrechte. Die Diskriminierung im Bildungssystem ist bereits zum Thema in der UN-Menschenrechtskommission geworden. Auch Fragen der Wahl des Wohnortes und der Zugang zu wohnbezogenen Unterstützungsleistungen sind ein Menschenrechtsthema. Mit der 2006 verabschiedeten UN-Konvention über die Rechte von Menschen mit Behinderungen verpflichten sich die Vertragsstaaten, dafür Sorge zu tragen, dass »Menschen mit Behinderungen gleichberechtigt die Möglichkeit haben, ihren Wohnsitz zu wählen und zu entscheiden, wo und mit wem sie leben und nicht verpflichtet sind, in besonderen Wohnformen zu leben« (Artikel 19)[2]. Mit der noch ausstehenden Ratifizierung der Konvention durch die Bundesrepublik sind die sozialrechtlichen Regelungen, die Menschen mit Behinderungen zur Inanspruchnahme stationärer Hilfen zwingen, nicht zu vereinbaren. Sie verstoßen gegen internationales Menschenrecht.

Schon 2001 hat eine Gruppe von Wissenschaftlern auf Bundesebene einen Vorstoß zur Einrichtung einer Enquete der Heime unternommen. In der Begründung heißt es:

> »Das heutige Anstalts- und Heimsystem entstand als Problemlösung des 19. Jahrhunderts für den Ausgleich zwischen Stärkeren und Schwächeren – unter den Bedingungen der beginnenden Industrialisierung und Marktwirtschaft war es segensreich und oft lebensrettend. Viele Gründe zwingen jedoch im 21. Jahrhundert das Heimsystem auf den Prüfstand, um zu klären, ob und in welchem Umfang es

> heute noch den Belangen der Alten, Pflegebedürftigen, geistig Behinderten, psychisch Kranken und der (behinderten) Kinder und Jugendlichen angemessen sein kann« (Forschungsarbeitsgemeinschaft 2001, S. 29).

Bereits die dritte Bundesregierung hat es abgelehnt, eine solche Enquete-Kommission einzusetzen. Auf Bundesebene wurde eine Kampagne »Daheim statt ins Heim« gestartet (vgl. www.bundesinitiative-daheim-statt-heim.de). Mit der Kampagne werden ein Baustopp für neue Heime, der Abbau bestehender Heimplätze und der Aufbau eines alternativen Unterstützungsangebotes gefordert. Dem steht die Prognose der überörtlichen Sozialhilfeträger gegenüber, nach der es bis 2010 zu einem, wenn auch gebremsten, Ausbau der Heimversorgung kommt. Auch die strukturelle Blockade einer alternativen Infrastruktur durch § 13 SGB XII ist mit dieser Forderung nicht vereinbar. Auf Bundesebene sind Gesetzesänderungen und sozialpolitische Entscheidungen zur Entwicklung eines an Teilhabe orientierten Unterstützungssystems notwendig.

Regionale Teilhabeplanung

Wenn Menschen mit Behinderungen in Sondereinrichtungen betreut werden, bewirkt dies, dass sie im Gemeinwesen nicht präsent sind. Dadurch, dass die Zuständigkeit und Planung der Unterstützungsangebote nicht auf kommunaler Ebene verankert ist, wird häufig keine Notwendigkeit gesehen, auf ihre spezifischen Bedürfnisse bei der Gestaltung der baulichen und sozialräumlichen Infrastruktur Rücksicht zu nehmen. Planungsaufgaben wurden und werden an die Sozialleistungsträger und an die Anbieter von Hilfen delegiert, die – ihrem Aufgabenbereich entsprechend – die Entwicklung von spezialisierten Angeboten in den Vordergrund stellen.

Die Chancen zur Weiterentwicklung Offener Hilfen hängen ganz wesentlich davon ab, dass regionale Planung und Koordination initiiert bzw. intensiviert wird. Zur Ermöglichung von Teilhabe ist es notwendig, sowohl Aufgaben der Herstellung eines barrierefreien Gemeinwesens als auch die Infrastruktur sozialer Dienste in den Blick zu nehmen. Mit der Teilhabeplanung wird das Ziel verfolgt, dass Menschen mit Behinderung ihre Angelegenheiten im Gemeinwesen selbstbestimmt und wo immer möglich, ohne fremde Hilfe erledigen können. Wenn diese Bedingungen gegeben sind, kann sich professionelle Hilfe auf pädagogische Förderung zur Herstellung von Teilhabechancen und auf kompensatorische Hilfen bei der Erledigung alltäglicher Angelegenheiten konzentrieren und beschränken. Die Bereitstellung eines schützenden Umfeldes und die Strukturierung des alltäglichen Lebens kann entfallen.

Für den Bereich der Teilhabeplanung auf regionaler Ebene fehlen bislang konkrete gesetzliche Vorgaben. Eine wichtige Bedeutung für die Einleitung von Prozessen der Teilhabeplanung kommt der Erklärung von Barcelona »Die Stadt und die Behinderten« zu, die bereits 1995 verabschiedet wurde. Indem sich die Kommunen dieser Erklärung anschließen, verpflichten sie sich zu Maßnahmen, die Menschen mit Behinderungen einen besseren Zugang zu Informationen, zu Einrichtungen der öffentlichen Infrastruktur und zu öffentlichen Verkehrsmitteln ermöglichen. Außerdem sollen die Unterstützungsangebote und die Partizipationsmöglichkeiten verbessert werden (zum Wortlaut der Erklärung siehe die Internetseite www.netzwerk-artikel-3.de). Die Erklärung ist deshalb so bedeutsam, weil hier unabhängig von rechtlichen Bestimmungen beschrieben wird, welche Voraussetzungen auf kommunaler Ebene geschaffen werden müssen, damit Menschen mit Behinderungen am gesellschaftlichen Leben teilhaben können. Die Verpflichtung enthält einen expliziten Planungsauftrag: »Die Kommunen erarbeiten im Rahmen ihrer Befugnisse und in Zusammenarbeit mit den Behinderten-Vertretungen vor Ort Aktionspläne, die mit dieser Deklaration übereinstimmen und entsprechende Fristen bezüglich der Durchführung und Bewertung beinhalten müssen« (Punkt XVI der Vereinbarung). Es ist notwendig, den Planungsprozess als kontinuierliche Aufgabe in den Kommunen zu verankern und als Kooperation zwischen Interessenvertretungen behinderter Menschen, Leistungsanbietern, Sozialleistungsträgern und kommunalen Planungsstellen anzulegen (vgl. dazu ausführlicher Rohrmann et al. 2001).

Fachliche Diskussion der Offenen Hilfen

Für die Weiterentwicklung der Behindertenhilfe ist es notwendig, dass die bestehenden Dienste ihre Leistungsfähigkeit als Alternative und nicht als Ergänzung zu stationärer Versorgung herausstellen. Finanzielle Restriktionen und die strukturellen Probleme der Gesetzgebung, Rechtsprechung und Bewilligungspraxis dürfen nicht dazu führen, dass ambulante Dienste das Nischendasein, das ihnen zugewiesen wird, akzeptieren. Es liegen ausreichend Erfahrungen vor, dass Hilfen unabhängig von Art und Schwere der Behinderung in selbstbestimmten Wohnformen erbracht werden können. Um dies in jedem Einzelfall umzusetzen braucht es Mut und Kreativität, um gewohnte Pfade zu verlassen. Dies gilt aufseiten der Anbieter ebenso wie aufseiten der Kostenträger. Offene Hilfen definieren sich nicht durch eine Gegenüberstellung zu stationären Hilfen, sie stellen sich als eine grundlegende Alternative für die Weiterentwicklung des Unterstützungssystems dar.

Anmerkungen

1. Die Heimstatistik wurde bis 2003 aufgrund freiwilliger Meldungen und nicht standardisierter Erhebungen der zuständigen Sozialhilfeträger vom zuständigen Bundesministerium als nicht amtliche Statistik erhoben. Die Meldungen erfolgen nicht immer bezogen auf denselben Stichtag. In der Statistik wurden Plätze in psychiatrischen Kliniken für Menschen ohne Behandlungsbedarf nicht berücksichtigt. Aufgrund der Unzuverlässigkeit der Angaben wurde die Statistik eingestellt. Wenngleich die einzelnen Angaben und die Statistik insgesamt unzuverlässig sind, wird der Entwicklungstrend richtig wiedergegeben.
2. Die »Convention on the Rights of Persons with Disabilities« wurde von der Generalversammlung der UN am 13. Dezember 2006 verabschiedet. Sie wurde von der Bundesregierung am 30. März 2007 unterzeichnet (vgl. online im Internet: URL: http://www.un.org/disabilities/convention/index.shtml). Das Zitat folgt einer Arbeitsübersetzung des Deutschen Übersetzungsdienstes der Vereinten Nationen vom 16. 02. 2007. Zur Bedeutung der Konvention vgl. Bielefeldt (2007).

Literatur

Aselmeier, L. et al. (2002): AQUA-UWO. Arbeitshilfe zur Qualitätssicherung in Diensten für Unterstütztes Wohnen von Menschen mit geistiger Behinderung. Siegen.

Bielefeldt, H. (2006): Zum Innovationspotenzial der UN-Behindertenkonvention. Online im Internet: URL: http://www.institut-fuer-menschenrechte.de [12. 03. 2007].

Bundesarbeitsgemeinschaft der überörtlichen Träger der Sozialhilfe (BAGüS) (2006): Entwicklung der Fallzahlen in der Eingliederungshilfe. Auswertung einer Erhebung der überörtlichen Träger der Sozialhilfe. Online im Internet: URL: http://www.beb-ev.de/files/pdf/2007/sonstige/2007-01-29FallzahlpapierBAGueS.pdf [12. 03. 2006].

Bundesministerium für Familie, Senioren, Frauen und Jugend (BMFSFJ) (2006): Erster Bericht des Bundesministeriums für Familie, Senioren, Frauen und Jugend über die Situation der Heime und die Betreuung der Bewohnerinnen und Bewohner. Online im Internet: URL: http://www.bmfsfj.de/Publikationen/heimbericht/root.html [12. 03. 2007].

Bundesministerium für Gesundheit und Soziale Sicherung (BMGS) (2005): Anhaltspunkte für die ärztliche Gutachtertätigkeit im sozialen Entschädigungsrecht und nach dem Schwerbehindertenrecht. Berlin

con_sens (2005): Kennzahlenvergleich der überörtlichen Träger der Sozialhilfe 2003 und 2004. Hamburg.

Deutscher Verein (2003): Entwicklung der Sozialhilfeausgaben für Hilfen für Menschen mit Behinderungen – Der Bundesgesetzgeber muss tätig werden! Nachrichtendienst des Deutschen Vereins (NDV) 83:121–125.

Deutsches Institut für Medizinische Dokumentation und Information (DIMDI) (Hg.) (2005): Internationale Klassifikation der Funktionsfähigkeit, Behinderung und Gesundheit (Stand: Oktober 2005). Köln. Online im Internet: URL: http://www.dimdi.de/dynamic/de/klassi/downloadcenter/icf/ [12. 03. 2007].

Dewe, B., Otto, H.-U. (2002): Reflexive Sozialpädagogik. Grundstrukturen eines neuen Typs dienstleistungsorientierten Professionshandelns. In: Thole, W. (Hg.): Grundriss Soziale Arbeit. Ein einführendes Handbuch. Opladen, 179–198.

Doose, S. (2006): Unterstützte Beschäftigung: Berufliche Integration auf lange Sicht. Theorie, Methodik und Nachhaltigkeit der Unterstützung von Menschen mit Lernschwierigkeiten durch Integrationsfachdienste und Werkstätten für behinderte Menschen auf dem allgemeinen Arbeitsmarkt. Eine Verbleibs- und Verlaufsstudie. Marburg.

Forschungsarbeitsgemeinschaft »Menschen in Heimen« (2001): Für eine Auflösung der Heime. Aufforderung an den Deutschen Bundestag, eine Kommission zur »Enquête der Heime« einzusetzen. Zitiert nach Dr. med. Mabuse 26, Heft 133: 21–36

Goffman, E. (1961): Asyle. Über die soziale Situation psychiatrischer Patienten und anderer Insassen. Frankfurt/M., 1973

Grunewald, K. (2003): Schließt die Anstalten für Menschen mit Lernschwierigkeiten. Alle können in der offenen Gesellschaft leben. Inforum, H. 2. Online im Internet: URL: http://www.forsea.de/archiv/archiv_2003_02_schliesst_die_anstalten.shtml [12. 03. 2007].

Rohrmann, A. et al. (2001): AQUA-NetOH. Arbeitshilfe zur Qualifizierung von örtlichen Netzwerken Offener Hilfen für Menschen mit Behinderungen. Siegen.

Schädler, J. (2004): Re-Institutionalisierung statt De-Instituionalisierung! Implementationsstrategien für Offene Hilfen für Menschen mit geistiger Behinderung. Geistige Behinderung, 42: 15–36.

Schwarte, N. (2002): Ambulant gestütztes Wohnen als gleichberechtigte Option. Voraussetzungen und Bedingungen seiner Weiterentwicklung für Menschen mit einer geistigen Behinderung. Unveröffentlichtes Vortragsmanuskript.

Selbstbestimmt leben mit hohem Hilfebedarf

Wolfgang Urban

Menschen mit hohem Hilfebedarf ein Angebot für selbstbestimmte und selbstständige Wohnformen zu machen, ist ein Grundanliegen des *Verein zur Förderung der Integration Behinderter e.V.* – fib – in Marburg. Prinzip der Hilfekonzepte ist ein individuelles Arrangement, bei dem die Unterstützungsleistungen möglichst passgenau für die jeweilige Lebenslage aufgebaut werden. Es gibt dabei keine vorgegebenen Einrichtungsstrukturen, Wohn- und Lebensform werden für jeden und mit jedem Kunden neu entwickelt. Ebenso werden die jeweils möglichen Finanzierungsressourcen so weit wie möglich abgerufen. Dazu zählen Leistungen des »Betreuten Wohnens« ebenso wie die Leistungen der Pflegekasse und ergänzende Assistenzleistungen in der Zuständigkeit des örtlichen Sozialhilfeträgers.[1]

Die folgenden Fallbeispiele sollen zur Verdeutlichung dieses Hilfekonzeptes beitragen und insbesondere Hinweise geben, wie im Bereich der aufsuchenden, ambulanten Hilfen Unterstützungsleistungen so weit differenziert werden können, dass normalisierte Wohn- und Lebensformen auch bei hohem Unterstützungsbedarf erreichbar sind.

Selbstbestimmte Wohnform mit hohem Hilfebedarf: Leitfragen

Die folgenden Fallbeispiele werden vor dem Hintergrund der hier genannten Leitfragen vorgestellt, ohne den Anspruch, diese umfassend zu beantworten. Dies muss einem ausführlicheren Beitrag vorbehalten bleiben. Die Leitfragen skizzieren hier den, in jedem Einzelfall zu bewältigenden, Problemkontext:

- Was kennzeichnet hohen bzw. komplexen Hilfebedarf individuell?
- Wie wird dieser Bedarf abgesichert (zeitlich, personell)?

- Welche Rolle spielen dabei individuelle Ressourcen bzw. informelle Netzwerke?
- Welche Aufgabe übernimmt der Dienst für die soziale Verortung und Einbindung (Suche nach angemessenen Wohnmöglichkeiten, Aufbau von WGs etc.)?
- Welche Wohnsituation ist erreicht – welche Entwicklungspotentiale stecken darin?
- Wie passt die erreichte Wohnsituation zur Anforderung »normales Wohn- und Lebensumfeld«?
- Rehabilitationschancen der KundInnen = Reduzierungsmöglichkeiten für die Hilfen?
- Kosten und Kostenentwicklung
- Maßstäbe zum Kostenvergleich mit stationärem Wohnen

Drei Fallbeispiele zum Thema »Hoher Hilfebedarf« und ambulante Hilfe aus der Praxis:

Beispiel 1[2]

Eine 33-jährige Frau mit geistiger Behinderung, starken Verhaltensauffälligkeiten und dem Bedarf einer ständigen Begleitung im Lebensalltag – so zumindest die Situation in den ersten 6 bis 8 Jahren: es ist ihr unmöglich, selektiv wahrzunehmen. Daher droht ihr ständige Reizüberflutung. Diese wiederum löst Hyperaktivität aus, verbunden mit dem Verlust der Kontrolle über die eigenen Handlungen sowohl im Ablauf als auch in der Zielperspektive (der Zug nach nirgendwo, die verlorene Zeit im Tag-Nacht-Rhythmus, tausend Aktivitäten, die zugleich begonnen, aber nicht zu Ende gebracht werden können). Daraus resultiert die permanent drohende Überlastung ihrer selbst wie auch des direkten Umfeldes. Aggressive Ausbrüche und Selbstbestrafung für misslungene Handlungen begleiten den Alltag.

Hilfeansatz: Die zentrale Aufgabe besteht in der andauernden, geduldigen Strukturierung aller Handlungsabläufe und der Verständigung über Abläufe und erreichbare Ziele. Unbegleitete Zeiten sind nur mit einer eindeutigen Vorabklärung möglich.

Die genannte Person lebt seit nunmehr 12 Jahren in einer Wohngemeinschaft mit Nicht-Behinderten mit insgesamt 8 Personen. Dieses Lebensumfeld wurde bewusst durch den Dienst initiiert (u. a. durch Kauf und Zweckbindung einer ehemaligen Kaserne über Privatpersonen unter Beteiligung des gesetzlichen Betreuers der Betroffenen). Ein wohlmeinendes, verständnisvolles und akzeptierendes Umfeld (anfangs stark studentisch geprägt) war Voraussetzung eines gelingenden Hilfearrangements. Der durchschnittliche Hilfeumfang beträgt 45 Stunden in der Woche (anfangs 90). Hinzu kommt die *geplante* Einbeziehung in ein integratives Freizeitangebot mit durchschnittlich 14 Stunden pro Woche sowie die Beschäftigung in der Werkstatt für behinderte Menschen. Die Wohngemeinschaft ist sozialer Background in offener Beziehung. Definierte Aufgabe für die WG ist die Sicherstellung einer Hintergrundbereitschaft nachts sowie bezahlte Früh- und Spätdienste (ca. 8–10 Wochenstunden). Zudem ist ein WG-Mitglied als pädagogische Fachkraft (seit nunmehr 12 Jahren) eingebunden mit abgegrenzter Dienstzeit (15-Std.-Vertrag) und der Verantwortung für übergreifende Aufgaben (Wäsche, Arzt etc.) in Zusammenarbeit mit dem gesetzlichen Betreuer. Hinzu kommen nach Bedarf externe MitarbeiterInnen, ein Heilerziehungspfleger sowie PädagogikstudentInnen. Dabei sind langjährige Bindungen entstanden, der Durchschnitt der Mitarbeit liegt bei 4 Jahren. Alte Kontakte werden vielfach weiter gepflegt (wenn auch abhängig von Unterstützung).

Bedarf: durchschnittlich 7 Stunden Unterstützung pro Tag –
40–45 Wochenstunden (anfangs 80–90)

- Pflege nach SGB XI, Stufe 3, 3 Std./Tag – 21 Std./Wo.
- Ergänzende Pflege und Assistenz nach § 61ff SGB XII – 19 Std./Wo.
- Eingliederungshilfe (psychosoziale Hilfen) nach § 53 – 5 Std./Wo.

Abdeckung: Team mit 5–6 MitarbeiterInnen

- 1 pädagogischer Mitarbeiter – 15 Wochenstunden (fester Vertrag)
- 1 Heilerziehungspfleger – 10 Wochenstunden (flexibler Vertrag)
- 4 studentische Mitarbeiter – 20 Wochenstunden (flexible Verträge)

Ergänzend zur professionellen Hilfe:

- Anleitung und Begleitung durch eine pädagogische Fachkraft
- Einbeziehung des gesetzlichen Betreuers in die Ziel- und Aufgabenplanung sowie Bewertung

- Regelmäßiger Besuch eines Freizeitangebots – dient auch der Vermeidung weitergehenden Hilfebedarfs

Die ambulante Unterstützung wurde vom Sozialhilfeträger aufgrund einer Begutachtung des Gesundheitsamtes fast 10 Jahre lang als inhaltlich unzulänglich gekennzeichnet (zu hoher Hilfebedarf für ein ambulantes Konzept) und die junge Frau deshalb auf eine stationäre Unterbringung verwiesen. Die Kosten liegen nach einer kostenintensiven Einstiegsphase langfristig auf ungefähr *vergleichbarem* Level zur stationären Unterbringung. Wichtig ist das hilfreiche Umfeld der Wohngemeinschaft und die darüber erschlossene Öffnung ihres Lebens in die Gemeinde. Sie ist überall im Stadtteil bekannt und hat dort viele Anlaufstellen. Die Wohnperspektive: Die Groß-WG hat sich nach über 12 Jahren ausgelebt. Es erfolgte der Umbau in kleinere Einheiten sowie die Einbeziehung einer weiteren behinderten Person in der Nachbar-WG. Erhalten bleibt die hilfreiche Nachbarschaft einer Familie, zu der der pädagogische Mitarbeiter gehört, sowie weitere eng vertraute Personen im gleichen Haus als Ansprechpartner im Alltag. Perspektive der Hilfesituation: Wir können eine leichte Reduzierung des Stundenbedarfs über die mit einer zweiten Person verbundenen Hilfen verzeichnen. Die langjährige, ausschließlich individuelle Begleitung hat eine nicht erwartete Persönlichkeitsentwicklung (Selbstbewusstsein, Ruhe, Zeiten gezielter Selbsttätigkeit) ermöglicht. Die über Jahre geübte strenge Strukturierung des Alltags hat der Kundin geholfen, viele Fertigkeiten einzuüben und zu übernehmen, sodass sich das Risiko des Strukturverlustes mindert. Auch die Konfliktfähigkeit ist gewachsen, sie hat eine *gesetzte Persönlichkeit*, bei gleichzeitig gewachsenem Selbstbewusstsein und verringerter Verunsicherung, entwickelt.

Beispiel 2:

Es handelt sich um eine ca. 35 Jahre alte Frau mit einer ausgeprägten Epilepsie und generalisierten Grand-mal-Anfällen, ständigen Absencen, massiver Medikamentierung, die aus einer Lernbehinderung eine geistige Behinderung (z. B. Einschränkungen in den Gedächtnisleistungen) werden lässt, Halbseitenlähmung. Sie ist weitgehend auf den Rollstuhl angewiesen. So war die Situation zum Zeitpunkt des Umzugs aus dem Elternhaus (in einem abgeschiedenen Dorf) in die eigene, barrierefreie Wohnung im Stadtzentrum Marburgs. Den Umzug in ein Wohnheim hat sie stets vehement abgelehnt. Sie lebt nun schon seit einigen

Jahren in einer (Zweck-)WG mit einer ebenfalls behinderten Frau mit hohem Assistenzbedarf. Der tägliche Hilfeumfang beträgt durchschnittlich 10 Stunden. Besonders wichtig ist hier die Organisation einer aufs schnellste abrufbaren Nothilfe durch den Dienst. Anfangs fanden täglich 2 Stunden fachpädagogische Unterstützung und Begleitung statt, mittlerweile sind es durchschnittlich 1,5 Stunden von Montag bis Freitag. Hinzu kommt die Hilfe durch Assistentinnen für pflegerische und lebenspraktische Hilfen sowie die Unterstützung der Mobilität. Einige Stunden am Tag verbringt sie allein mit Ausruhen, Lesen, Schreiben ... Bisweilen finden Doppeldienste für Extra-Aktionen wie z. B. Schwimmen statt. Die Kundin hat die erworbene Freiheit für sich nutzen gelernt, sie unternimmt Urlaubsreisen, geht vielen Freizeitaktivitäten nach und ist über mehrere Jahre aktiv in der Interessenvertretung der KundInnen eingebunden.

- Bedarf: 8 Stunden direkte Hilfe + rund um die Uhr Abrufbereitschaft täglich = rechnerisch 70 Std./Woche
- Pflege nach SGB XI, Stufe 3; 5 Std./Tag – 35 Std./Wo.
- ergänzende Pflege und Assistenz nach § 61ff SGB XII
- einschließlich Abrufbereitschaft – 21 Std./Wo. Eingliederungshilfe nach § 53 – 7,5 Std./Wo.
- (psychosoziale Hilfe durch Fachkräfte)
- Abdeckung: pädagogische Fachkräfte
- AssistentInnen unter Anleitung durch Fachkräfte

Die im ambulanten Bereich erreichte Lebensqualität ist hoch zu bewerten, denn es besteht eine hohe individuelle Gestaltungsfreiheit des Alltags durch die individuelle Hilfe und die Möglichkeit zur selbstständigen Wahrnehmung vielfältiger sozialer Kontakte. Den Werkstattplatz hat sie u. a. wegen der Erkrankung aufgegeben. Nach einer Operation hat Frau S. eine zeitweise Verringerung der schweren Anfälle erreicht, verbunden mit einer Wiedergewinnung vieler Entfaltungsmöglichkeiten, die ihr vorher versagt waren. Ein Kostenvergleich verbietet sich hier weitgehend: Der Bedarf unterliegt hohen Schwankungen und reicht von einer umfassenden Rund-um-die-Uhr-Begleitung bis hin zu wenigen Stunden am Tag. Das ambulante Konzept erlaubt hier eine zeitnahe Anpassung an den jeweiligen Bedarf.

Beispiel 3:

Hier geht es um einen Mann Mitte 40, der bis Anfang 2004 noch in der Ursprungsfamilie lebte. Die Eltern, beide über 70 Jahre alt, waren mit der Versorgung, trotz der Hilfe durch den Familienunterstützenden Dienst des fib e.V. über 10 Jahre, überfordert – eine veränderte Zukunftsperspektive war erforderlich. Der Sohn hat eine ausgeprägte Tetraspastik – nur in ganz geringem Umfang ist die Nutzung der Arme und Hände möglich, er ist auf den Rollstuhl angewiesen. Er ist geistig behindert und verfügt, teilweise auch wegen der Spastik, nur über sehr eingeschränkte Kommunikationsmöglichkeiten (»Mama« in vielfältigen Variationen und Modulationen, Kratzen und Beißen). Alle Heimeinrichtungen, die sich die Eltern angesehen haben, entsprachen nicht ihren Vorstellungen. Ihr Haupteinwand: Nirgendwo kann die komplexe, individuelle Pflege so fortgesetzt werden wie zu Hause. Nach zwei Jahren der Vorbereitung, vielfältigen Gesprächen, Initiativen und intensiver Auseinandersetzung mit dem Kostenträger konnte folgendes Unterstützungsmodell erreicht werden: Der Betroffene ist zusammen mit seinem – leicht eingeschränkten und auf psychosoziale Unterstützung angewiesenen – Bruder in einer Kleinstadt des Landkreises in eine zentral gelegene Wohnanlage (sozialer Wohnungsbau) gezogen. Täglicher Hilfeumfang: 11 Stunden im Durchschnitt sowie Besuch der Tagesförderstätte in der WfbM, allerdings häufig durch Krankheitstage unterbrochen. Die Absicherung der Hilfen erfolgt über ein Team, bestehend aus 6 bis 8 MitarbeiterInnen. In der Aufbauphase wurde das Team der Assistenten aus dem Familienunterstützenden Dienst übernommen und ergänzt, u. a. durch eine Heilerziehungspflegerin in Ausbildung. Eine feste 20-Stunden-Stelle ist eingerichtet. Die Begleitung des Teams erfolgt durch eine professionelle Fachkraft, die ihrerseits unterstützt wird von der Pflegedienstleitung. In der Wohnung ist ein Bereitschaftszimmer, das den MitarbeiterInnen insbesondere für die Nachtbereitschaft zur Verfügung steht. Die Nachtbereitschaft stand anfangs auch Kunden in einer Nachbar-WG zur Verfügung. Dort sind zwei Personen eingezogen, die zuvor in einem Heim für Körperbehinderte untergebracht waren und ebenfalls auf, zum Teil intensive, Hilfe angewiesen sind – Hilfe bei der sozialen Verortung war ein entscheidender Baustein für das Gelingen dieses Ansatzes, schwedische Vorbilder waren hilfreich. Es ergeben sich in der Praxis vielfältige soziale Anknüpfungspunkte. Die Nachbarn reagieren interessiert, neugierig, mit Akzeptanz. Die Eltern bleiben involviert, mit einer zwar teils schwierigen Rolle, dennoch wesentlich weitgehender in der – so auch von ihnen gewünschten – Verantwortung, als es im stationären Bereich je möglich gewesen wäre. Eine vergleichbar intensive und individuelle pflegerische Versorgung mit vielen Möglichkeiten zu aktiver Freizeitgestaltung wäre unter stationären Bedingungen nur schwer umzusetzen. Der Kostenträger akzeptiert, analog den juristischen Kommentierungen zum Vorrang offener Hilfen, ein Übersteigen der Kosten, die für eine stationäre Unterbringung angefallen wären, setzt dabei aber eine Obergrenze.

Erste Schlussfolgerungen aus diesen Beispielen

Ich halte das klassische Gegensatzpaar »ambulant – stationär« für von der Praxis überholt bzw. relativiert. Wird der Ansatz offener Hilfen für alle Menschen, unabhängig von Art und Schwere ihrer Beeinträchtigung, zugänglich gemacht, erfordert die ambulante Hilfe fachliche Differenzierungsprozesse, die weit über den Ansatz einer aufsuchenden Hilfe hinausgehen (Stichworte: Hilfe zur sozialen Verortung, Sicherung einer ständigen Unterstützung im privaten Wohnraum etc). Gleichzeitig führt eine *Ambulantisierung* alter Hilfesysteme, z. B. durch Dezentralisierung und Quartierbindung, zunehmend zu Überschneidungen. Trennscharf dargestellt wird die Frage nach der Selbstbestimmtheit der Wohnform durch die Unterscheidung zwischen *einrichtungsgebundenen bzw. nicht einrichtungsgebundenen Wohnformen*. Dies kennzeichnet zutreffend die Abhängigkeit von den jeweiligen Leistungsanbietern. Die vorgestellten Beispiele stehen für absolut individuell geprägte Wohnformen und geben eine Erklärung für die Behauptung, dass im ambulanten Bereich individuelle Hilfearrangements erreicht werden können – ohne institutionelle Vorgaben des Dienstes, wie zu leben sei. Ambulante Dienstleistung ist bei hohem Hilfebedarf zum Teil teurer als die stationäre Hilfe, dieser jedoch qualitativ überlegen durch hohe Individualität sowie erhöhte Rehabilitations- und Integrationschancen.

Was macht den Kostenvergleich ambulant – stationär problematisch?

1. Der Vergleich von pauschalen Durchschnittskosten (im Heim) mit (im Einzelfall hohen) individuellen Kosten führt zu falschen Zahlen.

2. Bei dieser Vorgehensweise werden »höhere Kosten« zum Verhinderungsmodell für ambulante Hilfe.
3. Im ambulanten Bereich spielen individuelle Hilfezeiten eine völlig andere Rolle – sie stehen fast ausschließlich zur persönlichen Verfügung.
4. Im ambulanten Bereich handelt es sich um eine veränderte Struktur der Hilfe (Einzelstunden mit Stundensatz-Vergütung, sachlich und fachlich differenziert).
5. Ein hoher Einsatz individueller Stunden erhöht die Chancen persönlicher Entwicklung und damit der Verringerung des Hilfebedarfs. Was anfangs *teurer* ist, ist langfristig oft *billiger*.
6. Veränderungen in den Ressourcen und Netzwerken (z. B. durch Partnerschaft) bilden sich ambulant unmittelbar im Bedarf ab, stationär nur vermittelt.
7. Der verstärkte Rechtsgrundsatz zum Vorrang ambulanter Hilfe im § 9 SGB XII: »Wünschen der Leistungsberechtigten, den Bedarf stationär oder teilstationär zu decken, soll nur entsprochen werden, wenn dies nach der Besonderheit des Einzelfalles erforderlich ist, weil anders der Bedarf nicht oder nicht ausreichend gedeckt werden kann [...] Der Träger der Sozialhilfe soll in der Regel Wünschen nicht entsprechen, deren Erfüllung mit unverhältnismäßigen Mehrkosten verbunden wäre.«

Fazit:

Der Schwerpunkt der Analyse müsste sich eigentlich darauf ausrichten, die Unterschiede im Hilfeangebot zu ermitteln, statt Kosten zu vergleichen.

These:

Der Einzelfall muss bei hohem Hilfebedarf zwangsläufig teurer sein. In der Gesamtbetrachtung und unter Berücksichtigung der genannten Argumente kann angenommen werden, dass im Durchschnitt eine Kostenentsprechung zwischen ambulant und stationär vorliegt.

Zur Kritik des »Betreuten Wohnens« für Menschen mit geistiger Behinderung

Das Betreute Wohnen wurde erstmals 1984 durch den Landeswohlfahrtsverband Hessen als Maßnahme konzipiert, um Menschen mit psychischer Behinderung die Möglichkeit zu eröffnen, in Krisenzeiten durch aufsuchende Hilfen im häuslichen Bereich verbleiben zu können und ohne stationäre Unterbringung auszukommen. Im Jahr 1986 trat dann die »Vereinbarung über die Errichtung und Finanzierung von Betreuten Wohngemeinschaften für behinderte Menschen in Hessen« in Kraft (LWV 1986). Diese wiederum wurde bald ergänzt um das *Betreute Einzelwohnen*. Die Richtlinien wurden auch ausgedehnt auf den Personenkreis von Menschen mit geistiger bzw. mit körperlicher Behinderung. Voraussetzung für die Aufnahme ins Betreute Wohnen war, dass diese Personen grundsätzlich zu einer *selbstständigen Lebensführung* in der Lage sein und über eine Tagesstruktur, sei es über den Besuch einer Werkstatt für behinderte Menschen oder einer anderen Form der Beschäftigung, verfügen sollten. Gleichzeitig wurde der Rahmen der möglichen Hilfe auf den Einsatz von Fachpersonal (in der Regel Sozialpädagogen, Diplom-Pädagogen und -Psychologen sowie vergleichbare Berufsgruppen) festgelegt. Die Hilfe war anfangs auf maximal 2 Stunden pro Woche (ausgedrückt in einem Personalschlüssel von 1 : 12) begrenzt. Nach langen Diskussionen wurde mit Hinweis auf die in der Regel höheren Bedarfe von Menschen mit geistiger Behinderung die Betreuungszeit auf maximal 4 bis 5 Betreuungsstunden pro Woche in *begründeten Ausnahmefällen* festgelegt. Mit dieser Richtlinie war der LWV Hessen beispielgebend für die anderen Bundesländer, die bald mit vergleichbaren Rahmenvereinbarungen nachzogen. Den weitestgehenden Rahmen schuf das Land Hamburg mit der *Pädagogischen Betreuung im eigenen Wohnraum*, in der anfangs bis zu 20 Stunden Betreuung pro Woche möglich waren[3]. In der Regel aber folgten die anderen Landschafts- und Landeswohlfahrtsverbände der Vorgabe in Hessen mit einer Deckelung der Betreuungszeiten bei zwei bzw. 4 Wochenstunden. Das *Betreute Wohnen* spiegelt das Bemühen des überörtlichen Sozialhilfeträgers, alternative Angebote zur stationären Unterbringung in Heimen anzuregen. Bedingt durch die gesetzlichen Vorgaben, die eine ausschließliche Zuständigkeit der örtlichen Sozialhilfeträger, also der kommunal geführten Sozialämter, für die ambulanten und häuslichen Hilfeformen vorsahen, wurde dieses Angebot oft als eine freiwillige Initiative und Leistung vorgestellt und damit auch die Beschränkung der Leistungen gerechtfertigt. Dem entgegen galt und gilt im Sozialhilferecht bis heute das sogenannte Bedarfsdeckungsprinzip, d. h. rechtlich gesehen steht jedem behinderten Menschen eine umfassende Hilfe – eben bedarfsdeckend – zu, um seine gesellschaftliche Teilhabe zu ermöglichen[4].

Über lange Jahre blieben die Auswirkungen des Betreuten Wohnens vergleichsweise bescheiden, nahm die Zahl der Menschen mit geistiger Behinderung in Einrichtungen weitaus deutlicher zu als die Zahl derjenigen im *Betreuten Wohnen*[5]. Das änderte sich mit den, in den letzten Jahren erfolgten, Einschnitten: Die Finanznot der überörtlichen Sozialhilfeträger erhöht den Druck, neue, kostengünstige Hilfeformen zu entwickeln. Die steigenden Fallzahlen in der Eingliederungshilfe tragen zur Verschärfung des Kostendrucks bei. Konzeptionell wurde und wird das Beharren auf traditionellen, einrichtungsgebundenen Betreuungsformen immer problematischer. Der viel beschworene Paradigmenwechsel *von der Fürsorge zur Selbstbestimmung* und die immer lauter werdende Kritik von Vertretern der Behindertenbewegung taten gleichfalls ihre Wirkung. Mit dem neuen Sozialhilferecht, gültig seit 2006, wird die längst überfällige einheitliche Zuständigkeit vorgeschrieben. Ihre Umsetzung im Landesrecht haben einige Bundesländer schon vollzogen: Einige haben bereits den örtlichen (so z. B. Baden-Württemberg) bzw. überörtlichen Sozialhilfeträger (z. B. Nordrhein-Westfalen) mit der Aufgabe zur alleinigen Durchführung der ambulanten und stationären Behindertenhilfe beauftragt. Damit wird die Steuerung der Angebotsentwicklung erleichtert. In diesem Zusammenhang steht eine ganze Welle von Bemühungen zur Umsteuerung: Die ambulante häusliche Hilfe soll verstärkt durchgesetzt werden. Dafür werden diverse Maßnahmen ergriffen: Teilweise werden bestimmte Quoten der *Ambulantisierung* mit einzelnen Einrichtungsträgern vereinbart und diese an Erfolgsprämien oder Überleitungsprämien geknüpft (Nordrhein-Westfalen und Hamburg[6]). Die Betreuungsmöglichkeiten für häusliche Hilfen werden teilweise flexibilisiert und das Prinzip der Fachleistungsstunden (mit einer festen Stundenvergütung) eingeführt. Im Einzelfall sind dadurch bis zu 7,5 Wochenstunden in Hessen möglich und in Nordrhein-Westfalen – ohne feste Stundenvorgaben – wurden schon bis zu 20 Wochenstunden durchgesetzt. Diese verstärkten Initiativen scheinen weitaus erfolgreicher zu sein als die vorhergehenden Maßnahmen.

Wo liegt das Problem?

Das *Betreute Wohnen* (BW) wurde bislang ausschließlich aus der Perspektive entwickelt, einer Heimunterbringung gegenüber kostengünstigere Maßnahmen zu finden. Dass diese zugleich im Mainstream der Humanisierungsdiskussion lagen, erwies sich als argumentativ günstig gegenüber einer, in traditionellen Strukturen verharrenden, freien Wohlfahrtspflege und der Dominanz von Heimträgern. Die Folgen dieser Vorgehensweise der überörtlichen Sozialhilfeträger sind fatal:

1. Das Angebot des BW richtet sich ausschließlich an Menschen, die mit einem vergleichsweise geringen persönlichen Hilfebedarf, von im Höchstfall einer Stunde am Tag und in absoluten Ausnahmefällen etwas mehr, zurechtkommen.
2. Das Betreute Wohnen kennt keine Bedarfsdeckung und verletzt damit einen wesentlichen sozialhilferechtlichen Grundsatz. Das BW ist vielmehr eine verwaltungstechnische Erfindung der Leistungsträger, insbesondere der überörtlichen Sozialhilfeträger. In den gesetzlichen Bestimmungen gibt es nur die »Hilfe zur Selbstbestimmung in betreuten Wohnmöglichkeiten« (SGB IX) bzw. die »Eingliederungshilfe« und »Hilfe zur Pflege« (SGB XII). Normen, wie sie das BW durch zeitliche Vorgaben oder eine Einschränkung von Leistungsformen schafft, sind dort nicht vorgesehen.
3. Das BW verharrt in der Ursprungskonzeption einer psychosozialen Hilfe, d. h. dahinter stehen im wesentlichen Leistungen wie: die Schulung von alltagspraktischen Fertigkeiten, Bewältigung von Krisensituationen, Übernahme von Regelungen im Behördenumgang, Hilfen zur Alltagsstrukturierung. Eine ganzheitliche Sicht findet nicht statt. So entscheidende Bereiche wie z. B. die pflegerische Unterstützung, Mobilitätshilfe, Übernahme von alltagspraktischen Hilfen bleiben bei diesem Zugang außen vor.
4. Das Betreute Wohnen dient in seiner heute dominanten Ausgestaltung fast ausschließlich als Instrument der *Bedarfssteuerung*, eingesetzt im Interesse des Sozialhilfeträgers, die bedürftigen Menschen bestimmten Angebotsstrukturen zuzuordnen. Der Ansatz ist aus dem Bemühen heraus, stationäre Strukturen zu überwinden und zu ersetzen, verständlich. Platzzahlen mögen ihre Berechtigung haben, solange es um von Einrichtungen vorgehaltene Wohnplätze geht, deren Entwicklung in der Tat bestimmten

Planungsmaßstäben entsprechen kann. Der Planungsansatz verliert seine Berechtigung, sobald dem die individuellen Rechtsansprüche aller Personen gegenüber stehen, die häusliche Hilfe benötigen. Spätestens mit dem Persönlichen Budget wirkt der Ansatz, Betreutes Wohnen nach bestimmten Platzzahlvorgaben zu entwickeln, eher lächerlich.

5. Die Absicherung häuslicher Hilfen war in der Vergangenheit im Wesentlichen durch Leistungen der Pflegeversicherung und des örtlichen Sozialhilfeträgers erfolgt. Davon haben in der Vergangenheit auch Menschen mit geistiger Behinderung profitiert, insbesondere im Rahmen der Hilfen für und in Familien (Eingliederungshilfe und Hilfe zur Pflege als familienunterstützende Maßnahmen). Eine Konzeption von Hilfen zum Wohnen kann aber Alternativen zur stationären Unterbringung nur dann erfolgreich entwickeln, wenn alle Hilfeformen unabhängig von Zuständigkeitsfragen erfasst werden. Einige ambulante Dienste sind in der Ausrichtung auf Menschen mit geistiger Behinderung konsequent den Weg gegangen, diese Hilfen über den örtlichen Sozialhilfeträger abzusichern. Sie haben dabei teilweise ganz andere – umfassende – Modelle einer häuslichen Hilfe für selbstständig lebende Personen erreicht.[7] Ich komme darauf später zurück. Die einseitige Fixierung auf Kostenersparnis hat also fatale Konsequenzen und führt insgesamt zu einer Fehlstrukturierung des *Betreuten Wohnens.*

Worüber reden wir eigentlich beim Betreuten Wohnen?

Grundsätzlich gemeint ist – als kleinster gemeinsamer Nenner – eine selbstständige Wohnform behinderter Menschen. Aber schon bei der Konkretisierung dieses Ansatzes scheiden sich die Geister. Im krampfhaften Bemühen um Kostenersparnis bzw. den modernen Anstrich der Angebotsstrukturen findet sich im Bereich *Betreutes Wohnen* Erstaunliches: Ein ehemaliges Wohnheim mit 12 Bewohnern geht im Anerkennungsverfahren bedenkenlos als Betreutes Wohnen durch; Betreutes Wohnen wird als Bestandteil innerhalb von Wohngruppen geführt; die einzige Konsequenz für die Bewohner einer ähnlich ambulantisierten Einrichtung in Hamburg, von der sie auch freimütig berichten, ist: »Wir müssen jetzt vieles alleine machen« [...] »die Betreuer sind weniger da«[8]. Ist das der beschworene Paradigmenwechsel? Vielfach bleiben die Wohnungen in Trägerhand, müssen die Nutzer, falls sie auf die Hilfen verzichten wollen, auch die Wohnung aufgeben. Ist das die gemeinte Selbstbestimmung? Menschen, die *zu viel* oder andere Hilfe brauchen, als im Betreuten Wohnen vorgesehen, wird gerne mal ein Bescheid erteilt mit dem Inhalt: »Ist für das betreute Wohnen nicht geeignet.« Ist das die umfassende Umsteuerung und Ambulantisierung?

»Betreutes Wohnen« ist eine Unsinnsformel

Von *Betreuung* will und sollte man auch bei der Hilfe für Menschen mit geistiger Behinderung nicht länger reden.[9] Denn es geht vielmehr um *Unterstützung* in Bereichen, in denen diese Menschen keine eigenen Kompetenzen entwickeln konnten oder können, sowie um *Begleitung* in Lebenssituationen, die allein zu bewältigen ihnen nicht oder noch nicht möglich ist. Betreuung ist die klassische Vokabel der vermeintlich überwundenen *Fürsorgehaltung*, also mitnichten ein Ausdruck dafür, dass ernsthaft die Bestimmung über das Leben anderer aufgegeben und durch ein Konzept der aktiven Ermöglichung eigener Lebensäußerung ersetzt wurde. Bei näherer Betrachtung gerät auch die Hilfe, fokussiert auf das *Wohnen*, schnell ins Schwimmen. *Wohnen* ist eine Lebenstatsache, dabei braucht es keine Unterstützung. Klarer wird es mit der Formulierung:

Hilfe beim selbständigen Wohnen

Das legt nahe, dass hier ein Mensch Schwierigkeiten dabei hätte, seine Wohnung ohne Hilfe von außen zu erhalten. Er braucht vielleicht Unterstützung bei der Einrichtung, beim Pflegen der Wohnung, in der Haushaltsführung usw. Außerdem wird jetzt deutlicher, dass es nicht um eine Hilfe in irgendeiner Wohnform, sondern um die eigene Wohnung geht. Aber: Mit dem Betreuten Wohnen verbinden sich, bei näherer Betrachtung, vielfältigste andere Hilfen: psychische Stabilisierung, Begleitung in der Freizeit, Kontakthilfe usw. Am Ende bleibt die ernüchternde Feststellung, dass fast alle Hilfen, die im BW gewährt werden, sich nicht an das Wohnen heften, sondern im weitesten Sinne an alle Einschränkungen eines Menschen, die eine unabhängige, selbstbestimmte Lebensweise gefährden. Das Betreute Wohnen wurde in den 1980er-Jahren formuliert aus der Entgegensetzung zum stationär begleiteten Wohnen. Eine sinnvolle Formulierung des damit Gemeinten könnte lauten: Hilfen zur Ermöglichung eines selbstständigen und selbstbestimmten Lebens im eigenen Wohnraum unter selbst gewählten, normalen Umweltbedingungen, die sich nicht aufgrund der Behinderung von der anderer Bürger unterscheiden. Oder kurz:

»Hilfen zum selbstbestimmten Leben im eigenen Wohnraum«

Mit dieser Formulierung wird schnell deutlich, dass zur Umsetzung alle möglichen Hilfen, passend zugeschnitten auf die jeweiligen Individuen, herangezogen werden müssen. Der gesetzliche Rahmen der Eingliederungshilfe und Hilfe zur Pflege bietet dafür jeden erforderlichen Spielraum – ohne ergänzende und einengende Definitionen der Leistungsträger. Die Richtlinien zum *Betreuten Wohnen* sind bei dieser Betrachtungsweise schlicht überflüssig. Weiter wird deutlich: Wenn es um selbstständiges Wohnen außerhalb von Einrichtungen geht, ist damit sachlich ja auch gemeint, dass jeglicher Einrichtungsbezug für den Wohnraum aufgehoben sein muss – mit den entsprechenden Konsequenzen. Es reicht nicht, ein Türschild auszuwechseln, sondern: Die Wohnung bleibt unabhängig von der Hilfe, d. h. sie ist von den Bewohnern selbst angemietet. Die Hilfe kann aufgegeben werden, ohne dass der Bewohner den Wohnraum verlieret. Die Entscheidung über Mitbewohner liegt nicht beim Träger der Hilfe, sondern bei den Bewohnern selbst, mit den üblichen daran geknüpften Konsequenzen, wie z. B. die Festlegung von Hauptmietern bzw. gleichberechtigten Mietern, Bürgen für Mietausfälle etc. Ein entscheidendes Merkmal für Selbstbestimmung ist die individuelle Hilfe, d. h. eine Unterstützung, die im direkten Austausch Kunde-Mitarbeiter (im Verhältnis 1 : 1) erfolgt und über die der Kunde (bzw. sein gesetzlicher Vertreter) jederzeit die Autorität hat zu bestimmen, ob, wann und durch wen sie erfolgt. Geteilte Hilfe, die als solche nicht gewollt ist (z. B. in Gruppenangeboten), zerstört den Grundssatz der individuellen Hilfe, schafft Abhängigkeiten und Machtgefälle. Bei einer Zahl von vier und mehr behinderten Menschen im Zusammenleben liegt der Verdacht einer einrichtungsabhängigen Wohnform nahe, die den Grundsatz individualisierter Hilfen ausschließt.

All diese Vorgaben müssten Berücksichtigung finden, wenn Interesse an einer ernsthaften, sachlichen Definition dieser Hilfen besteht und die vielbeschworene Umsteuerung auf ambulant nicht zur Groteske der Wiedererrichtung stationärer Strukturen in kleinerem Maßstab verkommen soll. Dann aber muss der Leistungsträger, dem die Zuständigkeit für dieses System zugesprochen ist, das Bedarfsdeckungsprinzip, unter Einbeziehung aller Leistungsbereiche, vollständig umsetzen. Das Betreute Wohnen als Teilmaßnahme wäre damit am Ende und müsste ersetzt werden durch eine Bemessung der Hilfen, in der die erforderlichen fachlichen Anteile differenziert ermittelt und zugeteilt werden – eben so, wie wir es aus der Assistenz für Menschen mit körperlichen Beeinträchtigungen seit Jahrzehnten kennen und praktizieren.

Nähern wir uns dem Thema der über das BW verordneten Kostenersparnis: Individualisierte Hilfe bietet Chancen der Verselbstständigung und Eigenverantwortung, die im einrichtungsbezogenen Setting quasi ausgeschlossen sind. Die Erfahrungen ambulanter Dienste belegen auf vielfältige Weise, dass Menschen mit Behinderungen durch eine kontinuierliche Begleitung Potentiale ausschöpfen können, von denen in der Perspektive der Außenbeobachter und Hilfeplaner vorher nichts erkennbar war. Der naive Kostenvergleich (billiger oder nicht?) zwingt viele solcher Menschen in die stationären Strukturen und verhindert diese Prozesse. Der Einstieg in die Selbstbestimmung löst oft einen höheren Bedarf aus, der auch akzeptiert werden muss, um individuelle Entwicklungschancen zu eröffnen.

Wer sparen will, muss auch bereit sein zu investieren.

- Die Voraussetzung, dass ambulante Hilfe billiger sein muss als stationäre, schließt Menschen mit höherem und hohem Hilfebedarf aus. Dabei vermeiden ambulante Hilfen, auch bei Menschen mit hohem Hilfebedarf, den Umweg über die stationäre Einrichtung, indem die Hilfen im angestammten sozialen Umfeld verortet und von dort aus behutsam weiterentwickelt werden. Hilfen beim Wohnen schließen sich nahtlos an die Hilfen im Rahmen der Familienunterstützung an. Auf diese Weise lassen sich informelle Hilfen und individuelle Netzwerke wesentlich einfacher mit den professionellen Hilfen verknüpfen, im Sinne eines individuellen Hilfearrangements. Dieses erfolgreiche Grundkonzept wird über das *Betreute Wohnen* regelrecht vernichtet: *Betreutes Wohnen* ist bei hohem Hilfebedarf nicht ausreichend, folglich wird diesen Menschen der Wechsel in die stationäre Einrichtung verordnet und zwar völlig unabhängig von den Chancen der individuellen Entwicklung und Entfaltung. Damit sind auch die möglichen Netzwerk-Ressourcen aus dem Hilfearrangement beseitigt und kaum mehr rekonstruierbar.
- Wenn also den Offenen Hilfen eine tatsächliche Vorrangstellung zukommen soll, braucht es völlig neue Maßstäbe des Kostenvergleichs. Hierbei gilt es, die Umsteuerung auf eine ambulante Hilfe für alle Menschen mit Behinderung, unabhängig von Art und Maß ihrer Beeinträchtigung, zugrunde zu legen. Nicht die Einzelkosten für eine Person, sondern die gesellschaft-

lichen Kosten für eine ganze Personengruppe sind zu betrachten. Dabei muss auch berücksichtigt werden, dass anstelle einer in moderner Sicht auf groteskeste Weise fortgesetzten Investition in betonierte Strukturen auf ganz andere Weise die Förderung barrierefreien Bauens als integraler Bestandteil des sozialen Wohnungsbaus entwickelt werden könnte – ein Mehr von Integration zum Nulltarif! Eine gut ausgebaute Infrastruktur im Bereich ambulanter Dienste ist die Grundvoraussetzung für das Gelingen des Vorhabens, selbstständige und selbstbestimmte Wohnformen gegenüber den traditionellen einrichtungsabhängigen Hilfeformen durchzusetzen. Hier liegt das entscheidende Defizit einer ausgebliebenen Förderung der Dienste, die den ambulanten Weg konsequent beschritten haben. Es ist an der Zeit, anstelle der mühsamen Umkehr von aussondernden Lebensbedingungen durch bürokratisch erkämpfte Ambulantisierung der Aussonderung selbst, d. h. der notbedingten oder erzwungenen Unterbringung in lebensfeindlichen Milieus, ein Ende zu bereiten. Das wird nur gelingen, wenn ein flächendeckendes Netz selbstständiger, unabhängiger Dienste zur häuslichen Hilfe zur Verfügung steht.

Anmerkungen

1. Nähere Informationen sind zu erhalten über die Homepage des fib e.V.: www.fib-ev-marburg.de und die dort genannten Schriften. Siehe insbesondere (fib e.V. (Hg.) 1995, 2002a, 2002b)
2. Die Darstellung erfolgt mit Zustimmung der Kundinnen und Kunden bzw. ihrer gesetzlicher Vertreter, sie ist an manchen Stellen absichtsvoll verfremdet, um Anonymität zu sichern.
3. Mittlerweile wurde diese Option durch eine Globalrichtlinie auf einen ähnlichen Rahmen reduziert wie für Hessen genannt.
4. Siehe SGB XII, Sozialhilfe, § 9
5. (Statistisches Bundesamt, Eingliederungshilfe für behinderte Menschen, Mai 2006, S. 2) – danach wird jetzt ca. ein Drittel der Personen *ambulant* versorgt. Ob damit wirklich selbstständige Wohnformen gemeint sind, bedarf noch näherer Betrachtung und Analyse.
6. Siehe: die Rahmenzielvereinbarung von NRW zwischen den Verbänden der Freien Wohlfahrtspflege und den Landschaftsverbänden vom 09. 05. 2006; www.lwl.org/spur-download/bewo/Rahmenvereinbarung.pdf

7. Genannt sei hier SELAM Oldenburg oder auch fib e.V. Marburg
8. In einem Filmbeitrag der Behindertenhilfe Hamburg e.V. von 2006
9. Siehe die auch in der Lebenshilfe geführten Diskussionen »Von der Betreuung zur Begleitung« (Hähner et al. 2005)

Literatur

fib e.V. (Hg.) (1995): Leben auf eigene Gefahr. München.

fib e.V. (2002a): Unterstütztes Wohnen für Menschen mit (geistiger) Behinderung – Wege zur Selbstbestimmung. 20 Jahre Projektentwicklung beim fib e.V. Marburg.

fib e.V. (2002b): Selbstbestimmung ist mehr als ein Versprechen – Ambulante Hilfen für Menschen mit Behinderung. Marburg.

LWV Hessen (1986): Vereinbarung über die Errichtung und Finanzierung von Betreuten Wohngemeinschaften für behinderte Menschen in Hessen. Kassel.

Hähner, U., Niehoff, U., Sack, R., Walther, H. (Hg.) (2005): Kompetent begleiten: Selbstbestimmung ermöglichen, Ausgrenzungen verhindern! Die Weiterentwicklung des Konzepts »Vom Betreuer zum Begleiter«. Marburg.

Sage mir, wie Du leben möchtest (aber bedenke, was ich hören will!)

Befragungen von Menschen mit einer geistigen Behinderung als Anerkennung von Selbstbestimmung oder als Paradox »fremdbestimmter Selbstbestimmung«

Thomas Mesdag, Elke Hitzel

Befragungen von Menschen mit einer geistigen Behinderung werden zunehmend genutzt, um Zufriedenheit, Wünsche, Bedürfnisse und Perspektiven dieser Menschen aufzuzeigen. Auf den ersten Blick ist dies sehr erfreulich, vermitteln sie doch den Respekt vor der Selbstbestimmung von Menschen mit einer geistigen Behinderung, stellen sie den betreffenden Menschen ins Zentrum aller Handlung, wird er zum Ausgangspunkt seiner Lebens- und Zukunftsplanung.

Bei kritischer Betrachtung einzelner Befragungen geraten diese jedoch in Verdacht, als ein Mittel genutzt zu werden, fremdbestimmte Lebensführung bei scheinbarer Wahrung des Rechts auf Selbstbestimmung fortzusetzen.

Der Beitrag will diese Widersprüchlichkeit in den Blick nehmen und versuchen, dieser nachzugehen. Letztlich möchten wir einige Aspekte reflektieren, die es begünstigen, Befragungen von Menschen mit einer geistigen Behinderung in den Dienst eines Dialogs zu stellen, welcher Selbstbestimmung fördert, respektiert und die individuellen Bedürfnisse anerkennt.

Selbstbestimmte Lebensführung

Bevor wir uns jedoch der Befragungspraxis zuwenden, möchten wir einige Gedanken zum Begriff der Selbstbestimmung voranstellen, um diesen besser fassen zu können und auch, um dessen fachliche Komplexität zu skizzieren.

Selbstbestimmung soll dem Menschen mit geistiger Behinderung die Möglichkeit garantieren, selbst zu entscheiden, wie er leben möchte, sich selbst zu vertreten und an allen Entscheidungen, die sein Leben betreffen, beteiligt zu werden. Er soll weitestgehend selbst die Kontrolle über sein Leben haben (vgl. Göbel 1999, S. 8). Hiernach soll nicht *für* den Menschen mit geistiger Behinderung gehandelt und entschieden werden, sondern *durch* ihn und gegebenenfalls *mit* ihm. Er soll selbst für seine Interessen eintreten und ein Leben so selbstbestimmt wie möglich führen können.

Selbstbestimmung beinhaltet die Möglichkeit mitzubestimmen und sich selbst zu vertreten. Mitbestimmung und Selbstvertretung sind als Formen von Selbstbestimmung zu sehen. Sie verweisen aber auch auf die Notwendigkeit der sozialen und gesellschaftlichen Teilhabe, ohne die die Umsetzung von Selbstbestimmung nicht möglich ist. Selbstbestimmung gehört wesenhaft zum Menschen. Die menschliche Entwicklung ist von Geburt an auf einen Zuwachs an Autonomie angelegt (vgl. Schwarte 2002, S. 1).

Um der Gefahr vorzubeugen, dass aus der Abkehr von Fremdbestimmung und dem Einlösen der Forderung nach Selbstbestimmung der Entzug von Unterstützung folgt, sollten wir uns weitere Aspekte vergegenwärtigen. Selbstbestimmung meint eben nicht, dass man alles eigenständig machen muss. Unterstützung und Hilfen können erforderlich sein und schließen Selbstbestimmung nicht aus. Die Realisierung von Selbstbestimmung »darf nicht Wegfall von Hilfen bedeuten, sondern die Bestimmung über deren Inhalte und Formen« (Niehoff 1994, S. 190). Menschen mit geistiger Behinderung soll, wie anderen Menschen auch, größtmögliche Autonomie und Freiheit zugestanden werden. Dies verlangt eine ausgewogene Balance zwischen verantwortbarer Unabhängigkeit und bedürfnisbezogener Abhängigkeit (vgl. Fornefeld 2000, S. 148 f.).

Die »bedürfnisbezogene Abhängigkeit« eines Menschen bedeutet nicht automatisch Fremdbestimmung. Die Inanspruchnahme von Hilfen muss immer auch Raum für selbstbestimmte Einflussnahme bieten. Erst wo diese missachtet wird, entsteht Fremdbestimmung, degradiert Inanspruchnahme von Hilfe zu

Ohnmacht. Helfen birgt Gefahren von Macht und Machtmissbrauch. Selbstbestimmung beinhaltet immer den Versuch eine Balance zu finden zwischen Abhängigkeit und Unabhängigkeit. Die absolute Selbstbestimmung gibt es demnach nicht, sie ist ihrem Wesen nach relativ. Ein anthropologischer Gedanke von Menschsein möchte dies unterstreichen: »Der Mensch ist vom Beginn seines Lebens ein ›bedürftiges Wesen‹ und damit auf andere Menschen angewiesen« (Mattner 2000, S. 155).

Diese Bedürftigkeit bezieht sich auf jedes Stadium des Menschseins, ob Kindheit, Jugend oder Erwachsenenalter. Der Mensch ist zur Befriedigung seiner Bedürfnisse, seien es die eines Säuglings oder eines Erwachsenen, immer auf Andere angewiesen. Es wäre paradox zu glauben, dass menschliches Leben ohne das der Anderen möglich wäre. »Ohne dieses ontologisch-intersubjektive ›Mit-Sein‹ ist ›Selbst-Sein‹ nicht denkbar« (Mattner 1997, S. 109). Und so bewegt sich auch Selbstbestimmung im Rahmen der menschlichen Intersubjektivität, hier findet sie ihre Begrenzung.

Setzen wir Selbstbestimmung von Menschen mit geistiger Behinderung in einen historischen Kontext, so stoßen wir auf eine recht junge Geschichte und müssen Selbstbestimmung als sensibles Gut betrachten, welches sich noch keines historischen Schutzes sicher sein kann. Menschen mit geistiger Behinderung wurden noch bis ins 20. Jahrhundert als Objekte der Fürsorge verwaltet, in Verwahranstalten interniert, während des Nationalsozialismus sogar vernichtet. Selbstbestimmung war bis dato für diese Menschen nicht angedacht. Erst mit der kulturellen Revolution von 1968, die unter anderem Individualität, Pluralität, Liberalität und Selbstverwirklichung forderte, kamen nach Waldschmidt (2003, vgl. dort S. 17) auch neue Entwicklungen in der Psychiatrie, der Behindertenpädagogik und der Rehabilitationspolitik in Gang. Schlagworte wie Sozialpsychiatrie, Psychiatrie-Enquete und Normalisierungsprinzip seien an dieser Stelle nur erwähnt.

In den 80 er-Jahren wurden von Menschen mit körperlichen Behinderungen erste Zentren für selbstbestimmtes Leben gegründet, Beratungsstellen und Projekte, welchen die Forderung nach einem selbstbestimmten Leben von Behinderten gemein war, folgten.

Es sei betont, dass die erwähnten Organisationen und Bewegungen von Menschen mit körperlichen Behinderungen und Sinnesbehinderungen initiiert wurden und an den Menschen mit geistiger Behinderung vorbeigingen. Vergleichbare Initiativen für diesen Personenkreis gab es noch nicht. Erst nach der Durchführung eines Lebenshilfe-Kongresses im Jahr 1994 mit dem Titel »Ich weiß doch selbst, was ich will!«, an dem Menschen mit und ohne geistige Behinderung teilnahmen, bildeten sich in Deutschland ähnliche Gruppen wie *People First*[1]. Von 1997 bis 2001 fand ein Bundesmodellprojekt »Wir vertreten uns selbst« statt, um unter anderem die Selbstvertretungsbewegung dieses Personenkreises voranzutreiben. Hieraus folgte 2001 die Gründung des Vereins *Netzwerk People First Deutschland – Verein zur Förderung der Selbstvertretung von Menschen mit Lernschwierigkeiten* (vgl. »Wir vertreten uns selbst!« 1999, S. 26 ff.; 2002, S. 68 ff.).

Betrachtet man die Wohnsituation von Menschen mit geistiger Behinderung, muss trotz des erfolgten Wandels festgestellt werden, dass es bis in die 1980er-Jahre außer stationären und teilstationären Einrichtungen keine Möglichkeiten des Wohnens für diese Menschen gab. Das Betreute Wohnen als eine ambulante Wohnform entwickelte sich erst in den 80ern als Alternative zu stationären und teilstationären Wohnformen[2].

Heute finden wir uns nun vor die Situation gestellt, dass der Gedanke der Selbstbestimmung von Menschen mit Behinderung auf unterschiedlichsten Ebenen zu finden ist. So fließt er beispielsweise explizit in die deutsche Gesetzgebung ein. Das Gesetz zur Rehabilitation und Teilhabe behinderter Menschen (SGB IX) hat unter anderem den Zweck, »Selbstbestimmung und gleichberechtigte Teilhabe am Leben in der Gesellschaft zu fördern« (SGB IX, § 1). Der Paradigmenwechsel – von der Fremdbestimmung zur Selbstbestimmung – wird von den verschiedensten Institutionen der Behindertenhilfe aufgegriffen und konzeptionell festgeschrieben. Dieser Wandel zeigt sich auch darin, dass Befragungen zunehmend genutzt werden, um Menschen mit geistiger Behinderung in Entscheidungen und Planungen einzubinden, die ihr Leben betreffen. Verstärkt werden Betroffene selbst nach ihren Wünschen und Ideen, nach ihrem Leben und ihrer Zufriedenheit befragt.

Aber werden diese Befragungen diesem Anspruch gerecht? Betrachten wir die verschiedenen Untersuchungen, die es sich zum Ziel gesetzt haben, Menschen mit einer geistigen Behinderung in den Mittelpunkt zu stellen und sie selbst zu ihrer Lebenssituation zu befragen, so müssen wir feststellen, dass Formen der Befragungen, die Methodenwahl im Allgemeinen sehr differieren.

Qualitative Befragungen

Ausgehend von der Darstellung des Forschungsprojektes »Befragungen von Menschen mit geistiger Behinderung über ihre Wohnsituation«[3] im Darmstädter Raum, wenden wir uns im Anschluss weiterer Befragungspraxis zu. Die Forschungsergebnisse des erstgenannten Projektes sollen uns unter anderem helfen, den Blick zu schärfen für die kritische Betrachtung weiterer Befragungen.

Im Frühjahr 2001 wurde unter der Leitung der Professoren Dr. Manfred Gerspach und Dr. Dieter Mattner an der Fachhochschule Darmstadt[4] eine Arbeitsgemeinschaft *AG Wohnbefragung* ins Leben gerufen, um Menschen mit geistiger Behinderung zu ihrer Wohnsituation zu befragen. Anstoß für das Forschungsprojekt »Befragung von Menschen mit geistiger Behinderung über ihre Wohnsituation« war eine Debatte über den Ausbau von Wohnangeboten in einer Untergruppe des *Darmstädter Bündnis für Menschen mit Behinderung*, in welchem 28 Organisationen der Behindertenhilfe zusammengeschlossen sind. Hier wurde ein zusätzlicher Bedarf an Wohnangeboten für diesen Personenkreis benannt. Sehr konträr waren die Vorstellungen, ob dies einen weiteren Ausbau von stationären oder ambulanten Wohnangeboten zur Folge haben sollte. Man entschloss sich schließlich, betroffene Menschen selbst zu ihrer derzeitigen Wohnsituation und den Wünschen für die Zukunft zu befragen und erhoffte sich hierbei mehr Klarheit darüber, welches Wohnangebot wie ausgebaut werden müsste. So entstand dann der Kontakt zum Fachbereich Sozialpädagogik der Fachhochschule Darmstadt, wo sich Herr Gerspach und Herr Mattner dieser Aufgabe annahmen.

Die *AG Wohnbefragung*[5] setzte sich aus den genannten Professoren, drei Vertretern der AG *Wohnen für Menschen mit Behinderung* und drei Studenten des Fachbereichs zusammen. In einem ersten Schritt wurden die Grundlagen und Methoden für das Forschungsprojekt erarbeitet. Ausgangspunkt war die Erörterung grundsätzlicher Probleme und Konfliktfelder, die es zu beachten galt. Einige dieser Gedanken, ergänzt durch aktuelle Erkenntnisse, wollen wir an dieser Stelle einbringen, da sie für die weiteren Darstellungen eine wichtige Grundlage bilden.

Beginnend bei einer gestörten Interaktion mit den frühen Bezugspersonen, über behindernde Bildungsmöglichkeiten und dem Risiko der Diskriminierung, bis hin zu eingeschränkten Möglichkeiten des Wohnens etc., sind Menschen mit geistiger Behinderung erschwerten Sozialisationsbedingungen ausgesetzt.

Dies wirkt auf die je individuelle Ausbildung von Persönlichkeitsstrukturen und prägt maßgeblich die Lebensrealität, es kommt zu deformierenden Anpassungsprozessen. Sinason beschreibt einen solchen Prozess, wenn sie vom »behinderten Lächeln« spricht. Das Lächeln ist nicht Ausdruck von Glück, sondern ein »manischer Versuch, etwas Unkontrollierbares im elterlichen Gegenüber unter Kontrolle zu bringen« (Sinason 2000, S. 99), um so das Erfahrene zu kompensieren. Man sollte sich hier vergegenwärtigen, dass das elterliche Gegenüber in einer Gesellschaft eingebettet und sozialisiert ist, diese immer auch vertritt. Das elterliche Gegenüber findet später seine Stellvertreter in anderen Bezugspersonen, wie Betreuungspersonal.

Auch weitere Publikationen nehmen diesen *behinderten Sozialisationsprozess* in Augenschein und verweisen auf die Psychodynamik von geistiger Behinderung und eben diesen lebensgeschichtlichen Deformationen (vgl. Gaedt 1987; Mannoni 1972; Niedecken 1998; Sinason 2000;, etc.). Wir können hier davon ausgehen, dass diese subjektimmanenten Besonderheiten auch auf die Durchführung von Befragungen wirken. Folgen wir einer Veröffentlichung von Jutta Hagen (2002) – diese war zum Zeitpunkt unseres Forschungsprojektes noch nicht veröffentlicht – werden wir in dieser Annahme bestärkt. Verschiedene Untersuchungen belegen, dass Menschen mit geistiger Behinderung eine starke Tendenz aufweisen mit »Ja« zu antworten, teilweise, ohne den Inhalt der Frage verstanden zu haben (Budd et al. 1981, zit. n. Hagen 2002, S. 294).

Sigelmann et al. stellten Parallelen zur Befragung von Menschen mit geringem Bildungsniveau fest. Deren Strategie, mit Ja zu antworten, bezwecke, »Unwissen zu kaschieren, Anstrengung durch Nachdenken für die Antwort zu vermeiden und soziale Anerkennung für die Antwort zu erhalten« (Sigelmann et al. 1982, zit. n. Hagen 2002, 294). Ein Transfer auf den Personenkreis der Menschen mit geistiger Behinderung liegt nahe. Durch positive Antworten umgeht man außerdem einen Begründungszwang, der bei negativen Antworten sozial üblich ist (vgl. Gromann 1998, zit. n. Hagen 2002, 294).

Es wurde sehr schnell deutlich, dass nur ein qualitatives Forschungsdesign für unsere Untersuchung geeignet war, um die individuellen Besonderheiten zu erfassen und zu berücksichtigen. Das einzelne Subjekt sollte Ziel der Untersuchung sein. Die Form des offenen Interviews schien für die Befragung nahe liegend. So konnte auf die unterschiedlichen sprachlichen Standards eingegangen, ambivalenten Aussagen begegnet und die jeweilige Situation oder Problematik beachtet werden. Ein Leitfaden für das Interview erschien uns sinnvoll, um die Frage nach der Wohnsituation nicht aus den Augen zu verlieren.

Von einer Hypothesenbildung im Vorfeld wurde zugunsten einer prozesshaften Entwicklung der Untersuchung und Thesenbildung abgesehen. Hierdurch konnte ein durch Thesen eingeschränkter Blick verhindert werden. Trotzdem waren die Teilnehmer der AG Wohnbefragung aufgerufen, sich der eigenen Motivation und der geheimen Vorannahmen bewusst zu werden, da diese immer auch den Forschungsverlauf beeinflussen (vgl. Flick 1995, S. 56 ff.).

In einem zweiten Schritt entwickelten wir einen Leitfaden zur Befragung. Dieser soll die Ist-Situation in den Bereichen Häusliche Situation, Freizeit, Tagesablauf und anschließend die Kann-Situation erfassen. Auf die komplette Wiedergabe des Leitfadens verzichten wir an dieser Stelle und verweisen auf die Veröffentlichungen von Gerspach (2004) sowie Gerspach und Mattner (2004).

Der dritte Schritt stellte die Interviewdurchführung dar. Es wurden neun Menschen mit einer geistigen Behinderung zu ihrer Wohnsituation befragt, die wie folgt ausgewählt wurden: jeweils drei in einer ambulanten und stationären Wohnform und drei Personen, welche im Elternhaus leben, jeweils aus drei Altersgruppen: 20 bis 30, 31 bis 50 und über 50 Jahre. Die kooperierenden Einrichtungen der Untergruppe *Wohnen für Menschen mit Behinderung* des *Darmstädter Bündnis für Menschen mit Behinderung* nannten mögliche Kandidaten für die Befragung. Die Methode der Befragung schränkte den Personenkreis insofern ein, als es Menschen sein mussten mit denen sprachliche Verständigung möglich ist.[6]

Die Studierenden stellten den Kontakt zu den zu interviewenden Personen her, vereinbarten Ort und Zeit für die Befragung und führten diese unter Beachtung des bereits Erarbeiteten durch. Die Interviews wurden auf Tonband aufgenommen, dann vom Paritätischen Wohlfahrtsverband transkribiert und an die Mitglieder der AG Wohnbefragung verteilt. Während der Sichtung und Auswertung der transkribierten Texte wurde festgestellt, dass diese lückenhaft und fehlerhaft sind und außerdem keine Gesprächspausen und Stimmungen festhielten. Aus diesem Grund wurden dann die Tonbänder vervielfältigt. Die Wahrnehmung der eigenen Gefühle und Gedanken, der Gestik und Mimik des Gegenübers und anderer auffälliger, vielleicht für die Auswertung und das Verstehen bedeutsamer Dinge sollte während der Befragung geschärft sein. Die wahrgenommenen Faktoren und Eindrücke flossen in einer anschließenden Niederschrift *Eigene Eindrücke* ein. Die Auswertung der Interviews und der eigenen

Eindrücke als vierter Schritt erfolgte in einer Gruppendiskussion der AG Wohnbefragung. Dieses Vorgehen lehnt sich an die Methode der »Gruppendiskussion zum Zwecke der Exploration« an (vgl. Lamnek 1998, S. 61).

Unser qualitatives Forschungsvorgehen verlangte die Interpretation der vorliegenden Daten. Es sollten die subjektiven Wirklichkeiten begriffen werden, was natürlich nie abschließend möglich ist. Um auch das unter der Oberfläche Mitgeteilte aufspüren zu können, bedurfte es einer tiefenhermeneutischen Annäherung. Die Gruppe griff dabei auf psychoanalytische Konzepte zurück. Hier seien Übertragung, Gegenübertragung und Szenisches Verstehen genannt. Das bewusste Erleben und Wahrnehmen bestimmter Szenen ermöglicht einen verstehenden Zugang zum Anderen und lässt Verborgenes hervortreten. Der Arbeitsgruppe gelang es mittels eines analytischen Vorgehens, sich auch dem nicht Ausgesprochenen anzunähern.

In einem fünften und letzten Schritt konnte die Forschergruppe die gewonnenen Ergebnisse zusammentragen, systematisieren und Tendenzaussagen formulieren. Einige jener Ergebnisse, die uns hier in unserem Anliegen besonders tangieren, seien an dieser Stelle knapp dargestellt.

- Oberflächlich betrachtet waren alle Befragten mit ihrer Wohnsituation zufrieden. Das vordergründige Motto könnte lauten: »Eigentlich ist alles in Ordnung« oder »Es ist gut so, wie es ist.« Nur allmählich, aber dann deutlich, erschlossen sich der Forschergruppe die Ambivalenzen und Ängste, die nicht explizit geäußert wurden bzw. geäußert werden durften. Die benannte Zufriedenheit wurde zwischen den Zeilen dechiffriert und zeigte, dass diese so nicht existiert, sondern als ein Sich-Anpassen an Gegebenheiten zu werten ist.[7]
- In allen Interviews zeigte sich, dass es den Befragten schwer fällt, Wünsche oder Perspektiven zu formulieren. Vielen ist es gar nicht möglich, bei anderen lassen sich Wünsche und auch Befindlichkeiten nur sehr zaghaft und durch sensibles Zuhören und Nachfragen als solche erkennen. Es scheint, als ob äußere Situationen zu einer inneren Beschränkung der Wunschfähigkeit führen. Dieses Problem besteht unabhängig von der Wohnform und hängt meist mit einer emotionalen Abhängigkeit von Bezugspersonen und der besonderen Lebensgeschichte zusammen. Eine über lange Jahre konditionierte Gefühllosigkeit gegenüber den eigenen Bedürfnissen trat hier nur allzu deutlich zu Tage. Wir stießen auf wenig entwickelte Eigeninitiative seitens der Befragten. Erschreckt konnten wir eine große Passivität gegen-

über der eigenen Geschichte und Biografie, aber auch der Zukunftsplanung feststellen.

- Der Grad der Fremd- bzw. Selbstbestimmung lässt sich nicht automatisch durch die Wohnform bestimmen. Zwar ist es den Menschen im ambulant Betreuten Wohnen eher möglich, den Alltag freier und unabhängiger zu gestalten, als dies für Menschen in einer stationären Wohnform möglich ist, die Umsetzung eines selbst entwickelten Lebensentwurfs hängt jedoch nicht zwingend mit der Wohnform zusammen. Dies wird eher, wie auch die Entwicklung von Wünschen und Perspektiven, von den emotionalen Beziehungen zu nahe stehenden Personen geprägt. Hier spielen der Einfluss der Herkunftsfamilie und die Art, wie Unterstützung ausgestaltet wird, eine entscheidende Rolle. Heim- bzw. Wohngruppenstrukturen laufen allerdings eher Gefahr, einschränkende familiäre Konfliktmuster fortzusetzen.
- Der Grad der selbstbestimmten Lebensführung der meisten Befragten hängt in starkem Maße von der Befreiung aus familiären Strukturen ab. Betrachtet man diese Strukturen genauer, so kann der Schluss folgen: Während die leiblichen Eltern oft aus Schuldgefühlen heraus sehr überbehütend handeln, ist bei Verwandten der vertikalen Ebene (Geschwister, Schwager usw.) eher eine aggressive oder aversive Haltung zu beobachten. Aufgrund eines gewissen Reinszenisierungsdranges werden diese konflikthaften Strukturen häufig auch in Betreuungssituationen wiederhergestellt.
- Die Befragungen machten deutlich, dass sich keine Rangliste der Wohnformen aufstellen lässt, welche über besseres oder schlechteres Wohnen, im Sinne eines menschlichen Grundbedürfnisses entscheidet. Viel wichtiger für die Qualität des Wohnens sind die sozialen und emotionalen Gegebenheiten. Entscheidend ist die Schaffung von Bedingungen, unter denen humanes Wohnen so weit möglich ist, dass soziale und lebensgeschichtlich erworbene bzw. aktuelle Beschädigungen der Integrität weitgehend vermieden oder kompensiert werden können. Dies gilt für alle Altersgruppen und Wohnformen.

Wir belassen es bei der Darstellung oben genannter Punkte, betonen aber abschließend noch einmal, dass es nur im Prozess eines Gespräches zwischen den Interviewpartnern und der anschließenden tiefenhermeneutisch ausgerichteten Gruppendiskussion möglich war, zu diesen Ergebnissen zu gelangen. Durch ein reines Abhaken von Fragen wären gewisse Dinge nicht zur Sprache gekommen und vieles im Verborgenen geblieben.

Quantitative/standardisierte Befragungen

Mit diesen Ausführungen als Ausgangspunkt und die Ergebnisse in Erinnerung haltend, möchten wir den Blick auf standardisierte, quantitative Befragungen richten. Diese wecken eine gewisse Skepsis, präsentieren sie doch häufig, anders als das eben Beschriebene, sehr positive Ergebnisse.

Die hier ausgewählte Befragung soll exemplarisch für standardisierte, quantitative Befragungen stehen, um verschiedene Ungereimtheiten aufzuzeigen. Damit soll aber nicht in Abrede gestellt werden, dass möglicherweise eine positive Intention zu dieser Befragung geführt hat.

»Wie zufrieden sind Sie? Ergebnisse einer Nutzerbefragung im ›Stationär Begleiteten Wohnen‹ in Hessen« lautet der Titel einer Dokumentation des Landeswohlfahrtsverbandes Hessen. In ihr werden die Beiträge der Fachtagung »Wie zufrieden sind Sie« im Jahr 2005 zusammengetragen. Der wichtigste Teil bildet hier natürlich die Darstellung der Ergebnisse eben genannter Befragung (vgl. LWV Hessen 2006).

Es wurden 56 Personen mit geistiger Behinderung aus dem Stationär Begleiteten Wohnen befragt und zwar durch 35 geschlossene Fragen mit Antworten zum Ankreuzen zu den Themenkomplexen: »Wie wohnen Sie? Wie verbringen Sie ihre Freizeit? Was können Sie selber tun? Wie werden Sie unterstützt? Und sind Sie mit Ihrer Unterstützung zufrieden?« Einige Highlights wollen wir hier herausgreifen. Alles in allem besticht die hohe Zufriedenheit, 95% antworteten mit »Ja« bzw. »Meistens Ja« auf die Frage, ob sie mit ihrer Wohnsituation insgesamt zufrieden sind, 86% sind mit der Größe und 93% mit der Lage ihrer Wohnung zufrieden. 77% der Befragten haben angekreuzt: »So wie Sie jetzt wohnen, gefällt es Ihnen besser als vorher« (vgl. Schelbert und Kretschmer 2006, S. 26 ff.).

An dieser Stelle möchten wir diese Ergebnisse etwas differenzierter betrachten und einige Problemfelder skizzieren. Die Frage: »Sind sie insgesamt mit Ihrer Wohnsituation zufrieden?« scheint auf den ersten Blick einfach und klar, die Antwortmöglichkeiten überschaubar: »ja«, »meistens ja«, »nein«, »meistens nein«. Auf den zweiten Blick zeigt sich die Komplexität der Fragestellung. Das

Adverb »insgesamt« fordert dazu auf, eine Bilanz zu ziehen, abzuwägen, die Wohnsituation möglichst in ihrer Gesamtheit zu bewerten. Es wird also doch eine recht abstrakte Leistung erwartet, die weiterer Erklärungen bedarf. Hier stoßen wir auf ein weiteres Problem: Der Dialog und/oder die Handlungen, welche dann zur Antwort führen, werden nirgends erfasst und fließen so auch nicht in die Auswertung ein. Aus der Erfahrung des Darmstädter Forschungsprojektes geht dabei wichtiges Material verloren.

Bei den Antworten stoßen wir dann auf 17 Personen, das sind 30%, die »meistens ja« antworteten. In der Auswertung werden diese jedoch mit den Ja-Antworten addiert und so kommt zu dem Ergebnis, dass »95% [...] grundsätzlich positiv geantwortet« haben. Unser Einwand betrifft hier die Deutung von »meistens ja« als »grundsätzlich positiv«. Das Adverb »meistens« macht aus dem Ja eher ein eingeschränktes als ein »grundsätzlich positives« Ja. Von den 95% bleiben dann nur noch 65%, welche die Frage nach der Zufriedenheit mit der Wohnsituation »grundsätzlich positiv« beantworten. Die Problematik der Ja-Antworten haben wir bereits weiter oben skizziert.

Aber noch einmal zurück zu den Menschen, welche die Frage mit einem eingeschränkten Ja beantworteten. Was führte zu dieser Einschränkung, was drückt sich in diesem »meistens« alles aus? Dem nachzugehen, war im Rahmen dieses Forschungsdesigns nicht angedacht und auch nicht möglich. Das wäre wiederum nur in einem Dialog zu erfahren, welcher durch ein offenes Interview ermöglicht wird, (vgl. ebd., S. 35). Schon hier zeichnet sich eine gewisse Problematik mit standardisiertem und quantitativem Vorgehen bei Befragungen ab. Weitere Punkte seien angeführt, um dies weiter zu verdeutlichen.

Bei den vielen Personen, die mit der Größe und der Lage ihrer Wohnung zufrieden sind, drängt sich die Frage auf, welche Vergleichswerte sie heranziehen. Ähnlich verhält es sich mit der Frage: »Sind Sie zufrieden mit Ihrer Freizeitgestaltung?« 86% bejahten dies. Ob diese Personen andere Erfahrungen mit Ihrer Freizeitgestaltung sammeln konnten, wird nicht gefragt (vgl. ebd., S 33).

Wenden wir uns der Frage zu »Welches Wohnen gefällt Ihnen besser?« Die Möglichkeiten zu Antworten beschränken sich auf »so, wie ich jetzt wohne«, »so, wie ich früher gewohnt habe« oder »egal«. Welche anderen Wohnformen außer der früheren die Befragten kennen, können wir hier nicht erfahren. Wir erfahren aber, dass 68% vorher im Wohnheim und 16% bei den Eltern gelebt haben. Bei der Mehrzahl dieser Personen gehen wir davon aus, dass sie davor keine andere Wohnform kennen gelernt haben und damit das »so wie früher«

für diese Personen lediglich eine Wohnform einschließt, somit die Vergleichsmöglichkeiten eingeschränkt sind bzw. durch die Art der Fragenformulierung stark eingeschränkt werden. Ein Vergleich der jetzigen Wohnform mit anderen wird außen vor gelassen. Nicht angedacht ist auch die Möglichkeit, dass beide, die heutige und die frühere Art des Wohnens, nicht gefallen. Gefragt wird nach dem »besser«, dies intendiert die Wertung einer Wohnform als »gut«. Die Frage bezieht sich außerdem nur auf Wohnen in der Vergangenheit und in der Gegenwart, eine in die Zukunft gerichtete Perspektive im Sinne der Frage »Wie wollen Sie wohnen?« wird nicht angedacht. Nach Wünschen zur Veränderung des Wohnens oder nach anderen Perspektiven wird in der gesamten Untersuchung nicht gefragt (vgl. ebd., S. 35).

Beim vordergründigen Betrachten der Ergebnisse der Frage »Wie fühlen Sie sich damit, wie Sie wohnen?« scheint dies auch nahezu überflüssig, kreuzten 88% »Ich bin zufrieden«, 88% »Ich fühle mich sicher« und 80% »Ich bin mein eigener Herr« an.

Negative Gefühle konnten durch Ankreuzen von »Ich bin gestresst/genervt« (25%), »Ich fühle mich einsam« (20%) und »Keiner kümmert sich richtig um mich« (11%) ausgedrückt werden. Auffallend ist, dass die negativen Antwortmöglichkeiten sehr speziell formuliert sind, während die positiven wesentlich pauschaler ausfallen dürfen. Es kann beispielsweise nicht lediglich »Ich bin unzufrieden« als Äquivalent zu »Ich bin zufrieden« angekreuzt werden. Eine negative Antwort, welche als solche schon schwer fällt, muss deutlich differenzierter benannt werden. Und trotzdem werden die Antworten bei aller Differenziertheit sehr pauschal gehalten, nicht ein »manchmal einsam« oder ein »manchmal gestresst« ist nicht möglich. Die positiven Antworten scheinen summa summarum leichter. Ebenso ist die Anordnung der Antwortmöglichkeiten zu hinterfragen. Es finden sich zwei Spalten mit jeweils drei untereinander stehenden möglichen Antworten, in der linken Spalte die positiven, in der rechten die negativen. Es wäre zu prüfen, inwiefern allein dadurch Antworten begünstigt bzw. erschwert werden.

Es wird deutlich, dass die Antwortmöglichkeiten sehr fragwürdig sind und eine Beeinflussung der Ergebnisse schon im Vorfeld nahe legen. Damit nicht genug, werden im nächsten Schritt die negativen Antworten genauer untersucht, nicht, wie es gut wäre, um zu schauen was dahinter steht und um die negativen Antworten als Signal dafür wahrzunehmen, dass da möglicherweise jemand eine Not ausdrückt, sondern, so wie es sich darstellt, um diese Antworten zu negieren, als ein eher nicht ernst zu nehmendes Absurdum zu entlarven. Es wird beispielsweise aufgeführt, dass von den 6 BewohnerInnen, die »Keiner kümmert sich um mich« angekreuzt haben, gleichzeitig 4 Personen »Ich fühle mich sicher« ankreuzten und dass »von den 11 Bewohnerinnen und Bewohnern, die angaben, sich einsam zu fühlen, jeweils 8 außerdem angeben, dass sie zufrieden sind, sich sicher fühlen bzw. ihr eigener Herr sind«. Man stellt fest: »Keine der befragten Personen hat nur negativ geantwortet« (vgl. ebd., S. 39 f.).

Dieses Vorgehen, negative Antworten darauf zu überprüfen, ob sie überhaupt Aussagekraft besitzen, begegnet uns auch bei der Frage »Glauben Sie, dass Sie jetzt mehr entscheiden können als vorher?« Mit den 14% der Personen, die Nein antworteten, hat man sich noch näher beschäftigt und kam zu dem Schluss, »dass es keinen direkten Zusammenhang mit der vorherigen Wohnform gibt, eher mit den Regeln, die nicht gefallen« (vgl. ebd., S. 43). Bei aller Rätselhaftigkeit dieser Analyse gelingt es aber, die Nein-Stimmen als Antwort auf die Frage zu entkräften.

Insgesamt müssen wir zu dem Schluss kommen, dass die anfänglich benannte hohe Zufriedenheit gar nicht so eindeutig ist, wie sie auf den ersten Blick erscheint. Spannend wäre ein Vergleich mit einer gleichen Befragung in einer anderen Wohnform. Dies ist jedoch nicht möglich, da eine solche nicht vorliegt. Wenn wir die grundsätzliche Problematik des Antwortens und die Ergebnisse der Darmstädter Befragung zugrunde legen, können wir vermuten, dass gleiche Befragungen in anderen Wohnformen ähnlich positiv ausgefallen wären.

Bei der weiteren Lektüre der hier herangezogenen Dokumentation stoßen wir, nach der Präsentation der Ergebnisse auf die Aussage: »Das sind natürlich Ergebnisse, die uns insgesamt erfreut haben und die wir auch – ehrlich gesagt – erhofft haben« (Schelbert 2006, S. 55). Die Ehrlichkeit sei hier gelobt, aber die Frage gestellt, wie wirkmächtig eine solche Hoffnung ist. Wir gehen davon aus, dass eine solche anfängliche Hoffnung zur Haltung wird und den gesamten Verlauf beeinflusst. Diese wird hier allerdings bei der Auswertung nicht reflektiert.

Es könnte sehr aufschlussreich sein, sich auch noch die Erklärungen und die Dialoge anzuschauen, die zu den Antworten führten. Diese wurden jedoch, aufgrund des gewählten Forschungsdesigns, nicht erfasst. Die Erfahrungen aus dem Darmstädter Forschungsprojekt legen nahe, dass auch diese entscheidenden Einfluss nehmen auf die späteren Ergebnisse einer solchen Befragung.

Wir verzichten hier darauf weitere Befragungen anzuführen und betonen noch einmal, dass die eben herausgegriffene als Exempel für ein quantitatives, standardisiertes Forschungsdesign dienen soll. In vielen Gesprächen und Diskussionen wurde uns deutlich, dass quantitative Befragungen dieser Art sehr verbreitet sind, um die Wünsche und Meinungen von Menschen mit geistiger Behinderung in den Blick zu nehmen. Bei genauerem Hinschauen und/oder kritischem Nachfragen stößt man auf ähnlich problematische Konstellationen und Praktiken wie oben benannt.

Wir können und wollen an dieser Stelle nicht alle möglichen Befragungen zur Erfassung der Wünsche Betroffener einzeln in den Blick nehmen. Dies ist auch nicht unser Anliegen, ebenso wenig wie ein reines Anprangern von Mängeln. Unser Anliegen ist es, den Blick zu schärfen, um der Gefahr einer missbräuchlichen Befragungspraxis entgegenzutreten. Denn eines müssen wir uns vergegenwärtigen: Der falsche Gebrauch von standardisierten Befragungen birgt die Gefahr, bevormundende Tendenzen subtil fortzuführen und gleichzeitig vorzugeben, Selbstbestimmung und Mitbestimmung zu respektieren. Je nach gewählter Methode des Befragens kommt man zu den Antworten, die man sich vielleicht gewünscht hat und die der entsprechenden Institution Legitimation verleiht. Trotzdem bietet hier die Befragung den »Vorteil«, dass man sich wiederum hinter sie zurückziehen kann und die vermittelte Selbstbestimmung des Befragten im Vordergrund steht. So wird die Fortführung von Fremdbestimmung möglich, ohne die Selbstbestimmung von Menschen mit geistiger Behinderung offen in Zweifel zu ziehen. Wir finden uns vor das Paradox *fremdbestimmter Selbstbestimmung* gestellt.[8]

Kriterien für Befragungen

Wir möchten es jedoch nicht dabei belassen, Negatives zu benennen, sondern auch versuchen, diese Mängel und die vorgebrachte Kritik konstruktiv zu nutzen. Im Folgenden werden wir einige Aspekte anreißen, die es zu beachten und reflektieren lohnt, damit das Instrument der Befragung auch wirklich dazu dient, die Wünsche, Perspektiven und Meinungen von Menschen mit geistiger Behinderung zu erfahren und deren Selbstbestimmung anzuerkennen. Dies geschieht holzschnittartig und ohne Anspruch auf Vollständigkeit, vielmehr in der Hoffnung, eine offene, kritische und konstruktive Auseinandersetzung mit Befragungen zu fördern.

- Um die subjektimmanenten Besonderheiten von Menschen, hier mit geistiger Behinderung, angemessen berücksichtigen zu können, bedarf es eines qualitativen Vorgehens. Nur so wird es annähernd möglich sein, die Meinungen, Perspektiven und Wünsche von diesen Menschen zu erfahren. Standardisierte Fragebögen lassen die Menschen »nicht zu Wort kommen, sondern reduzieren sie auf das Reagieren auf vorgegebene Kategorien (Kreuzchen machen)« (vgl. Mayring 1990, S. 1).
- Vor der Durchführung einer Befragung sollte man sich bemühen, die eigene Motivation und die eigenen Vorannahmen zu klären. Wenn wir uns dieser bewusst sind, minimieren wir die Gefahr, dass sie unbemerkt die Durchführung, aber auch die Auswertung der Befragung beeinflussen. Auch unsere eigene Einstellung gegenüber Menschen mit geistiger Behinderung als Gesprächspartner gilt es in den Blick zu nehmen.
- Die institutionelle Motivation zur Durchführung einer Befragung darf nicht vernachlässigt werden. Was soll mit den Ergebnissen geschehen? Sie könnten beispielsweise zur Legitimation der Fortführung einer bestimmten Praxis oder als Grundlage für mögliche Veränderungen dienen. Hier und bei der Frage, was folgt, ist Transparenz gefordert.
- Die vorherige Auseinandersetzung kann im Sinne einer Problemanalyse geschehen, sollte aber auch oben benannte Klärung einbeziehen. Als methodisches Vorgehen sei hier noch einmal auf offene Interviews als qualitative Forschungsmethode verwiesen.
- Als Ort der Befragung bietet sich die alltägliche Umgebung des Interviewpartners an, da sie diesem zum einen Sicherheit gibt, zum anderen, uns einen Eindruck der Wohn- bzw. Lebenssituation vermittelt. Dies kann für die Auswertung sehr hilfreich sein. In Einzelfällen ist die Wahl eines separaten Raumes angeraten, wenn sich beispielsweise der Interviewpartner, durch die örtliche Nähe zu Betreuern oder Eltern, in seinen Mitteilungen eingeschränkt fühlt. Auf jeden Fall sollte der Ort mit der zu befragenden Person abgestimmt werden.
- Die Begebenheiten im Vorfeld der Befragung sollten nicht vernachlässigt werden. »Jedes Ereignis wirft seine Schatten voraus. Jede Begegnung zweier

Menschen wird durch die Erwartungen beider Partner vorgebahnt. Alle Ereignisse und Eindrücke [...] gehören zum Vorfeld des Interviews« (Benz 1988, S. 578).

- Wenn zum Beispiel der Interviewer Termin und Ort der Befragung mit dem Betreuer der zu befragenden Person vereinbart, liegt es auf der Hand, dass dies entscheidenden Einfluss auf die *selbstbestimmten* Selbstmitteilungen hat.
- Um das Vertrauen zu gewinnen, kann es sehr wichtig sein, dass sich die GesprächspartnerInnen schon vor dem Interview kennen lernen. Hier sollte auch ausführlich über Sinn und Zweck der Befragung informiert werden. So kann auch der Sorge vorgebeugt werden, es könnte sich bei dem Interview um einen Test handeln (vgl. Hagen 2002, S. 299).
- Die Anonymität bei einer Befragung muss gewährleistet sein.
- Die Freiwilligkeit der Teilnahme an der Befragung und der jederzeit mögliche Ausstieg aus der Befragung, muss sehr deutlich vermittelt werden. Der Gesprächspartner sollte nicht das Gefühl haben, einem Selbstmitteilungszwang unterworfen zu sein.
- Es gilt die Komplexität der Fragestellungen zu überprüfen. Dies hat aber nicht nur im Vorfeld stattzufinden, sondern auch unbedingt im Interviewprozess. Auf die Formulierung pauschaler Regeln sei hier, zugunsten der Betonung des individuell abgestimmten Befragungsverlaufs, verzichtet.
- Die Erstellung eines Leitfadens hilft bestimmte wichtige Fragen nicht aus dem Blick zu verlieren. Es muss aber betont werden, dass man sich nicht sklavisch an diesen Leitfaden halten soll.
- Mit Benz wollen wir noch die »Kunst des Fragens« benennen. »Neben dem interessierten Fragen nach Details gibt es auch ein eindringendes, vergewaltigendes, inquisitorisches Fragen, das die Bestätigung vorgefasster Meinungen oder Theorien zum Ziel hat« (Benz 1988, S. 589). Dem Formulieren von Fragen sowie ihrer Äußerung sollte also mit der nötigen Sensibilität begegnet werden.
- Die eigenen Wahrnehmungen, Gefühle und Eindrücke während der Befragung bieten sehr aufschlussreiches Material. Es empfiehlt sich, diese zu protokollieren und in die Auswertung einzubeziehen.
- Die Methode der Auswertung spielt bei qualitativen Befragungen eine sehr große Rolle, man sollte ihr angemessene Bedeutung zukommen lassen. Das

Vorgehen der Darmstädter *AG Wohnbefragung* erwies sich als eine sehr sinnvolle und konstruktive Möglichkeit.

- Standardisierte Befragungen und geschlossene Antwortmöglichkeiten lassen sich nur sehr eingeschränkt nutzen. Dies sollte gesondert und besonders genau betrachtet werden. Nur durch regelmäßiges Wiederholen kann das Empfinden der Befragung als Testsituation relativiert werden. Sehr genau gilt es zu prüfen, was erfasst werden soll. Antwortmöglichkeiten und Fragen müssen sehr kritisch reflektiert werden.

Die genannten Aspekte können sicherlich noch ergänzt und ausgeführt werden. Es ist aber schon viel erreicht, wenn weitere Fragen entstehen und ein kritisches Nachdenken einsetzt. Letztlich sollte jede Befragung von Menschen mit geistiger Behinderung daran gemessen werden, ob sie den Befragten dazu befähigt, zu der Aussage zu finden:

> »Ich sage dir, wie ich leben möchte.«

Zum Schluss bleibt uns zu bemerken, dass sich der Ausbau der Selbstbestimmung nicht in der Anwendung qualitativ hochwertiger Befragungen erschöpft, genauso wenig wie er durch die rein begriffliche Einarbeitung in Konzeptionen zu erreichen ist. Da sich Selbstbestimmung immer in sozialen Kontexten bewegt, müssen über die individuelle Ebene hinaus auch weitere Ebenen, von der institutionellen bis hin zur gesellschaftlichen, in den Blick genommen werden. Die dort vorzufindenden Bedingungen sind regelmäßig zu hinterfragen bzw. zu befragen, ob sie zur Entfaltung oder Hemmung von Selbstbestimmung beitragen. Sollte es uns nicht gelingen, Paradigmen wie die Selbstbestimmung immer wieder kritisch zu reflektieren, laufen wir Gefahr einen *Paradigmen-Umsetzungsaktionismus* zu betreiben, der auch weiterhin an den Bedürfnissen, Wünschen und Äußerungen Betroffener vorbeigeht.

Anmerkungen

1. Die *People First-Bewegung*, welche ihre Wurzeln in den USA hat, setzt sich für die Selbstbestimmung von Menschen mit geistiger Behinderung (selbst fordern sie die Bezeichnung *Menschen mit Lernschwierigkeiten*) ein.
2. Es sei hier die Bemerkung gestattet, dass der Begriff *Betreutes Wohnen* heute teilweise sehr missbräuchlich verwendet wird, so dient er zuweilen nur noch zur Titulierung des Finanzierungsmodells und wird häufig lediglich zur Umbenennung stationärer Wohnformen benutzt.
3. Eine ausführlichere Darstellung findet sich in der von Gerspach (2004) herausgegebenen Broschüre »Wie Menschen mit geistiger Behinderung leben wollen«. Hieran ist auch unsere Darstellung des Forschungsprojektes angelehnt.
4. Heute: Hochschule Darmstadt.
5. Hierzu zählten auch die Autoren dieses Beitrags.
6. Hieraus darf nicht gefolgert werden, dass die Menschen, denen diese sprachliche Kompetenz fehlt, generell von solchen Untersuchungen ausgeschlossen werden dürfen! Geeignete Instrumentarien wären zu entwickeln.
7. Zapf problematisiert im Rahmen der Wohlfahrtsforschung ein sozial vermitteltes Zufriedenheitsparadox. Die subjektive Zufriedenheit bei schlechten Lebensbedingungen erklärt sich aus isolierten Lebensbedingungen, eingeschränkten Erfahrungen und Unkenntnis von Wahlmöglichkeiten (Zapf 1984, zit. n. Hagen 2002, S. 295).
8. An anderer Stelle wäre zu klären, wo hier individuelle, institutionelle oder gesellschaftliche Abwehrmechanismen wirken.

Literatur

Benz, A. (1988): Augenblicke verändern mehr als die Zeit. Das psychoanalytische Interview als erster Eindruck von Therapeut und Gesprächspartner. Psyche, 42: 577–601.

Budd, E. C.; Sigelmann, C. K.; Sigelmann, L. (1981): Exploring the Outer Limits of Response Bias. Sociological Focus, 14: 297–307.

Flick, U. (1995): Qualitative Forschung. Theorie, Methoden, Anwendung in Psychologie und Sozialwissenschaften. Hamburg.

Fornefeld, B.(2000): Einführung in die Geistigbehindertenpädagogik. München/Basel.

Gaedt, C. (1987) (Hg.): Psychotherapie bei geistig Behinderten. Beiträge der psychoanalytischen Entwicklungspsychologie. Neuerkeröder Anstalten. Sickte.

Gerspach, M. (2004) (Hg.): Wie Menschen mit geistiger Behinderung leben wollen. Ergebnisse einer Befragung im Darmstädter Raum. Darmstadt.

Gerspach, M; Mattner, D. (2004): Institutionelle Förderprozesse von Menschen mit geistiger Behinderung. Stuttgart.

Göbel, S. (1999): »Wir vertreten uns selbst!« Ein Arbeitsbuch zum Aufbau von Selbsthilfegruppen für Menschen mit Lernschwierigkeiten. In: Bildungs- und Forschungsinstitut zum selbstbestimmten Leben Behinderter (bifos) e.V. (Hg.): Schriftenreihe zum selbstbestimmten Leben behinderter Menschen, Band 5. Kassel.

Gromann, P. (1998): Das Problem der Beurteilung von Wohlbefinden aus der Außenperspektive. Fischer, U. et al. (Hg.): Wohlbefinden und Wohnen von Menschen mit schwerer geistiger Behinderung. Reutlingen, S. 254–270.

Hagen, J. (2002): Zur Befragung von Menschen mit einer geistigen oder mehrfachen Behinderung. Geistige Behinderung, 41: 293–306.

Lamnek, S. (1998): Gruppendiskussion. Theorie und Praxis. Weinheim.

LWV Hessen, Landeswohlfahrtsverband Hessen (2006): Wie zufrieden sind Sie? Ergebnisse einer Nutzerbefragung im »Stationär Begleiteten Wohnen« in Hessen. Dokumentation der Beiträge zur Fachtagung am 10. 10. 2005 in Kassel. Kassel.

Mannoni, M. (1972): Das zurückgebliebene Kind und seine Mutter. Olten.

Mattner, D. (1997): Wissenschaftstheoretische Grundlegung einer heilpädagogischen Anthropologie. In: Mattner, D., Gerspach, M.: Heilpädagogische Anthropologie. Stuttgart, Berlin, Köln, 13–117.

Mattner, D. (2000): Behinderte Menschen in der Gesellschaft. Zwischen Ausgrenzung und Integration. Stuttgart, Berlin, Köln.

Mayring, P. (1990): Einführung in die qualitative Sozialforschung. Eine Anleitung zu qualitativem Denken. München.

Niedecken, D. (1998): Namenlos. Geistig Behinderte verstehen. 3. überarb. Aufl. Neuwied, Kriftel, Berlin.

Niehoff, U. (1994): Wege zur Selbstbestimmung. Geistige Behinderung, 33: 186–201.

Schelbert, Ch.; Kretschmer, Ch.: Ergebnisse der Nutzerbefragung (2006): In: LWV Hessen, Landeswohlfahrtsverband Hessen: Wie zufrieden sind Sie? Ergebnisse einer Nutzerbefragung im »Stationär Begleiteten Wohnen« in Hessen. Dokumentation der Beiträge zur Fachtagung am 10. 10. 2005 in Kassel.

Schelbert, Ch. (2006): Analyse der Ergebnisse: Welche Wirkung wird mit dem Stationär Begleiteten Wohnen erzielt? In: LWV Hessen, Landeswohlfahrtsverband Hessen: Wie zufrieden sind Sie? Ergebnisse einer Nutzerbefragung im »Stationär Begleiteten Wohnen« in Hessen. Dokumentation der Beiträge zur Fachtagung am 10. 10. 2005 in Kassel.

Schwarte, N. (2002): Selbstbestimmte Lebensformen als Merkmal von Lebensqualität: Ambulant gestütztes Wohnen als gleichberechtigte Option – Voraussetzungen und Bedingungen der Weiterentwicklung des Unterstützten Wohnens für Menschen mit einer geistigen Behinderung. Marburg.

Sigelmann, C.; Winer, J. L.; Schoenrock, C. J. (1982): The Responsiveness of Mentally Retarded persons to Questions. Education and Training of Mentally Retarded, 17: 120–124.

Sinason, V. (2000): Geistige Behinderung und die Grundlagen menschlichen Seins. Übersetzt aus dem Englischen Barbara Strehlow; Wolfgang Jantzen (Gedichte). Neuwied, Kriftel, Berlin.

Waldschmidt, A. (2003): Selbstbestimmung als behindertenpolitisches Paradigma – Perspektiven der Disability Studies. In: Bundeszentrale für politische Bildung (Hg.): Aus Politik und Zeitgeschichte. Beilage zur Wochenzeitung Das Parlament. Bonn 17. 02. 2003.

»Wir vertreten uns selbst!« (1999): In: Netzwerk Artikel 3 (Hg.): »Das brauchen wir, um gleichberechtigt zu sein!« Menschen, die geistig behindert genannt werden, mischen sich ein. Berlin.

»Wir vertreten uns selbst!« (2002): Klein angefangen und – Mensch, sind wir voran gekommen!! Ein Teil des Abschlussberichtes des Bundesmodellprojektes Wir vertreten uns selbst! 2. Aufl., Kassel.

Zapf, W. (1984): Individuelle Wohlfahrt: Lebensbedingungen und wahrgenommene Lebensqualität. Glatzer, W.; Zapf, W. (Hg.): Lebensqualität in der Bundesrepublik. Objektive Lebensbedingungen und subjektives Wohlbefinden. Darmstadt, S. 13–26.

Wohnen und Leben mit einer geistigen Behinderung

Gruppeninterview zu unterschiedlichen Wohnformen

Ursula Pforr mit Klienten[1]

Freitag Abend, drei Männer und zwei Frauen zwischen 40 und 50 Jahren sitzen in einer gemütlichen Kneipe an einem Tisch, im Hintergrund läuft 70er-Jahre-Musik. Was die fünf miteinander verbindet, erschließt sich einem Außenstehenden nicht. Insgesamt haben sie 75 Jahre als Bewohner bzw. Mitarbeiter in Heimen verbracht und seit 86 Jahren leben bzw. arbeiten sie im Betreuten Wohnen. Eigentlich waren sie mit einer Journalistin verabredet, um ihr aus ihrem Leben zu erzählen, diese musste aber im letzten Moment absagen. Da man sich nun aber auf das Thema eingestellt und gedanklich bereits tief in seinen Erinnerungen gekramt hatte, beschloss man, das Gespräch einfach ohne die Journalistin zu führen.

A: Wann und wieso seid ihr eigentlich in ein Wohnheim für geistig behinderte Menschen gekommen?

B: Ich habe als Kind den Kindergarten aufgemischt und kam deswegen in die Psychiatrie. Dort hat mich ein Diakon aus dem Heim entdeckt und mitgenommen.

C: Ich bin auch schon als kleines Kind ins Heim gekommen. Da hat man mich als 100% geistig behindert eingestuft, ohne erst mal die Entwicklung abzuwarten.

B: Ich habe mich gegen die Untersuchung gewehrt und geweint. Hatte ein sehr auffälliges Verhalten, daraus haben die geschlossen, dass ich behindert sei.

C: Ich war verhaltensgestört, aggressiv und lernbehindert. Im normalen Kinderheim war ich nicht mehr zu halten.

D: Ich hatte Probleme mit Lesen, Schreiben und Rechnen lernen. Als Kind hatte ich auch epileptische Anfälle. Ins Heim bin ich mit 12 Jahren gekommen, auch wegen Problemen in der Familie, aber darüber möchte ich nicht reden.

B: Die haben sich keine Gedanken gemacht, ob wir am richtigen Platz sind.

D: Im Heim war es nicht schön. Die haben mir gesagt, ich könne nichts lernen. Ich hatte dann eine Arbeitsstelle außerhalb mit einer sehr lieben Chefin, die wollte mir Lesen und Schreiben beibringen, aber das Heim war dagegen. Ich sollte blöd bleiben, weil ich sonst nicht im Heim bleiben könnte. Später habe ich von heute auf morgen beschlossen: Ich ziehe aus. Die Mitarbeiter waren dagegen. Ich wollte selbstständig sein, etwas dazu lernen. Das konnte man nur, wenn man aus dem Heim rausgeht. Der Entschluss kam von heute auf morgen, weil ich die Schnauze voll hatte. Die Mitarbeiter haben mir alles verboten, im Heim konnte ich nicht selbstständig sein. Draußen ist es sehr schön, auch wenn man viel lernen muss.

Früher, im Heim, gab es viele Schlägereien und viel Wut. Draußen hatte ich anfangs viel Angst, weil mir gesagt worden war, du kannst das nicht, du bist zu doof. Am Anfang habe ich es mir selber nicht zugetraut, habe zu kämpfen gehabt, weil ich es selber nicht geglaubt habe. Heute traue ich mir viel mehr zu als früher, weil ich große Hilfe habe.

Bei manchen Sachen bin ich noch unsicher. Mit der Hilfe der Mitarbeiter fühle ich mich aber sicher und traue mich. Ich rede mehr, bin selbstbewusster und sage meine Meinung.

A: Wie seid ihr ins Betreute Wohnen gekommen?

B: Du hast mich kennen gelernt. Auf der Wohngruppe im Heim. Da haben wir dann einige Höhen und Tiefen erlebt. Na ja, muss man ja nicht drüber reden.

C: Ich war in ein Heim in Nordhessen gezogen. Wollte da oben nicht mehr bleiben. Ich war aus dem Heim raus, in eine eigene Wohnung, das hatte aber nicht geklappt. Ich hatte Schulden ohne Ende gemacht (4000,— DM) und befand mich *im freien Fall*. Da hab ich bei einem Besuch im alten Heim (ich hab die alten Kumpels besucht) dich kennen gelernt. Irgendwann war ich dann da, hab dich quasi genötigt, den Verein zu gründen. Ich hab gemerkt, dass du mir wirklich helfen wolltest, habe dann entschieden, ganz schnell runter nach Darmstadt zu kommen. Das war eine gute Intuition. Ich habe meine Wohnung gekündigt, hab mich in den Zug gesetzt, bin nach Darmstadt gefahren und hab dich vom Bahnhof angerufen: »Kannst mich jetzt abholen.« Ich wollte einfach nur noch weg da oben. Dich habe ich vor vollendete Tatsachen gestellt. Mit zwei Katzen stand ich da am Bahnhof und mit einem Haufen Taschen und Tüten. Die ersten Tage habe ich in der Außenwohngruppe gewohnt, dann haben wir ein möbliertes Zimmer bei einer alten Dame gefunden – na ja, das war es nicht so – und zum Glück ziemlich schnell eine Wohnung, in die ich auch meine Katzen mitnehmen konnte. Hier habe ich dann auch erst noch mal ziemlich Mist gebaut, aber darüber müssen wir hier jetzt auch nicht reden. Das hat mir dann später immerhin einen Platz im Betreuten Wohnen gesichert.

D: Ich bin ja zweimal zu dir gekommen. Das erste Mal im Heim, in die Außenwohngruppe. Zwischendrin bin ich ja zu meiner Mutter zurück. Als du aus dem Heim weg bist und es den Verein noch nicht gab. Da hab ich Panik bekommen. Die Leute heute haben es da einfacher. Die brauchen nur ins Freitags-Café gehen und sagen: Ich will auch in den Verein. Damals gab es das ja noch nicht. Und als du damals weg bist, hab ich nicht kapiert, dass du den Verein gründen wirst. Und da bin ich wieder zu meiner Mutter, weil ich auf keinen Fall ins Heim zurück wollte. Die hat mich aber nur ausgenutzt. Ich habe als Zimmermädchen gearbeitet, musste Geld abgeben, durfte nie weg, habe mein eigenes Geld nicht bekommen. Im Urlaub bin ich anfangs immer zu euch zu Besuch gekommen. Dann hat meine Mutter gesagt: »Urlaub ist gestrichen!« Und da hab ich dich angerufen und gefragt, ob ich für immer zu euch kommen dürfte. Erst hab ich mich im Hotel versteckt, dann bin ich mit Nix nach Darmstadt gefahren. Nein, stimmt nicht, ich hatte eine Tüte mit Waschzeug und was ich am Leib anhatte. Und geschlafen hab ich erst mal im Büro in Ober-Ramstadt. Ich hab's bis jetzt noch nie bereut, im Gegenteil, ich habe viel gelernt, jetzt bin ich selbstständig, jetzt leb ich mein Leben, ohne Ausnutzen, verdien mein Geld und geb' es selber aus. Wenig, aber es geht, könnte aber mehr sein.

B: Also irgendwie, durch dich, bin ich in die 11 [die Außenwohngruppe] gekommen. Keine Ahnung wie, eigentlich durfte ich ja nicht, weil ich zu viel Scheiße gebaut hatte. Das war irgendein Deal mit der Hausleitung. In der 11 konnte ich dann mal so richtig meine Scheiße ausleben, die ich erlebt hatte. Konnte meine Arbeit schmeißen – incl. Verfolgungsjagd –, abhauen in den Vogelsberg mit einer Drückerkolonne, wo du mich dann wieder abholen durftest.

C: Man könnte wirklich meinen, wir müssten etwas aufholen!

B: Im Vogelsberg ist dann das Auto verreckt und die Polizei hat uns heimgefahren. Von der 11 bin ich dann in die Betreute Wohngemeinschaft. Dort kam ich nie aus dem Bett, war der, der die Tür nie aufmacht. Habe ich da irgendwo gearbeitet? Ja, in der Schreinerei, anfangs noch, weil du mich morgens immer aus dem Bett getreten hast.

A: Also, das muss ich mal klarstellen, getreten habe ich niemanden.

B: Na, halt gekommen und aus dem Bett geschmissen, versucht zumindest!

D: Als ich zum ersten Mal zu dir gekommen bin, aus dem Heim, nicht von meiner Mutter, hat mir jemand gesagt: »Ich wünsch dir alles Schlechte auf dieser Welt!« Und das von einer Pfarrerstochter! Ich bestehe auf dem Namen, C. M., da bestehe ich drauf! Das vergesse ich nie in meinem Leben, das war eine Frechheit! Weil sie sich geärgert hat, weil ich zu dir in die Außenwohngruppe gezogen bin. Da reg ich mich heute noch drüber auf, die blöde Kuh, der wünsch ich den Teufel an den Hals, ehrlich, die hasse ich.

A: Wie war es im Heim?

D: Wegen jedem Scheiß mussten wir fragen, haben nichts gekriegt. Ausgang hatten wir nur einmal pro Woche, im Sommer bis 8.00 Uhr, im Winter bis 7.00 Uhr. Und das als Erwachsene! Und wenn du Mist gebaut hattest, hast du gar keinen Ausgangsschein bekommen. Die haben mich als zwölfjähriges Mädchen schon auf eine Station mit erwachsenen Frauen gesteckt. Jungen und Mädchen waren damals noch streng getrennt. Ich habe gleich am Anfang eine Ohrfeige vom H. [leitender Pfarrer] bekommen, weil ich bei den Jungen rumgestanden habe.

C: Mich hat er mal mit dem Schirm auf den Kopf geschlagen, weil er dachte, ich hätte ihn extra mit dem Aufzug nicht mitgenommen.

D: Mich hat er nur einmal geschlagen. Aber ich habe geschlagen. Einer Mitarbeiterin habe ich einmal einen Aschenbecher ins Gesicht geschmissen, die musste dann ins Krankenhaus. Mit dem Bügeleisen habe ich auch mal geschmissen, schade, dass es nicht an war. Eine Nacht musste ich mal in die Gummizelle im B.-Haus [auf der geschlossenen Abteilung], weil ich eine Mitarbeiterin geschlagen hatte. Ich habe rumgeschrien, rumgebrüllt, rumgeschlagen, mit Tischen und Stühlen geschmissen, eigentlich mit allem. Ich habe immer wieder Ausraster gekriegt, weil sie mich rausprovoziert haben. Zum Beispiel haben sie nie angeklopft oder ich bekam ausgerechnet zur Kerb Ausgangssperre. Ich war früher schon schlimm, wenn ich heute noch so wäre, wäre ich vermutlich in der Klapse.

B: Ich war mit 25 Jungen auf einer Gruppe. Kann man sich vorstellen, was da los war. Wir hatten 4- bis 6-Bett-Zimmer. Im Zimmer standen nur die Betten, keine Nachttische, keine Stühle, aber Nachttöpfe.

C: Nachts waren wir fixiert, unten links, oben rechts und links.

B: Ich war an allen vieren fixiert, habe aber gelernt, mich selber zu befreien. Es gab einen langgezogenen Gang mit Schränken, natürlich abgeschlossen. Die Mitarbeiter haben bestimmt, was man anzieht. Die Duschen waren im Keller (ein Erlebnis!). Jeden Samstag sind wir im Gänsemarsch, Hand in Hand, in den Keller. Der Mitarbeiter hat in Badehose mitgeduscht. Zur Strafe wurde man auch mit dem Schlauch kalt abgeduscht.

C: Zum Essen wurde mit der Glocke geläutet. Zum Frühstück (immer zur festen Zeit) gab es immer Haferschleim, ohne Zucker, aber mit einem Stück Sternbutter mitten drauf. Widerlich. Aber wir mussten es essen, bekamen ein Riesenlätzchen umgebunden und dann mussten wir essen, zu klassischer Musik. Ich habe das Stück heute noch im Ohr. Einer aus der Gruppe hat mal Scheiße gebaut und musste im Zimmer essen. Da hat er das Zeug aus dem Fenster gekippt. Dafür hat er *Popoklatschen mit Anlauf* gekriegt, mit dem Handfeger auf den nackten Arsch.

B: Zum Abendessen gab es anfangs geschmierte Brote, weil wir keine Messer bekommen sollten. Und geweckt wurden wir auch mit klassischer Musik. Um fünf oder sechs Uhr musste man auf der Gruppe sein, dann wurde abgeschlossen. Ich bin mal durchs Fenster abgehauen, zur Strafe durfte ich dann nicht mehr aufs Klo gehen und habe dann hinter eine Wand ...

C: Später haben sie dann Kurbeln an die Fenster gemacht, damit man nicht mehr abhauen kann. Einmal habe ich im Klo an die Heizung gepinkelt, weil das dann so schön gestunken hat. Zur Strafe musste sich dann die ganze Gruppe zur *Gedenkstunde* (Wer war es?) im Flur aufstellen, so lange, bis es einer zugibt. Das konnte stundenlang dauern, bis ein Uhr morgens oder so.

D: Wie oft seid ihr geschlagen worden?

B: Sehr, sehr oft. In regelmäßigen Abständen haben wir unsere Fuhr bekommen. Und viele Strafen. Als wir mal im *Lungenwäldchen* beim Rauchen erwischt wurden bekamen wir 14 Tage Bettruhe, im Hochsommer.

C: Dass ich so oft aufs Klo muss kommt bestimmt daher, dass wir im Winter mal zur Strafe eine halbe Stunde in Badehose Schlitten fahren mussten.

Danach lag die ganze Gruppe mit Grippe im Bett. Und seitdem hab ich meine Blasenschwäche.

B: Bei *Tante Käthe*, einem Laden im Dorf, haben wir geklaut wie die Raben, weil wir ja kein Geld hatten. Dafür gab's immer *Popoklatschen mit Anlauf*. Später, als wir schon Schränke im Zimmer hatten, ging es zu wie bei der Bundeswehr. Bett machen, Schrank aufräumen. Bei mir sah es immer schlimm aus, weil ich die Wäsche einfach gebunkert und in den Schrank geschmissen habe. Da kam mal der Mitarbeiter, hat den Rollladen runter gemacht, den Schrank ausgeräumt, das Bett hochgestellt, Licht aus und mit dem Gürtel um sich geschlagen. Danach konnte ich nicht mehr stehen.

C: Schläge waren an der Tagesordnung. Manchmal gab es auch Gruppenkeile, da wurden gezielt fünf oder sechs auf einen gehetzt. Wenn man nicht mitgemacht hat, war man selber dran. Zur Strafe wurde manchmal auch der Flur unter Wasser gesetzt und man musste ihn wieder aufwischen.

D: Die haben alle einen Schuss gehabt!

B: Ich habe mal morgens von dem frischen Brot, da war so leckere Kruste drauf, die Kruste weggefuttert. Zur Strafe musste ich das ganze Brot essen, mit Wasser dazu.

A: Was hat es euch gebracht, dass ihr ins Betreute Wohnen seid?

D: Sehr viel, ich bin selbstständig geworden. Ich komme mit normalen Menschen zusammen.

B: Haha. Hätten wir gewusst, worauf wir uns einlassen, hätten wir es sein lassen. Im Heim ging es uns doch gut. Warum hast du uns eigentlich da rausgeholt? Wir mussten nicht arbeiten gehen, haben trotzdem unser Geld bekommen, …

D: Von wegen unser Geld bekommen, das hat kaum für die Zigaretten gereicht, den Rest haben die behalten und irgendwelchen Scheiß für die Gruppe gekauft.

B: […] warme Mahlzeiten gab es umsonst, das Zimmer wurde geputzt und wenn wir etwas gebraucht haben, haben wir es uns geklaut.

A: Der E. sagt auch immer, dass es der größte Fehler seines Lebens gewesen sei, aus dem Heim rauszugehen. Jetzt habe er Stress bei der Arbeit, Haushalt und Wäsche kosten einen Haufen Zeit, im Heim bekam man alles gemacht.

D: Haha, der E. Warum sagst du schon wieder nichts? Lässt nur uns reden. Genau wie früher. Wisst ihr noch, wie er anfangs war? Kein Wort hat er geredet, nur genickt oder Kopf geschüttelt. Und jetzt ist er frech wie Rotz. Aber jetzt sagt er wieder nichts mehr.

C: Das ist nichts für den E. Anderen Leuten von sich erzählen, gell E.?

A: Dann erzählt ihr halt weiter. Was ihr bis jetzt erzählt habt, ist ja alles schon lange her. Das muss in den 60er- und frühen 70er-Jahren gewesen sein. Danach hat sich doch bestimmt einiges geändert.

B: Klar, wir wurden nicht mehr fixiert oder geschlagen und mit Valium und Haldol wurden wir auch nicht mehr vollgestopft, aber insgesamt gab es wenig gute Zeiten.

C: Also, ich fand schon, dass es auch gute Zeiten gab, wir haben auch Schönes erlebt. Es gab ja auch ein paar gute Mitarbeiter, aber mindestens 80% der Pädagogen waren scheiße. Und mich zu schlagen, hätte sich dann eh keiner mehr getraut, ich hätte zurück geschlagen. Habe ich ja auch, den T. [ein Mitarbeiter des Heims] habe ich z. B. mal in den Müllcontainer gestopft, da gehörte er auch hin.

B: Am Anfang haben wir schon gedacht, dass sich jetzt was ändert. Es gab höchstens noch 3-Bett-Zimmer und auch ein paar Einzelzimmer. Wir bekamen Möbel und es wurde gesagt, dass wir die Zimmer nach unseren Vorstellungen einrichten dürfen. Das klang natürlich erst mal toll.

D: Also bei uns haben sich die Mitarbeiter immer noch in alles reingehängt und alles bestimmt.

B: Am schlimmsten waren die ganzen Regeln. Die aufgezwungenen Dienste wie Küchendienst usw., das gab es früher ja nicht. Auch Zimmer mussten wir früher ja nicht aufräumen, wir hatten ja nichts zum Aufräumen. Und jetzt wurde dauernd kontrolliert, ob wir fähig dazu sind.

C: Wann und wo hätten wir das denn lernen sollen?

B: Und Erpressung war auch im Spiel. Unser Taschengeld bekamen wir erst, wenn die Dienste erledigt waren. Tja, manchmal gab's dann halt kein Geld und man musste andere beklauen. Und einmal war ich auf einer Gruppe, da hatte man mehr Freiheiten, zwar noch auf dem Heimgelände, aber zumindest war nicht ständig ein Mitarbeiter da. Da gab es ein Punktesystem mit Plus- und Minuspunkten. Bei Einzug gab es 50 Punkte, bei Wohlverhalten gab es Pluspunkte, bei Fehlverhalten Minuspunkte. Wenn das Konto auf Null war, musste man zurück auf eine normale Wohngruppe. Die Zeit, in der ich von 50 Punkten auf null Punkten war, ist wohl rekordverdächtig.

C: Von der Struktur her hat sich bis heute nichts geändert. Es gibt immer noch diese Hierarchie. Vom Leiter runter bis zum letzten Depp auf der Gruppe. Und die Schwerbehinderten werden immer noch weggesperrt. Und viele, die heute noch im Heim leben, könnten draußen wohnen, aber die haben denen ihr Selbstvertrauen genommen, richtiggehend zertrümmert haben sie es. Und jetzt trauen die sich nicht mehr. Und Mitarbeiter, die was drauf haben, trauen sich nicht, was zu sagen oder gehen.

A: Was trauen sie sich nicht zu sagen? Was ist denn noch anders im Heim, es hat sich in den vergangenen Jahren doch wirklich viel verändert?

B: Trotzdem ist da noch ein Riesenunterschied. Die haben nicht so die Freiheiten wie wir. Z. B. in finanzieller Hinsicht. Die bekommen alles vorgeschrieben, da bestimmen die Mitarbeiter, was mit dem Geld passiert. Mit euch kann man reden.

A: Das heißt, ihr habt wenigstens geredet, bevor ihr euer Geld nicht bekommt?

B: Haha. Natürlich ist das Gerede nervig, aber meistens habt ihr ja Recht. Ihr erklärt es halt so lange, bis man's kapiert hat. Und wenn wir darauf bestehen, bekommen wir es ja. Dann müssen wir halt unsere eigenen Erfahrungen machen und auf die Schnauze fallen. Ihr passt dann auf, dass wir nicht zu tief fallen und helft uns beim Wieder-Aufstehen.

C: Der Unterschied ist die Abhängigkeit. Ihr helft uns, dort ist man von den Mitarbeitern abhängig, richtig ausgeliefert.

B: Die im Heim könnten viel selbstständiger sein, wenn man sie lassen würde.

D: Ha, die wollen doch, dass man blöd bleibt. Das war bei mir ja genauso.

C: Wir haben nie gelernt, mit Geld umzugehen, das müssen wir jetzt alles nachholen. Dabei helft ihr uns. Ihr gestaltet das individuell, jeder bekommt die Hilfe, die er braucht. Dort ist alles einheitlich. Jeder bekommt das volle Paket, ob er's braucht oder nicht.

B an A: Wie sagst du immer? Jeder von uns ist ein Spezialist auf seinem Gebiet. Und deswegen sieht die Hilfe auch bei jedem anders aus.

C: Die im Heim sind an den Leuten nicht wirklich interessiert. Die denken nur an sich. Die sollten mal was für die Leute tun, dafür sind sie doch da. Aber das werden die nie kapieren. Im Heim hat es einen ewigen Stillstand. Da steht die Zeit still, da kommst du nicht gegen an.

D: Sag ich doch. Um selbstständig zu werden, muss man aus dem Heim raus.

C: Also, wenn wir ehrlich sind, draußen hat sich doch eigentlich auch nichts geändert. Die ganzen Gesetze sind doch für die Katz. Für unsere Rechte interessiert sich doch kein Schwein. Klar haben wir jetzt mehr Freiheiten, aber an der Einstellung der anderen Leute hat sich nicht wirklich was geändert. Die denken noch genau so über uns wie früher. Schau doch z. B. nur mal die F., die hatte doch von Anfang an keine Chance, dass sie ihr Kind behalten kann.

D: Genau, da könnt ich die Wut kriegen! Was ist denn nun mit der Gleichberechtigung für uns? Leeres Geschwätz ist das. Die F. hat sich so Mühe gegeben und sie haben ihr trotzdem keine Chance gegeben. Jeder Mensch bekommt doch eine Chance, warum wir nicht? Warum durfte sie es nicht wenigstens mal versuchen? Nein, da wird schon vorher gesagt: Die kann das eh nicht. Was soll das? Wenn sie was falsch gemacht hätte, würde ich es ja verstehen, aber so! Da könnt ich platzen vor Wut. Die denken doch alle immer noch: Die sind behindert, die sind blöd, die kriegen eh nichts auf die Reihe.

C: Deswegen mein ich ja, an der Einstellung der Leute hat sich nichts geändert und das wird auch so bleiben.

A: Was hat sich im Betreuten Wohnen für euch geändert?

B: Jetzt bekommen wir unsere Grenzen gezeigt, wie weit wir gehen können. Sicherlich bauen wir noch Scheiße, müssen wir ja auch. Wir hatten ja keine Jugend, wo wir das alles hätten erleben können. Wir haben das ja alles abgenommen bekommen, da haben andere für gerade stehen müssen. Jetzt muss ich zu meinem Mist stehen, den ich verzapfe.

Du versuchst uns sinnvoll zu erziehen, ... was aber keinen Sinn macht.

C: Sinnlos nicht, vielleicht sehr spät. Das muss man eigentlich alles früh lernen.

B: Sie setzt uns Grenzen, so weit dürft ihr gehen. Früher war alles scheißegal. Man durfte zwar nichts, aber wenn man mal richtig Scheiße gebaut hat, machte das nichts (außer der Strafe), man war ja behindert.

C: Wenn in unserer Kindheit alles normal gelaufen wäre, wären wir heute vielleicht Arschlöcher. Ich will alles sein, bloß das nicht. Also hatte es vielleicht sein Gutes, die ganzen Erfahrungen.

B: Sagen wir mal so: Der Verein ist ganz in Ordnung. Ihr sagt uns, es muss vorwärts gehen, ihr braucht eine Arbeit, Wohnung etc.

C: Ihr macht es sehr dezent, denn ihr kommt ja nicht jeden Tag gerannt und sagt: »Auf, los!«

Vergleich doch mal ihre Pädagogik mit der von den anderen.

B: Das kann man nicht vergleichen, das ist ganz anders...

C: Was wäre wohl passiert, wenn sie uns früher gekannt hätte?
B: Dann wäre wohl alles anders gelaufen. Aber wir haben es auch so geschafft.
C: Wir sind zwar nicht ganz oben, aber auch nicht am Rand.
B: Aber was wäre passiert, wenn wir sie nicht kennen gelernt hätten?
C: Das war einfach vorgegeben, das musste passieren.
B: Ich gebe zu, ich wäre wohl immer noch im Heim.
D: Und ich wäre auch noch im Heim. Ich hätte mich allein nie getraut.
A: Möchtet ihr zurück ins Heim?
D: Ja, auf alle Fälle!(lacht) Keine 10 Pferde bringen mich dahin zurück. Ich weiß, was ich jetzt habe. Das möchte ich nicht mehr zurückgeben. Da wäre ich ja blöd im Kopf. Wahrscheinlich würden die mich jetzt auch gar nicht mehr nehmen, weil ich zu schlau im Kopf bin. Die nehmen doch nur Doofe, die sich das alles gefallen lassen.
C: Eigentlich nicht – was heißt hier eigentlich? Ich will überhaupt nicht zurück. Wir haben uns unsere Nische geschaffen, in der ich mich wohl fühle.
B: Als Scherz: Ja! – In Wahrheit natürlich: Nein, ich fühle mich so ganz in Ordnung.
D: E sagt gar nichts. Ohne seinen Anwalt sagt er nichts! Früher hat er auch nichts gesagt, immer nur »jaa« oder »naa«.
C: Und die Tür hat er einem vor der Nase zugeschlagen!
C (an alle): Was habt ihr eigentlich für Erwartungen?
B: Dass ich stabil bleibe, meine Arbeit behalte, gesund bleibe.
C: Ich meine Erwartungen an die Gesellschaft.
B: Dass sie mich so akzeptieren, wie ich bin. Kann ich großartige Erwartungen an die Gesellschaft stellen?
C: Solange du lebst, kannst du Erwartungen stellen.
D an C: Was ist deine Erwartung?
C: Was für 'ne Frage! Dass die Gesellschaft menschlich wird, nicht nur Geld zählt, aber das ist utopisch.
C an D: Was erwartest du?
D: Dass es keinen Krieg mehr gibt, etwas mehr Frieden auf der Welt. Persönlich wünsche ich mir, dass ich gesund bleibe, meine Arbeit behalten kann und noch viel Zeit mit euch verbringen kann. Endlich mal wieder ohne Schmerzen laufen können und endlich mal einen Kerl finden, der es ehrlich meint.
C an A: Möchtest du zurück ins Heim?

A: (lacht) Sofort, aber nur als Leitung, damit ich vieles ändern könnte. Das würde ich – glaube ich – gerne mal versuchen. Auch in einem Heim könnte es anders zugehen.

C an A: Und dein Anspruch an die Gesellschaft?

A: Dass so Vereine wie unserer selbstverständlich werden. Und dass jeder Mensch mit einer Behinderung selber entscheiden kann, wie er leben möchte.

B an A: Warum hast du es eigentlich nicht hingeschmissen? Warum hast du dir das alles angetan? Du hast mit uns ja einiges mitgemacht.

C: Bei uns hat sie zwar Stress, aber keine Langeweile.

B: Warum hast du nach einem Blick in unsere Akten nicht gedacht: »Vergiss es«?

C: Vor mir ist sie ja sogar gewarnt worden, mich könne man nicht ändern.

A: Das habe ich nicht geglaubt. Erst war ich sicher, dass ihr es noch schaffen werdet. Später konnte ich dann akzeptieren, dass ihr so seid, wie ihr eben seid. Und dann habt ihr euch ja schließlich doch auch noch total verändert, weil ihr es dann selber schaffen wolltet.

C: Du bist für jeden von uns zur rechten Zeit erschienen. Damals gab es den Verein ja noch nicht. Heute kann man einfach zum Verein gehen.

C: Jaja, das Öffnen der Büchse der Pandora ist eine gefährliche Angelegenheit, mit einer Riesenkonsequenz. Entweder man beherrscht sie oder man beherrscht sie nicht. Das erste trifft nur auf wenige wirklich zu. Du gehörst dazu.

Wie bereits eingangs erwähnt, ist dieses Interview anders verlaufen, als es ursprünglich geplant war. Es kam spontan zustande und ist dadurch völlig unstrukturiert. Die Fragen waren nicht durchdacht und die Themen purzeln aus diesem Grund etwas durcheinander. Außerdem ist es keine wörtliche Wiedergabe, da ich keine Stenografie beherrsche. Immer wieder entstanden Schreibpausen, die teilweise dazu genutzt wurden, mir Passagen wörtlich zu diktieren. Problematisch ist auch, dass die Fragen von mir gestellt wurden. Zu meiner Person besteht eine große Abhängigkeit und ich bin als eine Verfechterin des ambulanten Gedankens bekannt. Kritische Anmerkungen zum Betreuten Wohnen waren hierdurch nicht zu erwarten. Hätte die Journalistin ihre Fragen gestellt, wäre mit Sicherheit ein anderes Interview zustande gekommen.

Da nach allen Abstrichen, die man machen sollte, aber immer noch interessante Einblicke in das Leben von Menschen mit einer geistigen Behinderung bleiben, haben wir uns entschlossen, das Interview trotzdem in das Buch aufzunehmen.

Es ist schwer etwas zu den interviewten Personen zu sagen, ohne ihre Privatsphäre zu verletzen, da ihre Anonymität nicht vollständig gewährleistet werden kann. Ich habe mich daher entschlossen, die Ausführungen nicht den einzelnen Personen zuzuordnen und nur die männliche Form zu wählen. Alle vier verfügen über eine eindeutige Zuordnung zum Personenkreis der Menschen mit einer geistigen Behinderung. Bei ihnen wurden frühkindliche Hirnschäden, ein Hydrocephalus internus und eine Epilepsie diagnostiziert. Ihre IQs – ein ziemlich untaugliches, leider aber immer noch beliebtes Kriterium – reichen von 49 bis 81/89 (bei dieser Person kamen zwei Untersuchungen zu unterschiedlichen Ergebnissen). Beide Werte passen eigentlich nicht zum Betreuten Wohnen. Der eine Wert ist zu niedrig. Wie kann so jemand ein eigenverantwortliches Leben führen? Der andere ist zu hoch. Wieso gilt so jemand als geistig behindert? Alle haben eine Schule für Praktisch Bildbare besucht, einer hat nach vielen Jahren mit Mühen den Hauptschulabschluss an der VHS nachgeholt. Nur dieser beherrscht die vier Grundrechenarten zumindest im unteren Zahlenbereich. Einer ist Analphabet, ein weiterer kann nur mühsam etwas schreiben, aber lesen. Zwei können lesen und schreiben.

Alle kommen aus schwierigen familiären Verhältnissen. Aus ihren Erzählungen habe ich die persönlichsten und traumatischsten Episoden weggelassen. Drei haben über ganz persönliche Gewalt- und Missbrauchserfahrungen (sowohl in der Familie als auch im Heim) berichtet, die sie nicht veröffentlicht wissen wollen. Einer Journalistin hätten sie vermutlich auch gar nicht davon erzählt. Zu meiner Person lässt sich sagen, dass ich Diplom-Pädagogin mit Schwerpunkt Sonder- und Heilpädagogik bin. Ich habe vier Jahre, teilweise studienbegleitend, in einem Kinder- und Jugendheim gearbeitet, danach insgesamt sieben Jahre in einer Einrichtung der Behindertenhilfe. Seit etwa 20 Jahren arbeite ich im sogenannten Betreuten Wohnen für Menschen mit Behinderungen.

Das Interview macht betroffen. Was diese Menschen in ihrer Kindheit und Jugend alles erleben mussten, ist kaum vorstellbar. Es gibt aber auch Einblicke, welche Faktoren für ihre teilweise verblüffenden Entwicklungen verantwortlich waren. Alle vier haben bzw. hatten (einer ist Frührentner) einen Arbeitsplatz auf dem ersten Arbeitsmarkt und alle vier haben eine eigene Wohnung und leben ohne staatliche Unterstützung. Entscheidend für ihre Entwicklung war ein Mensch, der zum einen an sie und ihre Entwicklungsfähigkeit glaubte (sie selber taten es nicht) und ihnen zum anderen den nötigen Freiraum ließ, sich zu entwickeln – zwei Bedingungen, die Eltern ihren Kindern normalerweise selbstverständlich zur Verfügung stellen, die Menschen mit einer geistigen Behinderung in der Regel aber vorenthalten werden.

Anmerkungen

1. Es handelt sich hier um Klienten des Vereins Betreutes Wohnen Darmstadt e.V.

Wenn Menschen mit einer geistigen Behinderung Eltern werden

Ursula Pforr

Früher schien alles ganz einfach. Es war klar, dass man mit einer geistigen Behinderung nicht die Elternrolle übernehmen kann. Trotzdem kamen aber auch früher schon Kinder auf die Welt, deren Mütter eine geistige Behinderung hatten. Väter mit einer geistigen Behinderung gab es zwar auch, diese durften in der Regel aber sowieso nur die Rolle des Erzeugers, nicht aber die des sozialen Vaters übernehmen. Im Falle einer nicht geistig behinderten Mutter und eines geistig behinderten Vaters spielte die Behinderung des Vaters keine Rolle, die Mütter befanden sich in diesem Fall häufig in der Situation von allein erziehenden Müttern.

Bis in die 80er-Jahre des letzten Jahrhunderts wurde systematisch versucht, unerwünschte Schwangerschaften bei Menschen mit einer geistigen Behinderung zu verhindern. Dies geschah zum einen, indem diesem Personenkreis keine eigene Sexualität zugestanden wurde, die Geschlechter wurden strikt getrennt und bekannt gewordene Intimitäten streng bestraft. Die Erziehung erfolgte in Richtung eines Lebens in sexueller Abstinenz. Gleichzeitig wurde diesem Personenkreis aber der Hang zu ungehemmter und zügelloser Sexualität unterstellt.

Aus diesem Grund war auch die Sterilisation von weiblichen Behinderten eine früher weit verbreitete Praxis. Dennoch kam es immer wieder zu unerwünschten Schwangerschaften. Wurde die Schwangerschaft früh genug entdeckt, so erfolgte in der Regel eine Abtreibung. Immer wieder wurden die Kinder aber auch ausgetragen. In diesen Fällen wurden die Kinder entweder zur Adoption frei gegeben (die Kinder von behinderten Menschen haben in der Regel keine eigene Behinderung), nicht selten sprangen aber auch die Großeltern als Ersatzeltern ein. Ein Verbleib bei der Mutter stand nicht zur Diskussion. Eine Ausnahme bilden hier die Familien, wo auch die Mutter noch in der Familie lebte. Das Kind wurde dort quasi zum kleinen Geschwister der leiblichen Mutter.

Mitte der 80er-Jahre begann die Diskussion um die Sexualität von Menschen mit einer geistigen Behinderung. Nach und nach wurden ihnen mehr Rechte und Freiräume zugestanden. Mit der Reform des Vormundschaftsrechts wurde auch die automatische Sterilisation von behinderten Mädchen und Frauen erschwert (BGB § 1905). Während früher häufig bereits Jugendliche sterilisiert wurden, müssen die Frauen heute volljährig sein und der Sterilisation zustimmen. Ist dies nicht möglich, muss die Genehmigung eines Vormundschaftsgerichtes eingeholt werden (vgl. Pixa-Kettner 1999, S. 64). In der Praxis kommt es zwar immer noch vereinzelt zu Sterilisationen unter fragwürdigen Umständen, da dies häufig als einzige sichere Verhütungsmethode angesehen wird, aber die Zahl der Sterilisationen ist seither doch deutlich zurückgegangen.

Mit der zunehmenden Sexualität von Menschen mit einer geistigen Behinderung steigt seit einigen Jahren auch die Zahl der Schwangerschaften bei Frauen mit einer geistigen Behinderung. Die Haltung der Öffentlichkeit hierzu ist ziemlich eindeutig, die der Fachöffentlichkeit gespalten. Während die Öffentlichkeit einem Menschen mit einer geistigen Behinderung aufgrund zahlreicher Vorurteile gegenüber diesem Personenkreis grundsätzlich nicht zutraut, die Elternrolle zu übernehmen, mehren sich bei Eltern und Pädagogen in den letzten Jahren die Stimmen, die versuchen, ein differenzierteres Bild zu zeichnen.

Der »Fall« Kaminski

Der Film »In Sachen Kaminski« (2005), mit Juliane Köhler und Matthias Brandt in den Hauptrollen, ist in besonderer Weise dazu geeignet, den Blick zu öffnen, weg von den Defiziten und hin auf die Möglichkeiten und Fähigkeiten und durchaus auch auf die vorhandenen elterlichen Kompetenzen von Eltern mit einer geistigen Behinderung.

Im Film wird – basierend auf einem wahren Fall – die Geschichte von Petra und Martin Kaminski, einem geistig behinderten Ehepaar, erzählt. Im Film lernt man die Kaminskis als sympathische Eltern kennen, die sich liebevoll um ihre 5-jährige Tochter Lona kümmern. Die Verhältnisse, in denen sie leben, sind einfach und es wird deutlich, dass sie aufgrund ihrer eigenen Einschränkungen ihre Tochter nicht angemessen fördern können. Das Mädchen hat bereits eine Entwicklungsverzögerung und so empfiehlt der Kinderarzt eine Frühförderung als Gegenmaßnahme. Die Eltern stimmen zu, da auch sie die bestmögliche Förderung für ihre Tochter wünschen und selbst sehen, dass ihre intellektuellen Möglichkeiten begrenzt sind. Ins Haus kommt dann aber eine sozialpädagogische Familienhilfe, die die Eltern eher vorführt, als sie in ihrer Elternschaft zu begleiten oder gar die eigentlich angedachte Frühförderung durchzuführen. Es kommt zu Konflikten zwischen der Familienhelferin und den Eltern, die zu einem Abbruch der Maßnahme führen. Daraufhin schreibt die Familienhelferin einen vernichtenden Bericht, der das Jugendamt veranlasst, eine Entziehung des Aufenthaltbestimmungsrechts zu beantragen und die Tochter aus der Familie zu nehmen. Es folgt eine Odyssee durch alle Instanzen des deutschen Rechtssystems. Die Tochter zieht in eine gut situierte Pflegefamilie, der Kontakt zu den leiblichen Eltern wird zunächst ganz verweigert, später werden eine Stunde pro Monat *Begleiteter Kontakt* genehmigt. Beim ersten Kontakt umringen acht Vertreter von Ämtern und beteiligten Institutionen die Familie. Nach einer Beschwerde vor Gericht wird diese Zahl zwar reduziert, es bleibt aber bei dem *Begleiteten Kontakt.*

Der Film erzählt die Geschichte konsequent aus der Sicht der Eltern und der Tochter. Da die Eltern als sympathisches Paar dargestellt werden, fällt es dem Zuschauer leicht, sich mit ihnen zu identifizieren und die Willkür und Ungerechtigkeit der Behörden wahrzunehmen. Der Film versetzt auch Zuschauer, die sich mit der Materie noch nie beschäftigt haben, in die Lage, differenzierter zu urteilen. Man erkennt, dass die intellektuellen Defizite der Eltern lediglich ihre Möglichkeiten einschränken, ihre Tochter intellektuell und vermutlich später auch schulisch zu fördern, dass die Elternrolle aber aus viel mehr Facetten besteht als der intellektuellen Förderung. Und dass Menschen mit einer geistigen Behinderung durchaus in der Lage sein können, auf allen anderen Gebieten gute und fürsorgliche Eltern zu sein. Hierdurch wird dem Zuschauer auch deutlich, dass die Behörden in ihrer Sorge um das Kindeswohl und die angemessene Förderung, weit über das Ziel hinausgeschossen sind. Es hätte andere geeignete Maßnahmen der Unterstützung gegeben.

Der Film endet mit dem Urteil des Europäischen Gerichtshofs und der Rückkehr der Tochter in ihre Familie. Die Anwältin der beiden hatte nämlich den Mut, den Europäischen Gerichtshof anzurufen und dieser bestätigte tatsächlich die Unangemessenheit der Mittel.

Der Film basiert auf einem wahren Fall. Im Unterschied zum Film wurden den Eltern in der Realität zwei Töchter entzogen und in zwei getrennten

Pflegefamilien untergebracht. Die Familie lebte gemeinsam mit den Eltern des Vaters und einem Bruder in einem alten Bauernhaus. Während die Eltern im Film als Sympathieträger fungieren und ein idyllisches Familienleben leben, sah die Realität bei der betroffenen Familie etwas anders aus. Hier kam es innerhalb der Großfamilie immer wieder zu Konflikten. Und man kann vermuten, dass auch das Scheitern der sozialpädagogischen Familienhilfe nicht einseitig nur an der Familienhelferin lag. Genauso kann man vermuten, dass das Verhalten der Vertreter des Jugendamtes und des privaten Pflegestellenvermittlungsvereins nicht ganz so kalt und herzlos war, wie im Film dargestellt. Trotzdem bleibt die Ähnlichkeit des Verfahrens und Vorgehens im Film mit dem realen Fall erschreckend. Selbst der Besuchskontakt mit acht Beobachtern entspricht der Realität und wurde erst nach einer weiteren Beschwerde vor Gericht etwas gelockert. Das Jugendamt bestand aber weiter auf lediglich monatlichen und betreuten Besuchskontakten von nur einer Stunde.

In seiner Urteilsbegründung vom 26. 02. 2002 führt der Europäische Gerichtshof mehrere interessante Punkte an. So weist er darauf hin,

> »dass die Tatsache, dass ein Kind in einem für seine Erziehung günstigeren Umfeld untergebracht werden könnte, an sich nicht rechtfertigen kann, dass es der Betreuung seiner biologischen Eltern gewaltsam entzogen wird; ein solcher Eingriff nach Artikel 8 der Konvention in das Recht der Eltern, ein Familienleben mit ihrem Kind zu genießen, muss sich auch noch aufgrund anderer Umstände als ›notwendig‹ erweisen« (EGMR 2002, Absatz 69).

Außerdem sei

> »[...] schließlich zu keinem Zeitpunkt vorgebracht worden, dass es den Kindern an Pflege seitens der Beschwerdeführer gefehlt habe oder sie von ihnen misshandelt worden seien« (EGMR, Absatz 74).
>
> »Der Gerichtshof macht anschließend darauf aufmerksam, dass eine Entscheidung zur Übernahme der Betreuung eines Kindes grundsätzlich als eine vorrübergehende Maßnahme anzusehen ist, die aufzuheben ist, sobald die Umstände dies gebieten, und jede Durchführungshandlung ein letztes Ziel anstreben muss: die leiblichen Eltern und das Kind erneut vereinen [...]. Die positive Verpflichtung, Maßnahmen zu ergreifen, um die Zusammenführung der Familie zu erleichtern, sobald dies wirklich möglich ist, besteht für die zuständigen Behörden schon zu Beginn des Zeitraums der Betreuungsübernahme und gewinnt immer

> mehr an Gewicht, muss jedoch stets gegenüber der Verpflichtung, das Wohl des Kindes zu berücksichtigen, abgewogen werden [...]« (EGMR, Absatz 76).
>
> »Angesichts all dieser Aspekte ist der Gerichtshof der Auffassung, dass die von den nationalen Behörden und Gerichten geltend gemachten Gründe zwar stichhaltig waren, jedoch nicht ausreichten, um diesen schweren Eingriff in das Familienleben der Beschwerdeführer zu rechtfertigen. Trotz des Ermessensspielraums der nationalen Behörden stand der Eingriff folglich im Hinblick auf die verfolgten legitimen Ziele außer Verhältnis« (EGMR, Absatz 81).

Die Behörden handelten in diesem, dem Film zugrunde liegenden realen Fall, genauso wie in unzähligen vergleichbaren Fällen, sicher in dem guten Glauben, das Kindeswohl im Blick zu haben und nur das Beste für das Kind zu wollen. Da man in unserer Gesellschaft in der Regel keinen Kontakt zu Menschen mit einer geistigen Behinderung hat, halten sich seit Jahrzehnten hartnäckig Vorurteile gegenüber dieser Personengruppe. Eine geistige Behinderung gilt als organisch bedingt und somit als statisch und nicht veränderbar. Dabei ist seit der sogenannten kritischen Behindertenpädagogik der 70er-Jahre des vorigen Jahrhunderts bekannt, dass eine geistige Behinderung eine soziale Kategorie (vgl. Jantzen 1974) ist und dass neben den organischen Faktoren vor allem auch gesellschaftliche und psychodynamische Faktoren an der Entstehung einer geistigen Behinderung beteiligt sind. Bei etwa jedem zweiten geistig behinderten Menschen lässt sich überhaupt keine organische Schädigung nachweisen und natürlich verfügen auch diese Menschen über enorme Entwicklungspotentiale.

Gwynnyth Llewellyn hat (1995) fünf Mythen über Elternschaft von Menschen mit einer geistigen Behinderung aufgezählt.

1. Menschen mit einer geistigen Behinderung bringen geistig behinderte Kinder zur Welt.
2. Menschen mit geistiger Behinderung haben besonders viele Kinder.
3. Geistig behinderte Eltern missbrauchen ihre Kinder.
4. Geistig behinderte Eltern vernachlässigen ihre Kinder.
5. Geistig behinderte Eltern sind nicht in der Lage, angemessenes Elternverhalten zu erlernen. (Zit. nach Pixa-Kettner 2004, S. 6)

Mitarbeiter in den betroffenen Ämtern, Behörden und Institutionen machen, sofern sie keine Erfahrung in der ambulanten Unterstützung von Menschen mit einer geistigen Behinderung haben, bei der Einschätzung von Menschen dieses Personenkreises sicherlich keine Ausnahme. Auch sie werden die in der Gesellschaft üblichen Vorstellungen von einer geistigen Behinderung haben und an die oben aufgezählten Mythen glauben.

Ergebnisse des Forschungsprojektes von Pixa-Kettner

Ursula Pixa-Kettner hat zur Frage der Elternschaft von Menschen mit einer geistigen Behinderung 1993–1995 ein Forschungsprojekt an der Universität Bremen durchgeführt. Es ging um die Fragen, wie viele Elternschaften von Menschen mit einer geistigen Behinderung es gibt, welche Erfahrungen die Eltern mit Schwangerschaft, Geburt und Elternschaft gemacht haben und welche Konzepte oder Betreuungsmodelle entwickelt worden sind.

Von ihr wurden im Jahr 1993 insgesamt 1732 Einrichtungen angeschrieben und zum Thema befragt. Sie bekam 668 Rückantworten, 292 davon nannten Elternschaften. Insgesamt wurden ihr 969 Elternschaften mit 1366 Kindern benannt. Schätzungen aufgrund dieser Zahlen ergaben bereits 1993 mehrere 1000 Elternschaften von Menschen mit einer geistigen Behinderung in Deutschland, Tendenz steigend.

Aus den Untersuchungen zog Pixa-Kettner (et al. 1996) folgendes Fazit:

> »Elterliche Kompetenzen sind *mehr als individuelle* Eigenschaften.
>
> Auch wenn es bei einzelnen Elternschaften große Probleme gab, sind aus unserer Untersuchung *keine universellen, quasi behinderungsspezifischen Probleme* mit Elternschaft zu erkennen.
>
> Die Tatsache, dass Elternschaften Probleme mit sich bringen können, ist *keine Besonderheit von Menschen mit geistiger Behinderung.*
>
> Allerdings scheint die Gruppe sogenannter geistig behinderter Mütter und Väter die *am strengsten kontrollierte und überwachte Elterngruppe* in unserer Gesellschaft zu sein, an die bisweilen sogar höhere Maßstäbe angelegt werden als an andere Eltern.
>
> Der Befund, dass Kinder von Eltern mit geistiger Behinderung ›ganz normale‹ Kinder, Jugendliche und Erwachsene werden, deutet darauf hin, dass die *elterliche Kompetenz des gesamten sozialen Umfeldes* für die Entwicklung der Kinder wichtiger ist als die Kompetenzen einzelner Elternteile« (Pixa-Kettner 2004, S. 16).

In einer Follow-up-Studie untersuchte Pixa-Kettner (1998) die weitere Entwicklung und Situation der Kinder und ob sich wichtige Veränderungen im Leben der Familien ergeben hatten. Als Trend hatte sich bei der ersten Untersuchung z. B. ergeben, dass Eltern mit jüngeren Kindern häufiger als Familie in der eigenen Wohnung lebten, als Paare mit älteren Kindern. Hier waren die Kinder relativ häufig von den Eltern getrennt und auch die Eltern lebten häufig nicht mehr als Paar zusammen, sondern waren in Wohnheimen untergebracht. Offen blieb, ob dies mit dem Alter der Kinder zusammenhängt oder ob es in den letzten Jahren zunehmend mehr Elternpaaren gelungen ist, mit ihren Kindern ein gemeinsames Leben zu führen.

Als Ergebnis der Follow-up-Studie zeigte sich auch, dass die Eltern ein bemerkenswert normales Leben führten.

> »Finanzielle Probleme, Ehekonflikte, Scheidung, persönliche Krisen, Disziplinprobleme mit größer werdenden Kindern sind weit verbreitete Phänomene, und es darf nicht der Fehler gemacht werden, sie automatisch mit der Behinderung der Eltern in Verbindung zu bringen« (Pixa-Kettner 1998, S. 136).

Bei den Kindern fand sich laut Pixa-Kettner keine auffällige Häufung psychopathologisch bedenklicher Entwicklungen, die man auf die Tatsache hätte zurückführen können, dass sie als Kinder geistig behinderter Eltern aufwuchsen. In zwei Fällen kam es zu Entwicklungsverzögerungen bei den Kindern, deren Ursache nicht näher bestimmt wurde. Vermutet wurde ein Zusammenwirken verschiedener Faktoren.

Derzeit existieren in Deutschland sehr unterschiedliche Modelle für die Begleitung von geistig behinderten Eltern. In ihrer Studie kam Pixa-Kettner zu dem Ergebnis, dass fast alle Eltern in beachtlicher und beeindruckender Weise elterliche Verantwortung entwickelt haben und auch in der Lage waren, sich entsprechend den sich ändernden Bedürfnissen ihrer älter werdenden Kinder weiterzuentwickeln.

Diese beeindruckende Fähigkeit zur Weiterentwicklung hängt mit den, für Menschen mit einer geistigen Behinderung typischen Sozialisationsverläufen zusammen. Ich habe an anderer Stelle bereits ausgeführt, dass bei diesem Personenkreis der adoleszente Entwicklungsprozess in der Regel nicht erfolgreich abgeschlossen wurde, sondern in eine sogenannte unendliche Adoleszenz mündet (Pforr 1997, S. 198). Die Tatsache, Mutter bzw. Vater zu werden und Verantwortung für ein Kind zu übernehmen, setzt dann häufig bis dahin nicht genutzte Entwicklungspotentiale frei. Unter geeigneten Rahmenbedingungen können diese Potentiale dann dazu genutzt werden, die eigentlich adoleszente Entwicklung weiterzuführen und damit einhergehend die Fähigkeit, die elterliche Rolle zu übernehmen, zu entwickeln.

Scheinbar paradoxerweise gelang diese Entwicklung von elterlicher Verantwortung laut Pixa-Kettner aber den Eltern am besten, die am wenigsten konkrete Unterstützung bekamen.

> »[...] könnte man aus den Gesprächsergebnissen schließen, dass diejenigen Elternteile, die die wenigste professionelle Unterstützung erfahren, das höchste Maß an elterlicher Verantwortlichkeit zeigen. Dies kann zum einen so ausgelegt werden, dass diejenigen Eltern, die wenig Eigenverantwortlichkeit zeigen bzw. zeigen können, entsprechend viel Unterstützung als Ausgleich brauchen (und erhalten). Umgekehrt könnte man auch interpretieren, dass ein hohes Ausmaß an Unterstützung die Eltern davon abhält, selbst mehr Verantwortung zu entwickeln (im Sinne *erlernter Hilflosigkeit*, vgl. Seligman 1992). Beide Auslegungen müssen in Betracht gezogen werden« (Pixa-Kettner 1998, S. 136).

Auch Pixa-Kettner betont, dass diese Ausführungen nicht als Votum für wenig Unterstützung missverstanden werden sollten. Man sollte aber genauestens überlegen, wie die Unterstützung gestaltet werden sollte. Hierbei kann und sollte man sich die Erfahrungen der ambulanten Dienste zu Nutze machen, die seit vielen Jahren Menschen mit einer geistigen Behinderung in einem ambulant unterstützten Leben begleiten und dabei assistieren. Auch im normalen Lebensalltag ohne Kinder ergibt sich bei der Begleitung von Menschen mit einer geistigen Behinderung nämlich immer wieder schnell das Problem, dass aufgrund des zumindest anfänglich geringen Selbstwertgefühls der Betroffenen diese nur allzu schnell bereit sind, Verantwortung abzugeben und sich in Abhängigkeit zu der sie betreuenden Person zu begeben. Es entsteht die oben beschriebene *erlernte Hilflosigkeit*, die im Behindertenbereich bis heute leider noch weit verbreitet ist und gerne der geistigen Behinderung, als quasi organisch bedingt, zugeschrieben wird. Es bedarf einer großen Erfahrung als Assistent im Behindertenbereich, um nicht automatisch in die Rolle des fürsorglichen, aber besser wissenden und Verantwortung übernehmenden Pädagogen zu geraten.

An dieser Stelle empfiehlt Pixa-Kettner als Gegenmaßnahme, die finanziellen und sonstigen Angelegenheiten einer anderen Person zu übertragen als der Person, die die Eltern in der Wahrnehmung ihrer elterlichen Aufgaben unterstützen soll. Eine Aufteilung der Aufgabenbereiche ist zwar sicherlich sinnvoll, um zu verhindern, dass eine einzige Bezugsperson viele Stunden pro Woche in der Familie verbringt und dadurch die Gefahr der Entwicklung von Abhängigkeiten steigt. Man sollte die Aufgabenteilung aber an einer anderen Stelle vollziehen.

Konzeptionelle Überlegungen zur unterstützten Elternschaft

Im Behindertenbereich ist es eine beliebte Praxis, gerade die Bereiche Finanzen und Behördenangelegenheiten einem gesetzlichen Betreuer zu übertragen. Da dies aber zentrale Bereiche der Lebensführung sind, hat dies automatisch negative Auswirkungen auf das Selbstwertgefühl zur Folge. Gerade die Verfügungsgewalt über das Geld wirkt sich hier extrem aus. Wer nicht selbst darüber bestimmen kann, wie und wofür er sein Geld ausgeben kann, kann kein wirklich selbstbestimmtes Leben führen und auch kein sicheres Selbstbewusstsein entwickeln. Man lebt immer im Bewusstsein der Abhängigkeit. Und auch in Richtung Kinder ist es mit Sicherheit kein gutes Signal, wenn die Eltern, vor jeder Anschaffung für die Kinder oder jeder geplanten Aktion mit ihnen, zunächst die Erlaubnis des Betreuers einholen müssen.

Es bleibt natürlich das Problem, dass viele geistig behinderte Menschen nie gelernt haben, mit Geld umzugehen. Und unsere hochmoderne Welt wird zudem immer komplizierter und auch nicht geistig behinderte Menschen fühlen sich zunehmend überfordert. Aus diesem Grund spielt auch in der ambulanten Unterstützung von Menschen mit einer geistigen Behinderung der Umgang mit Geld eine zentrale Rolle. Im Unterschied zum üblichen Vorgehen im Behindertenbereich verzichtet man bei der ambulanten Unterstützung von Menschen mit einer geistigen Behinderung jedoch bewusst, nach Möglichkeit, auf die Errichtung einer gesetzlichen Betreuung. Lediglich in Fällen, wo der geistig behinderte Mensch nicht bereit oder nicht in der Lage ist, mit dem verantwortlichen Mitarbeiter zusammenzuarbeiten und ihm ansonsten aufgrund seines Verhaltens Schaden drohen würde, regt man auch hier eine gesetzliche Betreuung an. Bei allen anderen sollte man die unterschiedlichsten Formen von Hilfen anbieten. Diese können von mehrmals wöchentlichem Zuteilen des Geldes, über ein Konto mit gemeinsamer Unterschrift bis hin zu völliger Selbstständigkeit im Umgang mit Geld und lediglich punktueller Beratung reichen. Der Grad der Kontrolle wird gemeinsam mit dem Betroffenen erarbeitet. Der Mitarbeiter befindet sich lediglich in der Rolle des Assistenten, der in genau dem Bereich, in dem Defizite im Umgang mit Geld bestehen, assistiert, d. h. das Defizit kompensiert. Dies macht in der Selbstwahrnehmung der Betroffenen einen großen Unterschied. Sie befinden sich in der Rolle eines Menschen, der sich in Bereichen, in denen er allein nicht zurechtkommt, Hilfe beschafft und nicht in der Rolle des Entmündigten, der über sein Leben nicht selbst bestimmen darf. Auch nicht behinderte Menschen holen sich ständig Rechts-, Steuer- oder sonstige Beratung, wenn sie sich in einem Bereich überfordert fühlen, ohne deswegen gleich an eine gesetzliche Betreuung zu denken.

Von daher sollte die Person, die die Eltern bezüglich ihrer elterlichen Rolle unterstützt, nach Möglichkeit die gleiche Person sein, die auch für Geld- und Behördenangelegenheiten zuständig ist. Diese sollte über Erfahrung im Umgang mit geistig behinderten Menschen und dem Assistenzmodell verfügen. Die Aufteilung der Aufgabenbereiche sollte eher zwischen der Unterstützung der Eltern und der der Kinder erfolgen. Die Person, die für die Eltern zuständig ist, sollte nicht gleichzeitig für die Kinder zuständig sein. Die Gefahr, als *Ersatzeltern* zu fungieren, ist viel zu groß.

An dieser Stelle stimme ich wieder mit Pixa-Kettner überein, die ausführt:

> »Die Konzentration vieler Stunden regelmäßiger Unterstützung auf nur eine Person, die für alle Belange der Familie zuständig ist, mag auf den ersten Blick optimal erscheinen, verhindert dies doch, dass die Eltern sich in einem Kompetenzdschungel auf immer neue Menschen einstellen müssen. Damit geht aber die Gefahr einher, die Eltern zu ersetzen, anstatt sie dabei zu unterstützen, ihre elterlichen Aufgaben selbst wahrzunehmen (vgl. dazu das umstrittene Konzept einer Co-Elternschaft, Bergmann 1995) [...] Eventuell werden Eltern auch durch ein nie erreichbares Vorbild entmutigt, ihren eigenen, persönlichen Stil des Elternseins und des Familienlebens zu finden. Für die allzuständige Fachkraft birgt diese Konstruktion die strukturelle Gefahr der persönlichen Verstrickung in die Familienbeziehungen und die Vereinnahmung durch die Familienmitglieder. Auch dürfte es in einer solchen Position äußerst schwierig sein, sich *nicht* hauptverantwortlich für das Wohlergehen des Kindes zu fühlen« (Pixa-Kettner 1998, S. 135).

Man sollte für die Kinder im Bedarfsfall eher alle Fördermöglichkeiten nutzen, die außerhalb von Familien zur Verfügung stehen, wie z. B. Kinderkrippe, Frühförderung, Kindergarten, Hausaufgabenbetreuung, Tagesheim, Spieltherapie, Erziehungsberatung etc. Vielleicht mit Ausnahme der Frühförderung sollte alles außerhalb der Familie stattfinden, um zu verhindern, dass sich die Eltern eingeschüchtert zurückziehen. Auf keinen Fall sollten Mitarbeiter, die keine Erfahrung mit dem Assistenzmodell der Offenen Behindertenhilfe haben, in die Familie gehen.

Eltern mit einer geistigen Behinderung haben in der Regel große Ängste und Befürchtungen in Richtung Jugendamt. Nicht ganz zu Unrecht befürchten sie, dass das Jugendamt ihnen nur ihre Kinder wegnehmen wolle. Häufig haben sie auch selbst als Kinder bereits schlechte Erfahrungen mit dem Jugendamt gemacht, wurden vielleicht sogar selbst aus ihrer Herkunftsfamilie genommen. Vernünftige Beratungs- und Abstimmungsprozesse sind aufgrund dieser Ängste, gepaart mit dem weit verbreiteten mangelnden Selbstbewusstsein, mit diesen Eltern daher kaum möglich. Auch hier sollte man das Assistenzmodell aus der Offenen Behindertenhilfe nutzen. Der für die Eltern zuständige Mitarbeiter sollte die Eltern bei den Kontakten zu den zuständigen Ämtern begleiten und ihnen dort ebenfalls assistieren, d. h. gegebenenfalls auch für sie sprechen, argumentieren oder ihre Position vertreten, falls diese sich dies gegenüber einer Autorität vom Amt nicht trauen.

Diese Haltung des Mitarbeiters in der Rolle des Assistenten des betroffenen behinderten Menschen hat in der Vergangenheit immer wieder zu Irritationen bei den zuständigen Vertretern des Jugendamtes geführt, die den Mitarbeiter durch dieses Verhalten in Opposition zum Jugendamt wähnten. Dadurch wurde der Assistent nicht in dem Maße genutzt, wie es eigentlich möglich gewesen wäre. Eher wurde versucht, ihn auszugrenzen. Mithilfe des Assistenten wären aber viel weitgehendere Absprachen möglich, da die Gespräche tiefer gehen könnten. Aufgrund der großen Ängste verstehen die betroffenen Eltern die Angebote des Jugendamtes zunächst häufig nicht oder sogar falsch. Hier könnte der Assistent als *Dolmetscher* fungieren oder vermitteln. Auf der anderen Seite könnte der Mitarbeiter aber auch *Anwalt* der betroffenen Eltern sein und ihnen die Sicherheit geben, nicht aufgrund ihrer Behinderung benachteiligt zu werden. Infolge der immer noch weit verbreiteten Vorurteile gegenüber Menschen mit einer geistigen Behinderung neigen Jugendämter dazu, vorbeugend tätig zu werden und den behinderten Eltern keine Chance zu geben. Auch geistig behinderte Menschen haben aber – genauso wie Eltern mit irgendwelchen anderen Einschränkungen – das Recht auf unterstützende Begleitung ihrer Elternschaft. Erst wenn sich die angebotenen Hilfen als nicht ausreichend erweisen, sollte eine Herausnahme des Kindes aus der Familie erwogen werden.

Da Elternschaften von Menschen mit einer geistigen Behinderung zukünftig vermutlich eine immer größere Rolle spielen werden, sollten Jugendämter und Träger der Offenen Behindertenhilfe Kooperationsmodelle entwickeln, um den speziellen Bedürfnissen dieser Eltern gerecht werden zu können. Nur bei gegenseitigem Vertrauen wird es gelingen, tragfähige Modelle zu entwickeln. Das Jugendamt muss sich darauf verlassen können, dass die Mitarbeiter der Behindertenhilfe nicht nur den Schutz und die Rechte der Eltern im Sinn haben und dadurch das Kindeswohl vernachlässigen; die Mitarbeiter der Behindertenhilfe wiederum müssen darauf vertrauen können, dass das Jugendamt nicht aufgrund von Vorurteilen vorbeugend aktiv wird, sondern dem Einzelfall angemessene Maßnahmen in Absprache mit den Eltern ergreift.

Auf den ersten Blick mag es verlockend klingen, spezielle Mutter-Kind-Häuser oder vielleicht sogar Eltern-Kind-Häuser speziell für diesen Personenkreis zu schaffen. Davor möchte ich warnen. Das Risiko der oben beschriebenen *erlernten Hilflosigkeit*, als Reaktion auf strukturelle Überversorgung, wäre zu groß. Man sollte – wie in der Offenen Behindertenhilfe üblich – sehr genau analysieren, welche Hilfen wirklich notwendig sind und diese Hilfen dann passgenau erbringen. Nicht weniger, aber auch nicht mehr. Allenfalls könnte man überlegen, ob es konzeptionell Sinn macht, zwei oder drei betroffene Familien in unmittelbarer räumlicher Nähe (eventuell sogar in einem Haus) zu betreuen, um einen größtmöglichen Austausch und vielleicht sogar gegenseitige Hilfestellung unter den Familien zu ermöglichen.

Die aktuelle Entwicklung geht leider in eine andere Richtung. Immer öfter bleibt geistig behinderten Eltern nur die Wahl, zumindest vorübergehend, in eine stationäre Einrichtung zu ziehen oder aber ihr Kind in eine Pflegefamilie abzugeben. Ein Verbleiben in der eigenen Wohnung mit ambulanter Unterstützung ist nicht möglich. Das ist die paradoxe Folge der eigentlich erfreulichen Entwicklung, dass sich immer mehr Einrichtungen dem Thema Elternschaft öffnen und spezielle Betreuungsangebote entwickeln. Damit steigt aber auch die Zahl der zur Verfügung stehenden stationären Plätze, die Jugendämter allzu gerne nutzen, um vermeintliche Risiken zu minimieren. Seit der zunehmenden öffentlichen Diskussion über Kindeswohlgefährdung erscheint es als ein zu großes Risiko, geistig behinderten Eltern die Verantwortung für ihr Kind zu überlassen. Bei den in der Öffentlichkeit bekannt gewordenen Todesfällen handelte es sich bisher zwar um psychisch kranke Eltern oder Eltern mit einer

Suchtproblematik, trotzdem wird seither aber gerade bei geistig behinderten Eltern vorbeugend eingegriffen.

Hierzu passen die Ergebnisse einer zweiten bundesweiten Fragebogenerhebung, die 2005 ebenfalls von Pixa-Kettner (Pixa-Kettner 2007) durchgeführt wurde. Zum einen wurden die Zahlen der Untersuchung von 1993 bestätigt, wonach Elternschaften von Menschen mit einer geistigen Behinderung kontinuierlich zunehmen (Pixa-Kettner 2007, S. 320). Außerdem ist die Zahl der Adoptionen zurückgegangen, dafür aber die Zahl der in Pflegefamilien untergebrachten Kinder gestiegen. Pixa-Kettner interpretiert dies als Fortschritt, da es eine Stärkung der elterlichen Position bedeute (Pixa-Kettner 2007, S. 320). Dieser Einschätzung kann ich mich nicht anschließen. Von einer Stärkung der elterlichen Position kann man erst reden, wenn die Eltern in Entscheidungsprozesse mit einbezogen werden und wenn für einen angemessenen Kontakt zwischen den leiblichen Eltern und den Kindern gesorgt wird. Dies ist derzeit in der Regel leider nicht der Fall. Auffallend an den Ergebnissen war aber vor allem, dass die Chancen, das Kind zu behalten, stiegen, wenn die Eltern auf professionelle Unterstützung verzichteten.

> »Demnach scheinen Eltern mit geistiger Behinderung eher mit ihren Kindern zusammen zu leben, wenn sie keine professionelle Unterstützung erhalten« (Pixa-Kettner 2007, S. 319).

Dieses auffallende und beunruhigende Ergebnis führt Pixa-Kettner zu einer provozierenden Frage, die auch wir uns schon öfter gestellt haben.

> »Dennoch bleibt die provozierende Frage offen, ob das Misstrauen vieler Eltern mit geistiger Behinderung womöglich doch eine reale Grundlage hat, wonach ihnen ›ihre Kinder weggenommen werden‹, wenn sie ›Hilfe‹ in Anspruch nehmen, und die deshalb lieber auf Unterstützung verzichten – sicher nicht immer zum Wohl der Kinder« (Pixa-Kettner 2007, S. 319).

Im Interesse der betroffenen Familien ist es höchste Zeit, tragfähige ambulante Unterstützungskonzepte zu entwickeln, die eine Alternative zur derzeitigen Praxis bieten. Und diese ambulante Form der Unterstützung sollte die Regel, eine stationäre Unterbringung die Ausnahme in begründeten Einzelfällen sein. Das Risiko des Scheiterns ist bei einer stationären Unterbringung – wie oben bereits beschrieben – zu hoch. Und auch Eltern mit einer geistigen Behinderung haben das Recht, ganz normal, als Familie in der eigenen Wohnung zu leben.

Zum Abschluss möchte ich anhand eines Beispieles verdeutlichen, warum es schlecht ist, wenn zwischen der Betreuung der Eltern und der Kinder nicht getrennt, sondern diese von ein und derselben Person erbracht wird.

Bei einem Sommerfest in einem Wohnheim für Menschen mit Behinderungen standen im Hof zahlreiche Tische und Bänke, es gab zu essen und zu trinken und alle waren bester Laune. In der Nähe meines Tisches spielte eine junge Frau mit einem kleinen Kind. Alles wirkte sehr harmonisch und ich hielt sie für eine Angehörige eines Bewohners mit ihrem eigenen Kind. Dann traten jedoch zwei weitere Personen dazu und begannen, sich zu unterhalten. Schließlich fragte die eine: »Wo sind eigentlich die A und der B?« Darauf antwortete die junge Frau, dass sie das nicht wisse, sie sich irgendwo herumtrieben und sie auch sauer auf sie sei. Es folgten noch einige abfällige Bemerkungen, aus denen deutlich wurde, dass die junge Frau die pädagogische Fachkraft eines behinderten Elternpaares mit Kind war und dass sie mit der Art und Weise, wie sich diese Eltern ihrer Verantwortung entzogen, nicht einverstanden war.

Dies ist ein gutes Beispiel dafür, wie die Unterstützung nicht aussehen sollte. Die Bindung des Kindes an die Mitarbeiterin war viel zu eng, die Eltern konnten viel zu viel Verantwortung abgeben (kurz beaufsichtigen wäre in Ordnung, die Betreuung übernehmen aber eindeutig zu viel). Am problematischsten erscheint mir in diesem Beispiel aber das Verhältnis der Eltern zu ihrer *Vertrauensperson*, die offensichtlich keine gute Meinung von den Eltern hat und sich selber vermutlich für die bessere Mutter hält. Am schlimmsten aber sind die abfälligen Bemerkungen über die Eltern vor dem Kind.

Solche Situationen könnten vermieden werden, wenn man sich ganz bewusst auf das Assistenzmodell zurückziehen würde. Die Beratung und Betreuung der Eltern sollte zumindest teilweise in der Zeit erfolgen, in der die Kinder nicht zuhause sind. Bei Anwesenheit der Kinder sollte möglichst wenig direkt eingegriffen, sondern allenfalls beraten werden. Bei einer Freundin oder Bekannten würde man auch nicht direkt in die Erziehung eingreifen, sondern im direkten Kontakt mit den Kindern zurückhaltend sein, außer man handelt im Auftrag der Eltern.

Unsere Erfahrungen der letzten Jahre haben gezeigt, dass die Praxis noch weit von der Umsetzung dieses Assistenzmodells entfernt ist. Und dass Jugendämter noch großen Nachholbedarf in Bezug auf diesen Personenkreis haben.

Weder die traditionelle Familienhilfe, noch die üblichen Mutter-Kind-Häuser haben sich bisher als geeignet erwiesen, die erforderliche Unterstützung zu gewähren. Die Strukturen passten nicht zu den Bedürfnissen der Betroffenen und das Scheitern wurde vorschnell der Behinderung und der angenommenen Überforderung der Eltern zugeschrieben.

Literatur

Bergmann, H. (1995): Das Familienprojekt der Lebenshilfe Berlin – eine Form ambulanter Betreuung geistigbehinderter Eltern. In: Pixa-Kettner, U., Bargfrede, S., Blanken, I. (Hg.): Elternschaft von Menschen mit geistiger Behinderung. Dokumentation einer Fachtagung am 9. und 10. März 1995. Universität Bremen, S. 75–87.

Bürgerliches Gesetzbuch (BGB) in der Fassung der Bekanntmachung vom 2. Januar 2002 (BGBl. I S. 42, S. 2909), zuletzt geändert durch das 2. Betreuungsrechtsänderungsgesetz vom 21. April 2005 (BGBl. I S. 1073).

Europäischer Gerichtshof für Menschenrechte: Online im Internet: URL: http://www.bvnl.de/media/texte/04FallKutzner.pdf

In Sachen Kaminski (2005). Deutschland, Regie: Stephan Wagner, Produzent: Martin Bach, Erstaustrahlung: 17. 11. 2005.

Jantzen, W. (1974): Theorie und Praxis der Behindertenpädagogik. Gießen

Llewellyn, G., McConnell, D., Bye, R. (1995): Parents with intellectual disability. Support and services required by parents with intellectual disability. Report to the Disability Services Sub-Committee, October 1995. Sydney.

Pixa-Kettner, U. (1998): Ein Stück Normalität – Eltern mit geistiger Behinderung – Ergebnisse einer Follow-up-Studie. Behindertenpädagogik, 37, Heft 2: 118–138.

Pixa-Kettner, U. (1999): Konzepte der Begleitung für Mütter und Väter mit geistiger Behinderung. Psychosozial, 22, Nr.77, Heft III: 63–74.

Pixa-Kettner, U. (2004): Ringvorlesung Uni Bremen: Elterliche Kompetenzen bei Eltern mit geistiger Behinderung. Online im Internet: URL: http://mlecture.uni-bremen.de/intern/ws2004_2005/fb12/vak-12-263/20041207/folien.pdf

Pixa-Kettner, U. (2007): Elternschaften von Menschen mit geistiger Behinderung in Deutschland. Geistige Behinderung, 46: 309–321

Pixa-Kettner, U., Bargfrede, S., Blanken, I. (1996): »Dann waren sie sauer auf mich, dass ich das Kind haben wollte …« Eine Untersuchung zur Lebenssituation geistigbehinderter Menschen mit Kindern in der BRD. Baden-Baden.

Pforr, U. (1997): Behinderte Adoleszenz – Über die Bedeutung der »Lebensphase Adoleszenz« bei geistig behinderten Menschen. In: Eggert Schmid-Noerr, A., Krebs, H. (Hg.): Lebensphase Adoleszenz. Mainz, S. 196–209.

Seligman, M. E. P. (1992): Erlernte Hilflosigkeit. München, 1999.

Autorenverzeichnis

Christian Gaedt, Dr. med., Psychiater und Psychotherapeut. Bis 2001 stellvertretender Direktor und Leitender Arzt der Evangelischen Stiftung Neuerkerode. Veröffentlichungen zu konzeptionellen Fragen zur Betreuung von Menschen mit geistiger Behinderung (»Ort-zum-Leben«-Konzept), Psychischen Störungen bei diesem Personenkreis (Psychotherapie, Psychopharmakotherapie) und zur Organisation ärztlicher Angebote. Bis 2006 Mitglied des AK Psychoanalyse und geistige Behinderung.

Manfred Gerspach, Prof. Dr. phil, Dipl.-Päd., lehrt am Fachbereich Gesellschaftswissenschaften und Soziale Arbeit der Hochschule Darmstadt. Schwerpunkte in Lehre und Forschung sind vor allem die Erziehung im Elementarbereich, die Arbeit mit sogenannten verhaltensauffälligen Kindern sowie die Psychoanalytische Pädagogik, die Heilpädagogik und die integrative Pädagogik. Veröffentlichungen zur Kritischen Heilpädagogik, Heilpädagogischen Anthropologie und ADHS. Mitglied des AK Psychoanalyse und geistige Behinderung, Wissenschaftlicher Beirat des Frankfurter Arbeitskreises für Psychoanalytische Pädagogik e.V. (FAPP), 1. Vorsitzender Betreutes Wohnen Darmstadt e.V.

Elke Hitzel, Dipl.-Sozialpäd., Fachbereichsleitung des Ambulant Unterstützten Wohnens der Behindertenhilfe Dieburg und Umgebung e.V., in Weiterbildung zur Psychoanalytischen Pädagogin beim Frankfurter Arbeitskreis für Psychoanalytische Pädagogik e.V. (FAPP).

Alfred Ising, Dipl.-Päd., Psychoanalytischer Pädagoge, Stellvertretende Pädagogische Leitung des Vereins Betreutes Wohnen Darmstadt e.V., Mitglied des Frankfurter Arbeitskreises für Psychoanalytische Pädagogik e.V. (FAPP)

Dieter Katzenbach, Prof. Dr. phil. ist Sonderschullehrer und Diplom-Pädagoge. Nach der Promotion Tätigkeiten in Einrichtungen der Behindertenhilfe und der

Schule für Praktisch Bildbare. Er hat heute eine Professur für Erziehungswissenschaft mit dem Schwerpunkt Geistigbehindertenpädagogik an der Universität Frankfurt inne. Forschungsschwerpunkte sind u. a. psychodynamische Aspekte der Genese von Lernstörungen, Bausteine sonderpädagogischer Professionalität sowie der Gemeinsame Unterricht behinderter und nichtbehinderter Kinder und Jugendlicher. Mitglied des Frankfurter Arbeitskreises für Psychoanalytische Pädagogik e.V. (FAPP) und des AK Psychoanalyse und geistige Behinderung.

Dieter Mattner, Prof. Dr. phil., Professor am Fachbereich Gesellschaftswissenschaften und Soziale Arbeit der Hochschule Darmstadt, Schwerpunkte: Soziale Arbeit mit behinderten Menschen, Heil- und Sonderpädagogik, heilpädagogische Anthropologie/Ethik, Psychoanalytische Pädagogik, Mitglied des AK Psychoanalyse und geistige Behinderung, 2. Vorsitzender Betreutes Wohnen Darmstadt e.V.

Thomas Mesdag, Dipl.-Sozialpäd., Zusatzqualifikation: Psychomotorik und Sport in sozialpädagogischen Arbeitsfeldern, in Weiterbildung zum Psychoanalytischen Pädagogen beim Frankfurter Arbeitskreis für Psychoanalytische Pädagogik e.V. (FAPP), Mitglied des Leitungsteams des Vereins Betreutes Wohnen Darmstadt e.V.

Ursula Pforr, Dipl.-Päd., Schwerpunkt Sonder- und Heilpädagogik, Psychoanalytische Pädagogin, Pädagogische Leitung des Vereins Betreutes Wohnen Darmstadt e.V., Veröffentlichungen zum psychodynamischen Verständnis von geistiger Behinderung, Lehrauftrag an der Hochschule Darmstadt, Mitglied des AK Psychoanalyse und geistige Behinderung, Vorstandsmitglied des Frankfurter Arbeitskreises für Psychoanalytische Pädagogik e.V. (FAPP).

Albrecht Rohrmann, Prof. Dr. phil., Professur für Sozialpädagogik mit dem Schwerpunkt Soziale Rehabilitation und Inklusion an der Universität Siegen, Veröffentlichungen zum Thema Offene Hilfen, Mitglied im Vorstand des Vereins zur Förderung der Integration Behinderter (fib) e.V., Marburg.

Wolfgang Urban, Dipl.-Päd., Geschäftsführer Verein zur Förderung der Integration Behinderter e.V. (fib) Marburg, Lehrauftrag an der Universität in Hamburg, Veröffentlichungen zum Thema ambulante Hilfen.

Gerlinde Uphoff, Dipl.-Päd., Wissenschaftliche Mitarbeiterin am Institut für Sonderpädagogik der Universität Frankfurt. Forschungsschwerpunkte: theoretische und praktische Implikationen von Konzepten von Selbstbestimmung. Daneben tätig in der Erwachsenenbildung für Menschen mit geistiger Behinderung.

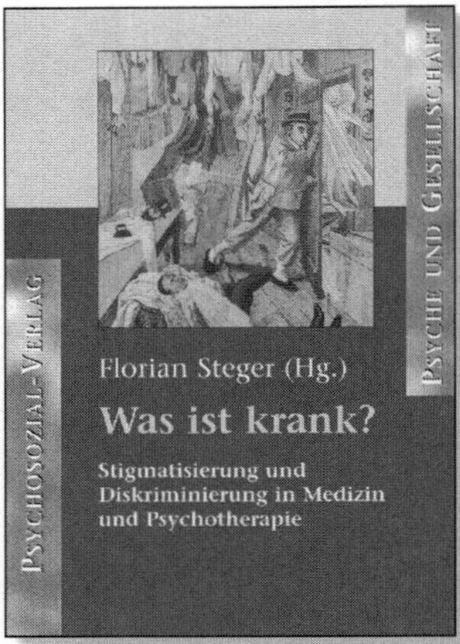

2007 · 263 Seiten · broschiert
ISBN 978-3-89806-736-2

Stigmatisierung und Diskriminierung sind schon immer Bestandteil von Medizin und Psychotherapie. Die Autorinnen und Autoren dieses Buches führen in die Thematik ein und fokussieren auf Psychiatrie und Psychotherapie. Einen Schwerpunkt bilden sexualwissenschaftliche Fragestellungen (Homosexualität, Transsexualität). Darüber hinaus werden die kulturellen Dimensionen in unterschiedlichen medialen Repräsentationen (Literatur und Film) aufgezeigt.

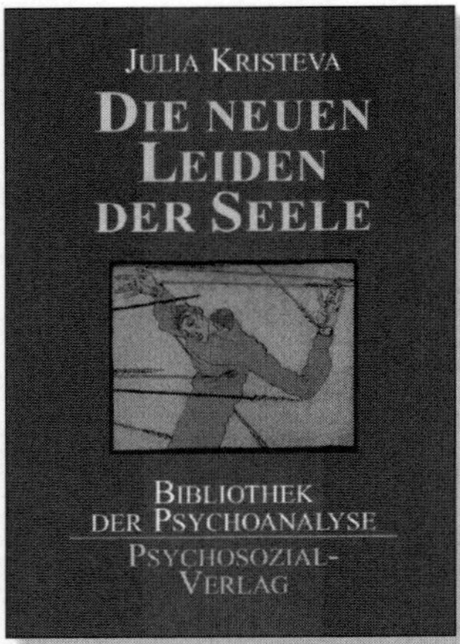

2007 · 266 Seiten · broschiert
ISBN 978-3-89806-839-0

In ihrer Praxis als Analytikerin ist Julia Kristeva mehr und mehr auf Patienten gestoßen, die einen neuen Typ darstellen: Beschädigter Narzissmus, psychosomatische Beschwerden und wiederkehrende Depressionen sind heute die häufigsten Erscheinungsformen von Neurosen, Hysterien und Obsessionen. Politisch-gesellschaftliche Veränderungen, der Wandel von Familie und Sexualität und der Einfluss der Massenmedien haben maßgeblich zu diesen neuen Leiden der Seele beigetragen.
In den 14 Beiträgen, die dieser Band versammelt, analysiert Julia Kristeva ein moralisches und kulturelles Grundsatzproblem: die Schwierigkeiten der Identitätsfindung in der Moderne.

PV
Psychosozial-Verlag

Goethestr. 29 · 35390 Gießen · Tel. 0641/9716903 · Fax 77742
bestellung@psychosozial-verlag.de
www.psychosozial-verlag.de

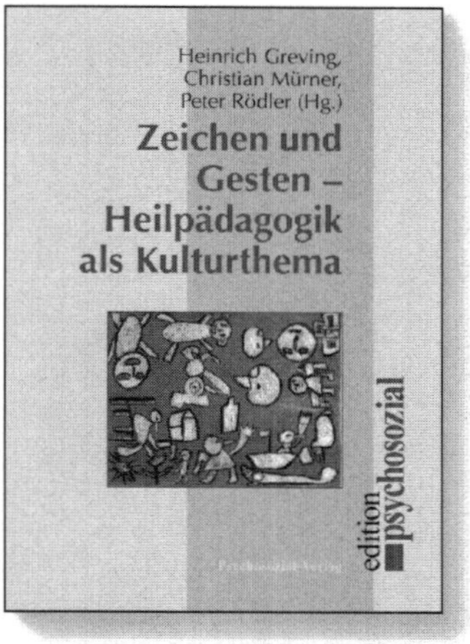

2004 · 281 Seiten · Broschur
ISBN 978-3-89806-302-9

Zeichen und Gesten wirken wegweisend. Sie gehören zusammen, werden aber in der Alltagserfahrung oft vernachlässigt. Reflexionen über Körper und Körperlichkeit sowie die Semiotik – die Lehre von den Zeichen – sind grundlegende Theorien für die menschliche Kultur und den Umgang mit Menschen.

»Zeichen und Gesten« beschreibt den Wandel von Zeichen und Begrifflichkeiten in der Heilpädagogik, z.B. durch Normalitätsvorstellungen, die »Behinderung« erst definieren. Einen zweiten Schwerpunkt bildet das Thema Körperlichkeit und Gesten. Abschließend stellen die Beiträger das Thema Heilpädagogik als Kulturthema vor, u.a. unter den Aspekten »Behindertsein als kulturelles Wahr-Zeichen« und »Kultur der Behinderung im Gedicht«.

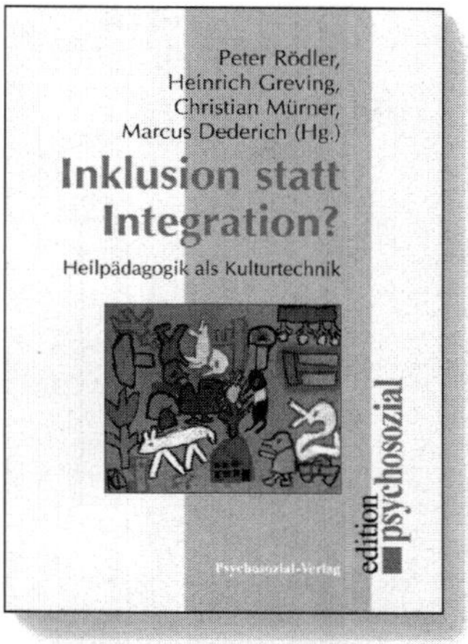

2006 · 194 Seiten · Broschur
ISBN 978-3-89806-507-8

Seit einigen Jahren zeichnet sich in der Fachdiskussion zur Behindertenpädagogik die Tendenz ab, den Begriff der Integration durch den der Inklusion zu ersetzen. Was macht den Erfolg dieses Begriffes aus? Der Band bearbeitet »Inklusion« in dreierlei Weise: Mit sozial- und bildungspolitischer Perspektive, die Relevanz des Diskurses in praktischer Hinsicht und mit dem Fokus auf thematische Schwerpunkte wie Biomedizin und Menschenrechte.

PSV
Psychosozial-Verlag

Goethestr. 29 · 35390 Gießen · Tel. 0641/9716903 · Fax 77742
bestellung@psychosozial-verlag.de
www.psychosozial-verlag.de